126

新知
文库

XINZHI

A Cure Within:
Scientists Unleashing the Immune System to Kill Cancer

自愈之路

开创癌症免疫疗法的科学家们

［美］尼尔·卡纳万 著　贾颋 译

生活·讀書·新知 三联书店

图书在版编目（CIP）数据

自愈之路：开创癌症免疫疗法的科学家们 /（美）尼尔 · 卡纳万（Neil Canavan）著；贾颋译. —北京：生活 · 读书 · 新知三联书店，2020.8 （2022.3 重印）
（新知文库）
ISBN 978－7－108－06809－5

Ⅰ. ①自… Ⅱ. ①尼… ②贾… Ⅲ. ①肿瘤免疫疗法②医学家－访问记－世界－现代 Ⅳ. ① R730.51 ② K816.2

中国版本图书馆 CIP 数据核字（2020）第 055499 号

责任编辑　唐明星　胡群英
翻译支持　刘　畅　陆子彦　朱　墨　张慧婷
装帧设计　陆智昌　刘　洋
责任校对　张国荣
责任印制　董　欢
出版发行　生活 · 讀書 · 新知 三联书店
（北京市东城区美术馆东街 22 号 100010）
网　　址　www.sdxjpc.com
图　　字　01-2018-4887
经　　销　新华书店
印　　刷　河北松源印刷有限公司
版　　次　2020 年 8 月北京第 1 版
2022 年 3 月北京第 2 次印刷
开　　本　635 毫米 × 965 毫米　1/16　印张 22.5
字　　数　270 千字　图 55 幅
印　　数　6,001－9,000 册
定　　价　49.00 元
（印装查询：01064002715；邮购查询：01084010542）

新知文库

出版说明

在今天三联书店的前身——生活书店、读书出版社和新知书店的出版史上，介绍新知识和新观念的图书曾占有很大比重。熟悉三联的读者也都会记得，20世纪80年代后期，我们曾以“新知文库”的名义，出版过一批译介西方现代人文社会科学知识的图书。今年是生活·读书·新知三联书店恢复独立建制20周年，我们再次推出“新知文库”，正是为了接续这一传统。

近半个世纪以来，无论在自然科学方面，还是在人文社会科学方面，知识都在以前所未有的速度更新。涉及自然环境、社会文化等领域的新发现、新探索和新成果层出不穷，并以同样前所未有的深度和广度影响人类的社会和生活。了解这种知识成果的内容，思考其与我们生活的关系，固然是明了社会变迁趋势的必需，但更为重要的，乃是通过知识演进的背景和过程，领悟和体会隐藏其中的理性精神和科学规律。

“新知文库”拟选编一些介绍人文社会科学和自然科学新知识及其如何被发现和传播的图书，陆续出版。希望读者能在愉悦的阅读中获取新知，开阔视野，启迪思维，激发好奇心和想象力。

生活·讀書·新知三联书店
2006年3月

谨将此书献给我的父母，格雷格和简

以及我的兄弟，克里斯和马克

格雷格·卡纳万（1922—1971）

霍奇金淋巴瘤（1962），非小细胞肺癌

简·卡纳万（1927—2015）

胰腺癌

克里斯·卡纳万（1956— ）

弥漫性大B细胞淋巴瘤

马克·卡纳万（1962— ）

弥漫性大B细胞淋巴瘤

我现在已经比父亲多活八年了

我已受够了这该死的疾病

目　录

译者序

自愈之路，创新之光

过去

《自愈之路》这本书让我回忆起了自己的科研之路。我仿佛又回到了17年前，带着忐忑却又期冀的心情在广州白云机场离开已经生活了22年的故乡，来到美国纽约这片陌生的土壤，开始自己的博士研究求学之旅。也许是受父母的影响，从在中山大学生命科学学院开始学习，我一直对免疫医学充满着浓厚的兴趣。第一次看到康奈尔大学医学院和纪念斯隆-凯特琳癌症中心联合项目的招生简章时，心中便有了暗示，免疫学是我选择的方向。2000年初，纪念斯隆-凯特琳癌症中心的免疫系正在进行大规模的升级筹建。2001年从耶鲁招入了著名的传染病免疫学家埃里克·帕默博士，2004年从加州大学伯克利分校招入了如今的诺贝尔奖得主詹姆斯·艾利森博士，2007年从西雅图的华盛顿大学引入了著名的T细胞免疫学家亚历山大·鲁登斯基博士。当时刚刚入校的我，无法体会能够和这样的导师团队有直接频繁的交流，是一件多么难得乃至奢侈的事。直到毕业之后，当YERVOY®（ipilimumab，伊匹木单抗）在2011年被美国食品药品监督管理局批准上市，我才开始真正理解自己原来学习过的实验室所做出的研究，对人体的健康治疗维护有多大的贡献。免疫学是一把钥匙。正是我们了解了自身的免疫系统，通过调控免疫反应来克服癌症，防范传染，我们才开启了这自愈之路。

现在

现在是2020年5月，我在纽约家中。新冠肺炎（COVID-19）肆虐全球，纽约成为疫情中心。将近500万人感染，超过30万人死亡。人类的健康受到了极大的威胁，全球各大经济体皆受重创。从1918年的流感大流行到2020年的新冠肺炎大流行，100年已经过去了，可见人类对病毒的理解还是很有限。可喜的是，和100年前的束手无策相比，人类对自身免疫系统的研究已经有了很大的提升，我们可以使用对付病毒的武器库已经丰富了许多。这一次全球的科学家、生物技术类公司、制药企业、诊断公司联合起来，超过200家公司开始了新冠肺炎治疗的临床研究项目。其中80家主攻抗病毒，有的项目针对病毒与宿主的结合，有的针对病毒RNA的复制，有的针对病毒蛋白的酶切。120家公司主攻新冠肺炎疫苗以防患于未然，有的使用蛋白质多肽，有的使用核酸，有的使用病毒载体。创新不断地给人们带来希望。

未来

没有人知道我们的未来如何，但是我想，创新是人类进步必不可少的元素。这本书里所记载的25位生命科学研究者，都是创新的开拓者。其实除本书提及的以外，还有许许多多的科学家，包括很多的中国科学家，他们的事迹没有被编排进入，但是他们的贡献却在我眼里、心里。我也希望有一天，我能够写一本关于中国生命科学家历程的书。

科研创新的道路从来不是一帆风顺、宽敞笔直。每位科学家在自己的求知过程中都荆棘满路、苦恼不堪，但同时勇敢地面对自己的困难，夜以继日地思考，寻求问题的答案，直到醍醐灌顶的那一刻。正是有了这么一批愿踏无人路的勇者，才让我们的知识边界不断地拓宽；正是有了这么一批激情盎然的创业者，才为普罗大众带来更多前所未有的创新好药、医疗和诊断器材。中国生物医疗行业，刚刚开始了创新之路。我愿意相信在未来，会有更多的中国科学家和创业者，带着这种无畏无悔，为人类带来一个个新的火种、一束束新的光芒。

我真诚地将此书推荐给大家。此书英文版名为*A Cure Within*，忠诚于原著，我将书名译为《自愈之路》。如果我可以更真切地表达自己的初衷和愿望，我希望这本书名为《自愈之路，创新之光》。

贾琎

2020 年 5 月

纽约上东区

前　言

希望已经出现：癌症作为“疾病之王”的长期恐怖统治即将结束。癌症每年夺去全球800万人的生命，如今却面临着智胜一筹、所向披靡的新对手。这个对手从始至终近在眼前：我们的免疫系统。

癌症免疫疗法（即肿瘤免疫学）尽管刚刚起步，却一直被誉为革命性的疗法，它打破了癌症治疗领域的现状。调动免疫系统去识别并攻击癌症是人们长期无法实现的梦想，直到最近，才有晚期癌症患者史无前例地康复，有力地证明了免疫疗法的威力。

这样彻底的疗效尽管仍是个例，却为患者带来新的希望，燃起了科学家、医生和制药公司实现免疫疗法全部潜力的热情。

我们如何走到今天？免疫疗法为何现在才进入大众视线？近年来临床成功和药品批准的消息纷至沓来，仿佛从天而降，但事实远非如此。

癌症免疫疗法的故事可以追溯至19世纪90年代末，数十年的基础研究、数十亿美元的投资才为今天带来了一线生机。本书以轻松独特却发人深省的方式，带读者走近那些开创了这个全新领域的学术和行业先驱，一窥他们的人生和思想，讲述这个鲜为人知、常遭奚落的癌症研究领域如何后来居上，成为肿瘤学的新星，以及科学家如何坚持到底、决不放弃的故事。

> 本书以轻松独特却发人深省的方式，带读者走近那些开创了这个全新领域的学术和行业先驱，一窥他们的人生和思想。

癌症研究所（Cancer Research Institute，CRI）是首家致力于推动肿瘤免疫学发展的非营利组织，且直到不久前都是肿瘤免疫学领域唯一的非营利组织。作为首席执行官，我近距离见证了这个领域的惊人发展，从早期的实验室成果，到如今轰动舆论的突破性进展。本书介绍的几乎所有学者都与CRI有所关联，他们或是作为科学指导委员会成员，或是接受CRI的研究经费赞助。我为此深感自豪。很多人认为是CRI的支持让他们得以继续推进重要研究。

本书中有一位先行者的名字贯穿始终。他不仅为这个领域贡献了重要的研究成果，还影响了许多人，引导、支持他们的研究，鼓励他们不断前行。他就是劳埃德·J. 奥尔德（Lloyd J. Old，1933—2011）博士。身为科学家、导师、具有远见卓识的领袖，奥尔德博士因长期杰出的贡献赢得了“现代肿瘤免疫学之父”的称号。他的贡献包括首先发现主要组织相容性复合体（MHC）与疾病（白血病）的关联、发现EB病毒（EBV）诱发鼻咽癌的作用、发现肿瘤坏死因子（TNF）、定义细胞表面分化抗原的概念（对于我们了解免疫系统和各种细胞结构功能至关重要）。这里列举的只是他的部分成就。

劳埃德是我和很多人的导师，是我们的朋友和知心人，更是一位绅士和学者。作为CRI科学顾问委员会主任，他对于CRI的项目和未来发展起到了不可或缺的指导作用。1970年上任伊始，他便延揽世界顶级的免疫学家成为CRI顾问，其中也包括诺贝尔奖得主和国家科学院成员。他们共同确立了基础免疫学研究的首要地位，迈出了癌症免疫疗法的第一也是最为艰难的一步。由于这些科学巨匠，CRI在业内声名鹊起，吸引了最优秀的人才加盟。

1971年，劳埃德成立了CRI博士后项目，他由衷地信任年轻的科学家，认为有必要培养新一代免疫学人才。项目至今已为1300余名科学家提供了支持，其中很多人成为这个领域的大家，新一代的年轻人才也因此得以培养。更重要的是，他们的研究为免疫疗法的人体试验奠定了知识基础，提供了科学依据。

劳埃德的智慧和远见还曾促成CRI的其他项目，每个项目都填补了科学研究和药品研发的关键空缺。他最引以为豪的是癌症疫苗合作倡议。通过这项倡议，他建立了CRI与路德维格癌症研究所的合作伙伴关系，他本人也曾在后者担任主管和首席执行官近20年。这项合作形成了全球肿瘤免疫学专家网络，有利于开展协调一致的多中心、单变量、平行临床试验。通过使用标准化的免疫学监控手段，从首次应用于人体的研究中提取最有价值的数据，开创了癌症免疫疗法的首个专家合作网络。

不幸的是，劳埃德2011年因前列腺癌去世，享年78岁。这是命运开了一个残酷的玩笑，他倾注毕生心血攻克的疾病最终夺去了他的生命，与此同时，免疫疗法的成效初现，开始受到公众的注目。

无人能够独占肿瘤免疫学领域的全部功劳。劳埃德为人谦让，自然不会居功自傲，但我认为他在许多人的事业和人生中直接或间接地留下了不可磨灭的印记。没有他的远见、领导和对至高科学的追求，相信这个领域不会获得今天的地位。

令人欣喜的是，如今肿瘤免疫学领域涌现出大量杰出科学家，他们的重要研究让我们更有可能通过免疫系统治愈所有癌症。我相信，读者定能更加了解他们、他们的研究和这种治疗癌症的全新方法，并能享受阅读的过程。

吉尔·奥唐奈－托米博士

CRI 首席执行官兼科学事务主管

2017 年 8 月写于纽约

引　语

“在我们曾经束手无策的领域，它产生了效果。”

——戈登·弗里曼博士，丹娜法伯癌症研究所

人类治疗癌症的方法将永远改变。这场革命的兴起不是源于新药的发明，而是源于一种思考和对待癌症患者的全新方式。从今以后，医生将不再使用药物直接对抗肿瘤，而是利用药物引导患者的免疫系统追踪、消灭癌症。

这一全新医学分支被称为肿瘤免疫学（IO），这种方法目前在癌症治疗方面取得了空前的成效。

简而言之，肿瘤免疫学认为，就像面对任何细菌或病毒感染一样，人体免疫系统能够识别、攻击和消灭肿瘤细胞。这一观点本身并不新颖，新的是人们如今能够驾驭免疫系统来摆脱癌症的困扰。

回顾历史，20世纪初，纽约著名外科医生威廉·科利曾偶然读到一份病例，一名癌症患者在手术后产生了几乎致命的感染。这种情况相当常见，然而引人深思的是，这位患者不仅在感染后幸存，而且所有无法通过手术切除的残余肿瘤也很快消失了。这份病例引起了科利的关注，此前他为一名病情相似的患者进行了手术，尽管手术成功，没有感染，但是患者随后死于手术无法切除的残余肿瘤。

科利医生调查发现了多起患者发生感染后肿瘤自发退化的病例，并对此进行了探索和发展，进而研制出一种癌症疗法，后人称他的细菌制剂为“科利毒素”。

遗憾的是，毒素仅在少数情况下有效，并且无从了解毒素的原理和疗效。随着放射疗法的兴起，科利毒素最终淡出了人们的视线。

时间快进至20世纪80年代初，研究员兼外科医生史蒂夫·罗森伯格因使用IL-2治疗癌症而广受赞誉。这种药物由人体自然产生，是免疫系统的重要组成部分。通过大剂量使用IL-2，罗森伯格医生治愈了多名不同类型的肿瘤患者。然而，这种疗法毒性极高，而且如科利毒素一样，仅对少数患者有效，药物的具体原理依然不甚清楚。

此后多年间，肿瘤免疫学领域再无进展。

终于，“伊匹木单抗”（ipilimumab）面世了。

2011年，美国食品药品监督管理局批准了首个肿瘤免疫学制剂伊匹木单抗，从此开启了肿瘤免疫学的革命。在推动食品药品监督管理局批准伊匹木单抗的关键性临床试验中，原本生命只剩数月甚至数周的黑色素瘤晚期患者在接受治疗后坚持了多年。肿瘤科医生在描述这些患者的情况时甚至使用了“治愈”一词。

2014年，纳武单抗（nivolumab）和帕博利珠单抗（pembrolizumab）两种肿瘤免疫学药物获得批准。美国前总统吉米·卡特患病后便使用了帕博利珠单抗，假如没有这种药物，他肯定早已死于转移性黑色素瘤。本书写作时，卡特依然健在，并且摆脱了肿瘤的困扰。

这并非夸大其词，而是实事求是。

与以往肿瘤免疫学的尝试不同，科学家对这两种药物的原理了如指掌，并借此研发其他增强患者免疫系统的制剂和方法。

这只是开端。肿瘤免疫学的时代已经来临。这种新型疗法已帮助数百名患者延长了生命，不久将造福千万人。

概述

“他们在背后悄声议论：‘我不相信。’”

——德米特里·加布里洛维奇博士，威斯塔研究所肿瘤免疫学教授

肿瘤免疫学的革命险些功亏一篑。很多人无法接受免疫系统能够识别进而杀灭癌细胞这个基本概念。许多学识渊博的杰出学者对此反复思考并做出论断：这一理论的基本科学原理存在缺陷，永远行不通。

科利毒素以失败告终，IL–2毒性过高，理论上可行的癌症疫苗在临床上一再失败。人们对这项技术的强烈质疑并非毫无理由。90年代中期，反对肿瘤免疫学之声甚嚣，许多研究人员即使取得重大进展，也无法让同僚相信数据的真实性。

> 米歇尔把我拉进他那间拥挤的会议室，向我展示了不断涌现的数据，我当时几乎从椅子上摔下来。我的第一反应是，数据也许有假。
>
> ——何塞·巴塞尔加博士，纪念斯隆–凯特琳癌症中心首席医师

不过数据的不断出现，让部分怀疑论者发生了转变。虽然将信将疑，但他们至少愿意倾听、等待。

他们等待的是临床试验的结果。

终于，曲美木单抗（tremelimumab）成为首批由动物实验进入临床阶段的肿瘤免疫学药物之一，并对部分患者产生了疗效。效果远非完美，但聊胜于无。然而，这种新型肿瘤免疫学药物的副作用强烈，同时临床试验表明总体疗效欠佳，研发公司因此叫停了项目。故事到此为止。

与此同时，另一家公司的免疫肿瘤药物伊匹木单抗也在进行临床试验。伊匹木单抗与失败的曲美木单抗原理相似，初步结果同样未卜，但伊匹木单抗具有三个明显优势：

1. 伊匹木单抗的研发者极富个人魅力，擅长取信于人，从不轻言放弃。

2. 率先在临床试验中使用伊匹木单抗的医生愿意认真倾听患者的反馈。尽管化验结果显示药物无效，但有一位患者表示感觉有所好转。

3. 伊匹木单抗得到了制药公司的内部支持，一位负责人意识到伊匹木单抗确实有效，但他和团队必须彻底推翻和改写全球通用的黄金准则，才能通过数据证实疗效。这往往意味着大量的争议，但他们最终成功了。

简而言之，肿瘤免疫学革命是许多拥有特殊品质的人共同努力的成果。他们执着，甚至狂热，因为别无选择，没有任何人愿意相信他们。

本书正是他们的故事。

本书讲述的肿瘤免疫学先驱故事完全基于学者访谈完成。这是一本关于失败和重生、醒悟和成功的书，一本关于发现、直觉和狡黠的书。就让它带你走近当今世上最杰出的医学科研人员，一窥他们的人生和思想。

本书并非科学教材。坦白讲，它没有对人物、时间、地点、方式进行详尽考据，也没有通篇的引用（只有少数涉及）。这是一本生命之书。这项技术正在也即将拯救成千上万的生命，本书是对生命的礼赞——所有活着的、呼吸的、思考的、美好的、傲慢的、有趣的、顽固的、卑微的、欢乐的、终日醉酒或滴酒不沾的人们，他们为癌症免疫疗法的诞生奉献了自己的人生。

最后，本书不仅讲述了肿瘤免疫学。在叙事过程中，本书涉及了科学界的诸多现状和弊病，如性别歧视、政治权术和经费问题。书中有沿路采撷的逸事，也有漫漫长夜的故事（如何在荆棘载途之时保持乐观），如关于艺术史、六日战争（第三次中东战争）、斯人林、莱斯·保罗吉他、海豚、鸡和《星际迷航》的讨论。

这是一本关于人的书——一群为数不多的人，一个亲密无间、学识渊博、激情洋溢的家庭。

他们只是恰巧身为科学家。

* * *

阅读说明

●本书非单一叙事。癌症免疫疗法的技术千差万别，其发现过程往往同样独特。有些故事也许在时间、空间和人物上有所重合，有些则毫无关联。本书章节之间相互独立，讲述单独的故事。读者可按任何顺序阅读。

●书中有一章与众不同，即拉尔夫·斯坦曼的故事。在本书介绍的所有科学家中，只有斯坦曼医生已经与世长辞，这让他成为全书编写上的特例。本书在构思之初便决定，尽管许多已故的免疫肿瘤学先驱值得收录，但故事更应该由健在的学者亲身讲述。尽管如此，斯坦曼医生在这一领域的贡献至关重要，影响了许多其他技术的发展，本书无法避而不谈。

●本书在多数章节标题的对页收录了手绘插图。这些漫画出自本书介绍的科学家之手（科学家称这种图解为漫画）。

这些图画大都是即兴之作，并无特殊说明意义，甚至相当潦草，其中多数是在我面前信手画成的。其目的并非增进我的科学理解，只是他们应我的请求，对当时思路的捕捉。

请将它们看作我所尊敬的明星送给追随者的亲笔签名吧。

第一部分

细胞毒性 T 淋巴细胞相关抗原 4（CTLA-4）

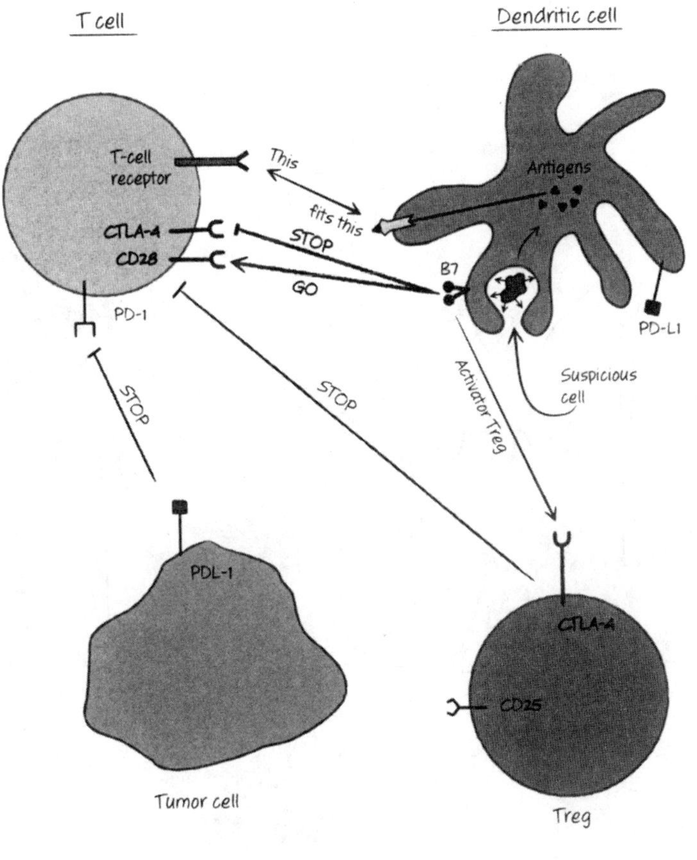

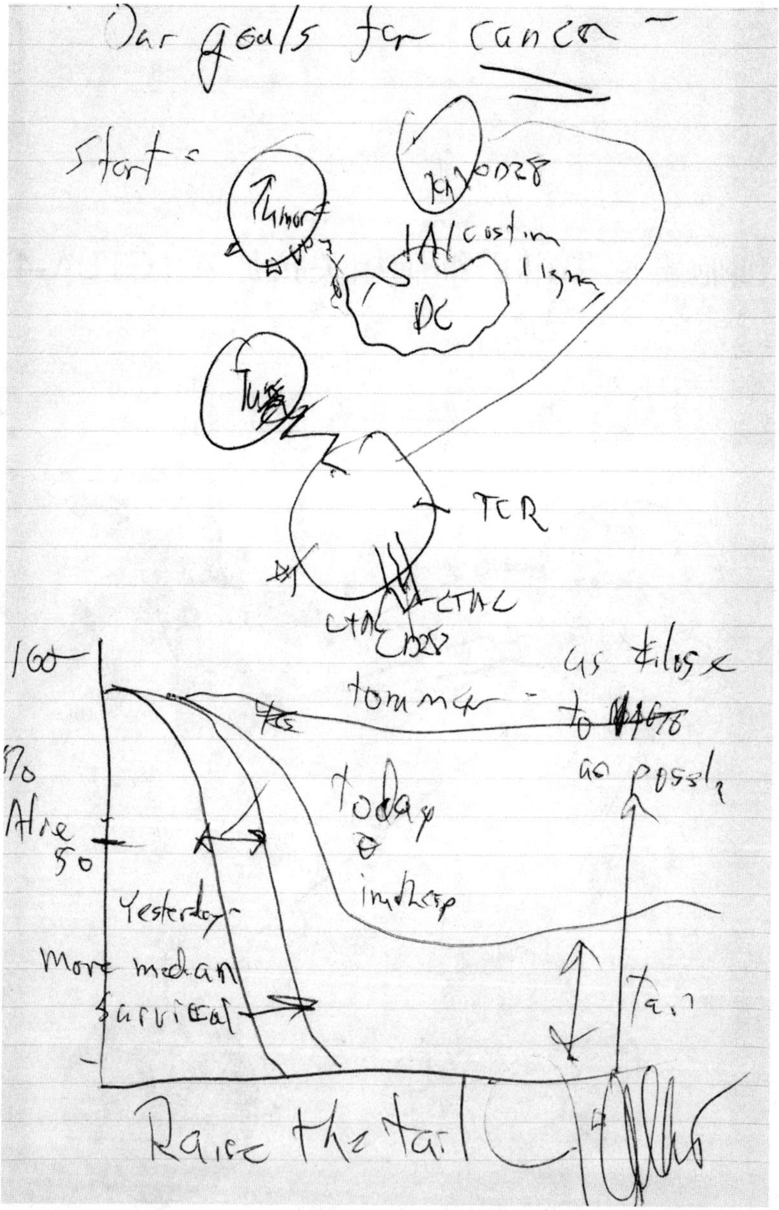
Our goals for cancer
Start
DC
TCR
100
50
today
Yesterday
More median survival
Raise the tail

詹姆斯·艾利森

抬高尾部

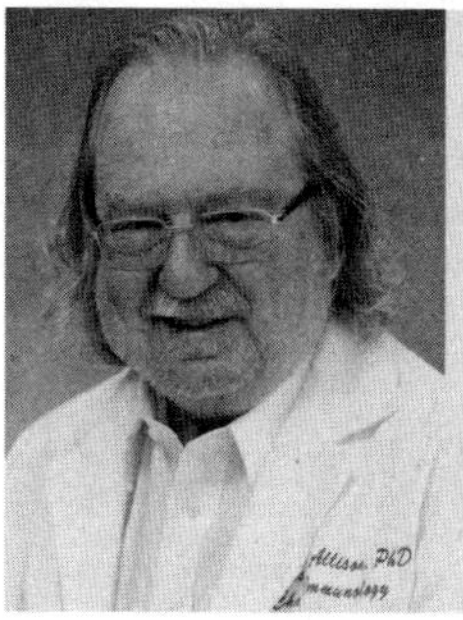

1. 詹姆斯·艾利森

（James P. Allison）

教授，免疫学主任

M. D. 安德森癌症中心

休斯顿，得克萨斯州

我提出的治疗方法是忽略癌症本身。

——詹姆斯·艾利森

詹姆斯·艾利森*1948年出生于得克萨斯州埃利斯。

“埃利斯是个很小的城镇，”艾利森操着习惯的得州腔，慢条斯理地说，“那儿有长筒靴和牧豆树，有仙人掌，还有很多奶牛。要是不知道它，你可能在地图上都很难找到。它离帕利托布兰科和弗里尔很近，这样说可能明白些。”

埃利斯很宜居，但并不是个重视科学的地方。“我很幸运，”艾利森很快承认道，“我父亲是位乡村医生，我通过他了解了医学与科学，学校里一些老师也看到了我的潜质。”

这些启蒙导师让艾利森接触到了一些特殊的学习课程。从八年级起，他每年夏天都会在得州大学奥斯汀分校参加不同的科学课

---

* 詹姆斯·艾利森和本庶佑（见第 4 章）因在肿瘤免疫领域做出的贡献，共同荣获 2018 年诺贝尔生理学或医学奖。——编注

程。那些教导与老师在这位未来科学家的身上留下了印记。

艾利森回忆道："有两位老师，一位是欧尼斯汀·格罗斯布雷纳，我八年级时的代数课老师，她给了我许多帮助。"另一位老师发挥的作用则既有正面的又有负面的。"拉里·奥瑞尔是我的物理和化学老师，不过他的情况有些复杂，因为他兼任基督教会牧师，决不允许在学校教授进化论。"

这引起了艾利森的强烈抵触。"我自己了解过进化论，既然生物课上不教，那我就拒绝学习高中生物。"这样的决定校董会可不接受。"他们十分恼火，"艾利森说，"但我告诉他们，没有进化论的生物课就像是没有牛顿的物理课，我没办法学习。他们最终改变了看法。"学校允许艾利森从得州大学奥斯汀分校接受函授的生物课程。

信仰的守护者

多年后，艾利森再一次受到了捍卫科学教育事业的召唤。"那时候我已经完成了博士学位，做完了一个博士后项目，回到奥斯汀生活。正巧那时，我接到了一通电话。"艾利森八年级时的数学老师欧尼斯汀·格罗斯布雷纳此时在得州议会担任教育委员会成员，她碰到了麻烦。"她说有个叫麦克·马丁的疯子提出议案，要求在学校教授创世科学，你一定要过来帮忙。"

格罗斯布雷纳议员还记得艾利森与校董会的那次冲突，希望他能再次为捍卫科学而发声。艾利森接受了她的请求，决定在得州议会委员会面前与马丁进行辩论。

"马丁上来就说：'要是把一辆福特车放在那里，它只会生锈，不会变成凯迪拉克。'他讲话的水平就是这样。我的态度是，没问题，马丁先生，请你用创世科学解释细菌如何对抗生素产生抗药性，肿瘤细胞如何躲过免疫系统，或解释任何事。但是告诉我，你能举出任何用创世科学做出预测的例子吗？科学的意义不是残缺的化石记录，而是做出预测。”

随着辩论的进行，马丁无意间透露出自己真正的担忧：世俗的人文主义正密谋压制创世论思想。

艾利森大为恼怒，直接阐明了自己的观点。“我说，不，创世科学在思想的自由市场上溃败，完全是由于它毫无用途。”

他之后反守为攻，指出历史上曾有人为达到政治或宗教目的而扭曲科学。艾利森举例说，相比达尔文，苏联多年来更为推崇拉马克，因为拉马克主张习得特性的遗传，这更符合他们所信奉的人之可完善性。

“马丁因为我的话方寸大乱，我很幸运地赢得了那场辩论，他们否决了议案。整个过程非常有趣。”

科学家的自我认知

艾利森从八年级起就知道自己想成为科学家。“父亲想让我成为医生，所以我最早作为医学预科生上了大学。”艾利森说。但是这持续的时间并不长。“我很快就意识到做决定的压力，每天的决定都影响着患者的生命，必须正确，不能犯错……”另一方面，科学家犯错就很自然：犯错在科学之旅上不可避免，多数实验都会失败。“作为科学家，只需要有时正确就可以，我更喜欢这样。”

艾利森最初并不清楚自己想研究哪类科学，但他再次选择听从本心：他喜欢解谜，喜欢拆解东西。“我最初研究的不是免疫学，而是生物化学，但我对免疫学产生了兴趣。”他幸运地遇到了人生中第三位导师。“读本科的时候，我选修了一位非常优秀、非常有魅力的老师的课程，他叫比尔·曼迪。”

当时，T细胞刚刚被发现，但曼迪对此不以为然。“他喜欢B细胞，也一直对抗体更感兴趣。”（抗体来自B细胞，参见下文。）不过，这整个课题却让艾利森十分感兴趣。“这些细胞能在人体内游走，穿越淋巴结，与体内其他细胞和组织互通，保护人体免受几乎任何东西的侵扰，哪怕它们从未在体内出现过，与此同时又不会伤及身体。我觉得这实在是个引人入胜的生物课题。”

抗体是免疫系统中的B细胞在识别出特定抗原时所产生的大型蛋白质。B细胞能产生超过十亿种抗体，每种抗体都独一无二，通常只会识别并绑定一种特定抗原，仿佛在茫茫人海中找出元凶。

抗原是指任何抗体可以识别的细微结构、有机或无机物质（甚至可以是塑料）。花粉就是一种抗原。被称为低过敏性的产品所含抗原量很少，因此应该可以被你的免疫系统忽略。

通往伊匹木单抗之路

完成学业后，艾利森作为得州大学M. D. 安德森癌症中心教员，全身心地投入了研究工作，最初研究的是T细胞受体（TCR；见第11章：麦德华）的蛋白质结构。“它是开关，是启动T细胞的点火器。”他解释道。当T细胞遇到与T细胞受体相匹配的抗原时，T细胞受体就会启动。“我感兴趣的是如何操控T细胞。”这些细胞是免疫系统中的杀手，“如何启动？又如何停止？”

经过十年无数次的试验后，艾利森发现除了T细胞受体与抗原

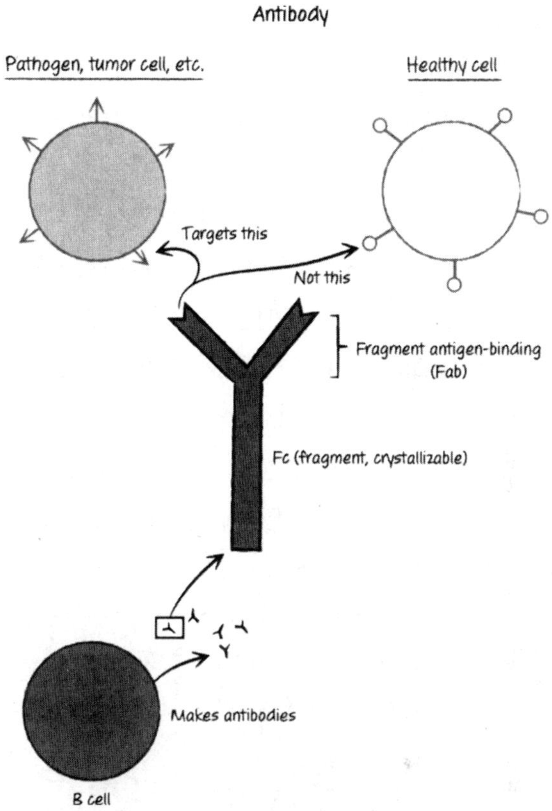

抗体来自B细胞

的相互作用，还有另一条激活通道，一种对免疫系统运作至关重要的共刺激信号。他的思路是：如果T细胞受体与抗原的相互作用是点火器，那么这第二个信号就是加速器，让发动机加快转速，驱动T细胞全速前进，攻击（并消灭）目标。

> “我感兴趣的是如何操控T细胞。如何启动？又如何停止？”

“这种信号、这种分子是什么不得而知，已知的是，它存在于名为树突状细胞的特殊细胞当中。”（见第10章：斯坦曼）树突状细胞会提醒T细胞肿瘤抗原的存在。发出提醒的不是肿瘤，而是树突状细胞。艾利森所研究的这种共刺激结构现在被称为CD28（白细胞分化抗原28）。

艾利森说：“我们在它上面花了些时间，但当克隆了CD28后，碰到了另一种叫作CTLA-4的已知分子（细胞毒性T淋巴细胞相关抗原4，即第4个发现的分子）。那时候，对于这种分子的了解少之又少，只有几条似是而非的线索：休眠的T细胞不会产生CTLA-4分子，只有激活的T细胞才会。同时，CTLA-4似乎与CD28拥有相同的配体，也就是在树突状细胞上发现的B7-1与B7-2配体。一家对手实验室发现，CTLA-4受体的配体结合较CD28更为紧密。鉴于此，他们提出CTLA-4是另一种共刺激分子。”

配体与受体相匹配，二者就如同好友。与一般好友一样，当配体与受体相聚时，会做些事情。基本上，当配体（通常以蛋白质形式存在）与所匹配的受体（通常位于细胞表面）结合时，会产生相互作用，开启或关闭细胞中的某种程序。

“（那家实验室）用人体细胞做研究。我们稍显落后，但也克隆了小鼠基因，并制作了相应抗体。”艾利森说。有趣的是，芝加哥大学的杰夫·布卢斯通也进行着同样的研究工作（见第21章：布卢斯通）。“杰夫和我分别得出结论，认为CTLA-4不是另一个油门，而是与CD28相反的负调控因子，是刹车。”

进一步的研究表明，那家实验室对一项关键观察结果出现了误判：由于观测到T细胞活动增加，他们认定自己所用的抗体是激动剂，“但其实它们是在阻隔负面信号”。因此，这种抗体并没有激发新的活动，而是在通过阻隔抑制作用，恢复现有活动。

灵光乍现

“在癌症研究方面感觉到灵光乍现，是在我开始考虑肿瘤为何无法给出第二个（激活）信号之后。”艾利森做出推论：免疫系统有一系列的内置机制来防止自体免疫，即免疫系统对健康细胞发动攻击。其中一种机制是交叉激活，也就是说，死癌细胞中的脱氧核糖核酸（DNA）等细胞碎屑会引发炎症反应，召唤出免疫系统中的细胞来清理碎屑。

细胞碎屑中的各个小块，即独特的肿瘤抗原，会由树突状细胞（DC）等抗原呈递细胞进行处理，在细胞表面“呈递”（呈现）抗原，供T细胞识别与靶向。识别出肿瘤抗原的T细胞会与树突状细胞结合，给出第二个信号，从而充分激发免疫反应。

注：树突状细胞的活动与避免自体免疫的耐受过程更为相关，而非与T细胞激活相关。因此，本书中许多科学家的研究针对的是强化T细胞激活这一更为困难的任务。

“一旦全面激活，T细胞便会开始攻击，并且在没有进一步指令的情况下持续攻击。这就是它的运行机制。”艾利森说。不过，这种强烈攻击的倾向也暗示着T细胞内一定存在着某种机制，能够在某个时刻结束攻击，因为无节制的免疫反应是致命的。

这个机制究竟是什么呢？

艾利森说：“大家普遍关注的过程是，细胞接收到T细胞受体的信号，之后接收到CD28共刺激信号，以及再往后的一系列的细胞周期进程与细胞因子表达，这些都是激活性因素。但人们没有意识到，我一开始也没有意识到，免疫过程中还有起相反作用的CTLA-4基因，它将最终停止免疫系统的工作。”理论上说，CTLA-4就好比限制免疫反应的检查点。

一个简单的实验为“关机”检查点的假说提供了证据。“我们去除了小鼠体内的CTLA-4基因，并发现失去这种基因的小鼠只能活三周左右。因为无法停止免疫反应，它们的体内被T细胞填满了。”

根据这些观察结果，艾利森想到：是不是激活的T细胞能够发现肿瘤，但肿瘤细胞抑制了本应强劲的免疫反应呢？艾利森的下一步就是尝试消除这种抑制作用。“我的想法是，制作一个抗体来防止CTLA-4与配体结合，从而使刹车失效，这样就能让免疫系统根据需要持续运行了。”

方法奏效了：这个瞬间是不断累积的成果，但总归是“灵光乍现”。

艰难的临床转译

不过，在这灵光乍现的时刻，艾利森的研究课题却并非如何消除肿瘤。“我一直想为癌症治疗做些努力，我有不少家人都死于癌症，自己也曾患前列腺癌，但这并不是我做实验的原因。我做这些实验是为了了解T细胞的运行机制，在这之后我才自问：‘我们所了解的知识要如何用于治疗癌症呢？’”

艾利森已经知道，T细胞可以通过精准的机制被激活，在接收到停止指示前持续消灭癌细胞。另一方面，肿瘤细胞通过CTLA-4的信号，能够指示T细胞停止攻击。因此临床转译非常简单：不管是哪类癌症，不管抗原是什么，我们只需要抑制CTLA-4这个检查点，松开刹车就可以了。

这是个大胆的想法，许多人并不接受。“从尼克松‘向癌症宣战’和DNA定序器发明以来，人人都在说：‘我们要测定序列，要充分了解癌症，通过了解成因来打败癌症。’”艾利森说。这股浪潮转化成了名为“靶向治疗”的临床革命。那时候，靶向治疗被奉为正道。“而我却主张不需要描述每种癌细胞的特征，不需要知道癌症的成因。免疫系统不知道肾癌、肺癌和前列腺癌的区别，不知道癌症是由RAS基因（一种突变蛋白）、变异的表皮生长因子受体还是其他原因引起的，它只知道癌细胞不应该存在。”

> 免疫系统不知道肾癌、肺癌和前列腺癌的区别……它只知道癌细胞不应该存在。

艾利森这种方法的第二个大胆构想是，不直接对肿瘤进行治疗。他对此深感自豪：“我提出的治疗方法是忽略癌症本身，反过来治疗免疫系统。究其根本，就是让免疫系统大开杀戒。”换言之，去除对免疫系统的抑制因素，让免疫系统放手攻击（前提是免疫系统得知道癌症的存在，这一问题将在其他章节中解答）。

这是个简单的想法，也有数据支持，但人们还是将信将疑。艾利森两年中大部分时间都在拜访制药公司和生物科技公司，而他们的回绝几乎千篇一律。第一，这种药物不是制药公司青睐的小分子（抗体的体积庞大，生产成本高）；第二，这是一种免疫疗法，而免疫疗法之前都失败了。

艾利森对此做出反驳。此间的你来我往毫无结果，还有一次差点被抢占先机。他回忆道：“百时美施贵宝已经提交过一个专利，但他们把生物原理搞反了。他们说这是一个正向作用（即激活性）分子。”艾利森的原理是正确的，也因此占据了扎实的知识产权优势，但要获得关注还是困难重重。“后来，有家叫美达瑞克斯（Medarex）的小公司表示感兴趣。他们将小鼠体内的一些免疫球蛋白基因换成了人类的，从一开始就能制造全人源抗体，我便同意了。”

注：“人源化”抗体在转基因小鼠体内制作，可以安全地在人体上使用。

他们用人源化CTLA-4抗体进行了一期试验。一般来讲，一期研究产生的数据仅涉及治疗的剂量和毒性，而不是功效。“试验里有三位客观反应患者，其中一位在加州大学洛杉矶分校医院复查时遇到了我，当时她在做愈后第10年度的复查，到现在已经无癌14年了。”言及此处，艾利森展露的笑颜就如同得克萨斯的天空一样明朗。

无足轻重的药名，举足轻重的演出

药名是怎么起的？没有人清楚。艾利森说：“我刚开始研究的时候，药名是MDX（Medarex）-010。”之后由于某种原因，美国食品药品监督管理局（FDA）将其命名为伊匹木单抗。“我有些失望。当时我正在伯克利，所以觉得他们至少应该把药名变成嬉皮木单抗（Hippi-Limumab），但我估计他们觉得这名字对于癌症用药来说显得不够庄重。”

虽然艾利森没能改变食品药品监督管理局的药品命名，但他倒是给自己的蓝调乐队起了个好名字，叫作“检查点”。艾利森说：“乐队的所有成员都是免疫治疗专家。你知道M. D. 安德森中心黑色素瘤学科的主席帕特里克·胡（见第15章）吗？他是我们的键盘手。芝加哥大学的汤姆·加耶夫斯基（见第24章）是主音吉他，也是乐队的灵魂人物。”乐队的其他成员包括主唱蕾切尔·汉弗莱（CytomX Therapeutics公司首席医疗官）、鼓手德克·斯皮策（圣路易斯华盛顿大学医学院外科讲师）和贝斯手约翰·蒂默曼（洛杉矶大卫·格芬医学院医学副教授）。艾利森演奏口琴。

“我们每年都会在美国临床肿瘤学会（ASCO）表演，也在癌症免疫疗法学会的会议上演出。过去三年，我们还在芝加哥的蓝调之屋表演，演出时座无虚席。”

对于一个来自埃利斯小镇的男孩儿来说，这可不赖。

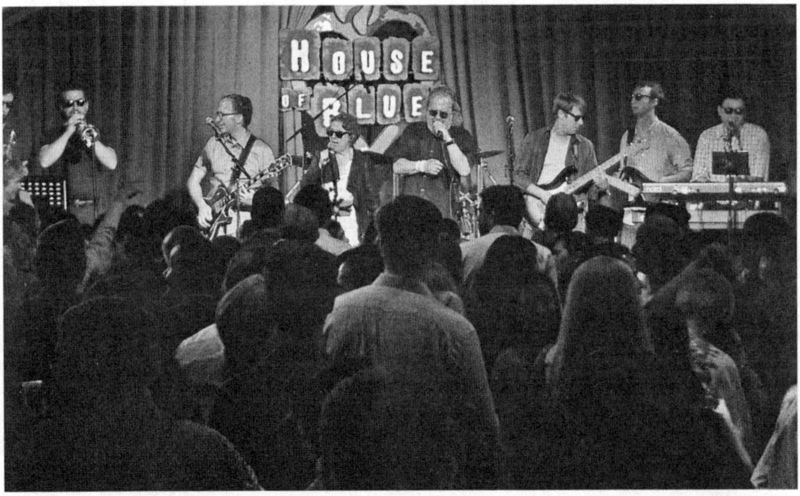

2017 年 6 月 4 日，癌症免疫疗法协会的乐队——检查点乐队演出现场

乐队成员（从左到右）：弗兰·普拉特（医学博士、博士）、杰森·卢克（医学博士）、汤姆·加耶夫斯基（医学博士、博士）、蕾切尔·汉弗莱（医学博士）、詹姆斯·艾利森（博士）、约翰·蒂默曼（医学博士）、布拉德·雷恩菲尔德、帕特里克·胡（医学博士）。同样参与了演出但未出镜的是鼓手德克·斯皮策博士（许可转载，版权归属癌症免疫疗法学会）

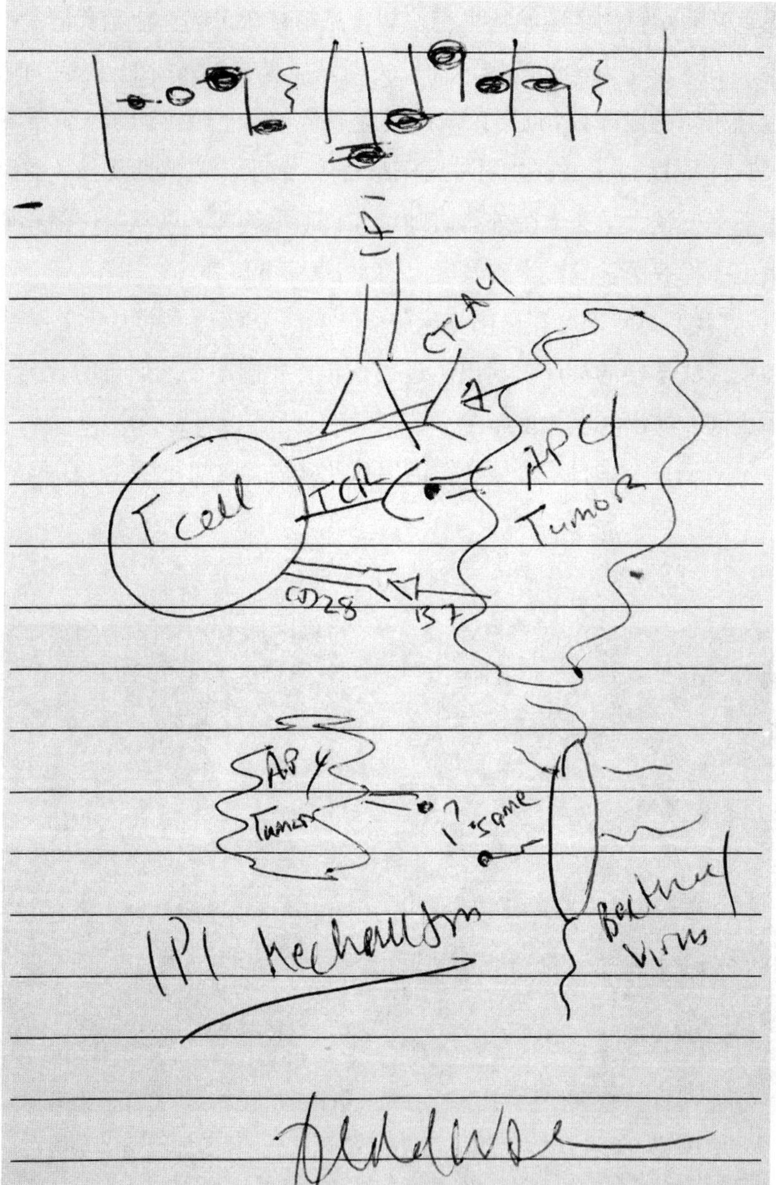

杰德·沃尔柯克

伊匹木单抗

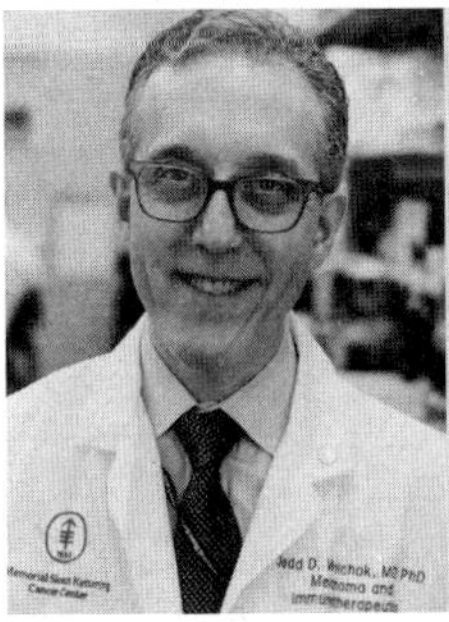

2. 杰德·沃尔柯克

(Jedd Wolchok)

黑色素瘤与免疫疗法负责人

纪念斯隆–凯特琳癌症中心

纽约，纽约州

所有人都觉得我们疯了。

——杰德·沃尔柯克

沃尔柯克博士的导师说：

“20世纪70年代末，我的一位好友把免疫疗法形容为在抗生素发明前治疗梅毒。”

——艾伦·霍顿

杰德·沃尔柯克1965年出生于纽约斯塔滕岛，是当今世界癌症免疫治疗领域最杰出的研究人员之一。

“不开玩笑，”沃尔柯克带着调皮的笑容说，“真是斯塔滕岛。我知道，在那儿出生的人本来就不多，愿意承认的就更少了。”

注：斯塔滕岛是纽约市五个行政区之一，这里曾经建有全球最大、占地面积2200英亩的清泉垃圾填埋场，目前垃圾场已经关闭。

抛开清泉垃圾场的玩笑不谈，沃尔柯克在离开出生的小岛后的确成绩斐然。他目前担任纪念斯隆-凯特琳癌症中心（MSKCC）黑色素瘤与免疫疗法负责人，也兼任癌症研究所在纪念斯隆-凯特琳癌症中心的临床研究负责人。

人生导师

沃尔柯克并非凭借一己之力来到曼哈顿，如同多数取得伟大成就的人一样，他的能力得益于早期的培养。沃尔柯克的人生第一课就是：成功来自不懈的努力。

他说："我父亲白天是卡车司机工会的职员，晚上在布鲁克林的纽约市社区大学教劳动经济学，所以不分昼夜地工作对我来说并不陌生。"即使退休以后，沃尔柯克的父亲哈罗德·沃尔柯克仍在主持一档汽车修理的广播节目，算是延续了在卡车司机工会的工作。

沃尔柯克的母亲伊莱恩在纽约当了一辈子小学教师，此中辛劳不言而喻。

还提及他的舅舅："我舅舅埃尔文·耶格工作了45年，堪称全美最优秀的高中生物老师之一。他辅导我、教育我、激励我，我对科学的热爱就来源于他。"沃尔柯克相信，耶格完全具有成为内科医生的能力，但他决定从教，结果证明这也许是命运最好的安排。

"他在职业生涯中培养了几百名医生，这绝不是夸张。我也见过一些，他们都在自己的领域颇有建树。"这其中也包括大卫·金斯伯格，他是密歇根大学著名的骨髓移植专家，也曾担任美国临床研究学会（ASCI）会长。"我最近在临床研究学会就职时碰到了他，"沃尔柯克说，"这样的相聚简直太棒了。"

人生导师续章：肿瘤免疫学的雏形

沃尔柯克接触免疫学相当早。高中暑假时，他就在康奈尔大学的免疫学实验室实习。大一时，他遇到了免疫疗法领域的奠基人劳埃德·奥尔德。1984年，奥尔德博士将他介绍给纪念斯隆-凯特琳癌症中心免疫学的时任负责人艾伦·霍顿。

那时候，除了美国国立卫生研究院（NIH）以外，免疫疗法的研究还处于原型理论阶段，被认为是孤独、专注的理论家深夜苦思冥想的成果。

"我来这儿工作时只有19岁。"沃尔柯克说。当时霍顿博士刚刚拿到终身教职，正在研究一种以黑色素瘤细胞为靶向的单克隆抗体，他同时也担任该抗体一期临床试验的首席研究员。"他白天在诊室中观察住院患者输液……患者的采样会带回实验室。我那个暑假的工作就是设计药物代谢动力学分析方法，测定患者体内抗体数量的变化。"

一个19岁的大学新生参与到涉及真正患者的临床试验中。是的，你没有看错。"如果是今天进行一期临床试验，药物肯定会由生物科技或制药公司提供，也不会要求患者住院。药物会在先进的工厂生产，而不是纪念斯隆-凯特琳癌症中心在纽约拉伊的小基地。"沃尔柯克说。最重要的是，药物代谢动力学分析会由高薪聘请的专业团队设计与分析，资金往往来自研究所之外。简而言之，它肯定不会作为暑期项目，由一名19岁的大一学生处理。

不过，正是这样的经历驱使沃尔柯克投入毕生精力，探索当时黑匣子一样的免疫学。他从不觉得匣子也许永远无法破解，也没想过匣子中的内容可能对肿瘤学毫无意义。

"坦率地说，那个暑假让我认清了余生的道路，因为我看到了科学与医学的交叉点……也因为在职业生涯早期就充分接触到肿瘤免疫学，我深信它是可行的。我好像从不觉得最后会一无所获。”

我好像从不觉得最后会一无所获。

至于霍顿博士，“他成了我最重要的导师”。沃尔柯克在说到他时，声音明显放轻了。“他在此担任过多年主席，也曾（像沃尔柯克现在一样）是黑色素瘤学科的负责人，同时也一直在对抗自己的肌萎缩侧索硬化。”

霍顿博士约20年前被确诊患有肌萎缩侧索硬化，到2007年，他的身体状况已恶化到无法工作，于是实验室负责人的职位被转交给沃尔柯克博士。

升职来得很突然，也让沃尔柯克肩上的责任陡增。“这当然很令人兴奋，但我在他的大团队中做自己的事情其实已经很满足了，”沃尔柯克不带一点儿私心地说，“领导团队当然很有趣，会让你开阔视野，培养其他能力。但在2007年，这是我想做的吗？并不是。这是我必须做的吗？肯定是。如果我不接手，团队里的20多个人第二天就要失业。”

发现伊匹木单抗

肿瘤免疫学故事中的出人意料之处是，世界曾经那样小，现在也是如此。

“之前有位资深科学家在这里工作，”沃尔柯克回忆道，“波利·格雷戈尔博士曾经在会议上碰到过詹姆斯·艾利森（见第1章），他跟我说：‘你知道詹姆斯吗？他发现了针对CTLA-4的抗体（伊匹木单抗），我们也应该研究一下，看看怎么提高现有DNA疫苗的活性。’”故事就这么开始了。

不久之后，詹姆斯·艾利森本人来到了纪念斯隆-凯特琳癌症中心，与沃尔柯克博士和赞助机构美达瑞克斯（后被百时美施贵宝收购）共同开始进行伊匹木单抗的一期临床试验。

沃尔柯克还记得，在2004年的初期研究会议上，他对于前路充满希望，但也担忧不已。

“我坐在那里想，这种药的确强大到能够有效地调节免疫系统，但逐步显现的副作用也非常可怕。”伊匹木单抗的一个严重不良反应是四级结肠炎（最严重的结肠炎等级，五级结肠炎意味着因结肠炎死亡）。“我们必须尽早发现不良反应，并持续、有效地进行干预，我对此十分重视。”

但除了毒性反应，还有药物生效机制的问题：伊匹木单抗不是化疗，不是肿瘤靶向性药物，它不对肿瘤起作用，而是作用于免疫系统。无论是化疗、放疗还是分子靶向疗法，癌症治疗的应答率都有标准的衡量办法，即实体瘤疗效评价标准（RECIST）。RECIST记录测算周期内肿瘤的收缩程度，根据书面协议，伊匹木单抗一期临床试验的测算周期为12周。

但患者对检查点免疫疗法的反应是不同的。免疫疗法生效更慢，RECIST无法测算它的疗效。

意外的幸存者（灵光乍现）

沃尔柯克进行伊匹木单抗临床试验的第一批患者中，有一位患有转移性黑色素瘤的男性（伊匹木单抗的早期临床试验都是针对这种疾病）。他遵照医嘱按时用药，回到家里，然后在约定好的12周后回来，检查肿瘤是否有所消退。结果是否定的。事实上，扫描结果看起来恶化了。

注：射线照相检查结果这么糟糕，是因为一种名为假性进展的现象，即由于使用了检查点抑制剂，肿瘤在初期治疗后看起来更大。这是因为肿瘤在T细胞侵入后发生了肿胀。

当时，沃尔柯克还不了解假性进展，医学界也从未遇到过这种情况，于是他很遗憾地通知患者自己已经尽力，便让他回家了。

在告别之后，沃尔柯克的脑海里一直回响着患者离开前的话：虽然检查结果很糟，但他感觉好些了。

“我不确定，只是觉得如果他感觉好些了，病情应该就在好转。”虽然乐观一直是沃尔柯克的标签，但当患者精神饱满地回来接受第二次检查时，他还是吃了一惊。在12周检查时，根据RECIST标准，患者已经时日无多，但8周以后他的肿瘤几乎全部消失了。

“讽刺的是，在临床试验的官方研究报告中，他的记录是药物失效。”沃尔柯克说。这位患者后来又活了八年半，并且射线照相检查结果大部分时间没有问题。“这让我们许多人久久无法释怀，我们意识到，必须寻找更好的测定方法。”

百时美施贵宝考虑这一问题的同时，相似的讨论也在辉瑞制药进行，当时他们正在评估伊匹木单抗的竞品药物曲美木单抗。

“那位患者所参与的（伊匹木单抗）临床试验被认定失败。事实上，当时有两个以标准化应答率为指标的试验，最后都失败了。”辉瑞制药在曲美木单抗的临床试验中也遇到了沃尔柯克在伊匹木单抗试验中遭遇的问题，但辉瑞的临床团队对最终的成功缺乏信心，认定曲美木单抗永远无法生效，于是中断了研究。（公平点说，大多数公司与临床医师都会选择放弃。）

而伊匹木单抗的优势，正是百时美施贵宝坚定不移的团队。

沃尔柯克说："整个团队都非常坚定，决心把研究进行到底。"这种决心并非出于对沃尔柯克博士乐观心态的盲目信仰，而是因为他们看到了前所未见的成果：转移性黑色素瘤患者在研究伊始时仅剩几周的生命，但在经过治疗后健康地生活了许多年（人数不是很多，大约有20%）。疾病管理上的这种进展是前所未有的。

"问题不是它是否有效，"沃尔柯克说道，"我们知道它在一些人身上有效，只是不知道如何衡量'有效'二字。"

百时美施贵宝继续试验的决定十分大胆。"他们说，我们要延长试验，记录患者存活的时间。这可不是几周或几个月的事情，在这个试验中，为了得到数据，我们花了几年时间。"

成本也十分高昂。

"时间意味着金钱，"沃尔柯克承认药品研发伴随着高昂的代价（即风险），"但正是那个想法、那个愿景打开了所有大门，因为如果CTLA-4不曾取得成功……我不知道其他免疫疗法的研究工作还要怎样继续。"

在评估肿瘤免疫学效果时，人们必须重新定义成功，这种需求促使沃尔柯克等人提出衡量疗效的新标准，改变了临床医师看待癌症免疫疗法效果的方式。这种视角目前也应用于许多正在进行的肿瘤免疫学临床试验。

证明（滚远点儿）

编者按：在此声明，本书中各位学识渊博、勤勤恳恳、一心奉献的学者们绝不会说出"滚远点儿"这种心胸狭隘的话。不，这群人不会，绝没这种可能。

辛苦工作已经足够艰难，埋头苦干却不被相信就更让人痛苦不堪了。

“许多人对肿瘤免疫学都颇有微词，”沃尔柯克说，但只有一个人真正激怒了他，“有个好朋友跟我住在同一栋楼，他是位生物科技分析师。”事情发生在2006年，当时伊匹木单抗的试验数据看起来并不乐观。“我记得那天刚在楼前停好车，因为周末不在家，所以正在从车里拿些东西出来，我正往车顶伸手的时候，这位朋友经过，然后说：‘你知道吗，华尔街（The Street，美国知名财经网站）不看好你的药。’”

> 你知道吗？《华尔街》不看好你的药。

这太让人愤怒了。“我不知道自己更生气的是什么，是伊匹木单抗被看成我的药，还是《华尔街》对‘我的药’有什么意见，”沃尔柯克蹙着眉头说，“其实我真正想说的是，我希望《华尔街》的人别患上黑色素瘤。”

这件事没过多久，伊匹木单抗的效果就得到了验证。

“几周之后，当一切开始朝好的方向发展后，他找到我说：‘其实你一直都是对的。’然后他又说：‘我想要替你宣传。’”沃尔柯克带着标志性的顽皮笑容回忆道，“他还说：‘你应该出去演说，去激励别人，你可以讲讲你的故事，讲你的决心、专注和自信，还有你不放弃的精神。’”

一雪前耻的滋味实在太好了。

沃尔柯克等人的伊匹木单抗临床试验结果刊登在世界顶尖医学期刊《新英格兰医学期刊》2010年8月19日刊的封面故事中，史蒂芬·霍迪（Dr. Stephen Hodi）是第一作者。

好坏参半

“现在好多了。”沃尔柯克说，因为几乎所有人都开始认同肿瘤免疫学（至少是认同检查点抑制剂），“最棒的是，从2000年加入这里以来，我第一次能跟身患绝症的患者们说些实质性的内容，不是空谈遥遥无期的白日梦，而是介绍切实可行的新疗法。”

截至本文撰写之时，已有七种免疫肿瘤药物获批，之后还将有更多药物获批。“能够跟癌症患者探讨真真切切的治愈希望，这是最棒的。”

不好的部分是什么呢？

沃尔柯克说：“工作中最令人沮丧的就是治疗无效的时候。上周日下午，我不得不给一个坐在急诊室里的年轻女患者打电话，告诉她，她的大脑内部已经布满了转移黑色素瘤。”

药物没有效果。

“我记得拿起电话前对我太太说：‘我得成熟些。’这通电话必须由我来打，因为我不希望让不认识这个女孩儿的急诊室医生告诉她这个消息。我当时离急诊室有100英里的路程，不然肯定会当面跟她说。最糟糕的部分就是我们不能治愈所有患者，因此必须更加努力。”

长夜漫漫

“长夜漫漫”在之后的许多章节都会出现，因为撰写本书的目的之一就是通过引述这些伟大科学家的经历来鼓励新生代的研究人员。在一些章节里，“长夜漫漫”会作为故事的一部分，而本章和其他章节则侧重于为深陷怀疑的研究人员提供建议，那些身处黑暗之中的学生，面对着似乎注定失败、极其复杂又毫无成果的实验，内心充满绝望，却不得不继续。

“我还记得那时候的感觉，总想着如果再做一次血浆制备，氯化铯和溴化乙锭试管里还是什么都没有，我就扔掉移液管不干了，”沃尔柯克说道，“但正是这样的时刻影响着你的未来，你要么坚持下去，告诉自己，我要跟这些东西耗下去，我愿意这样，不管这期间取得的成绩有多小都没关系。”要么你就应该直接放弃。

还要记住，实操性的工作不是最重要的。

“人们曾将基因序列作为博士课程进行学习，而现在只需要把基因样本寄出去就可以了。”沃尔柯克说。现在，确定基因序列的工作完全可以外包。学习先进的技术当然也很好，但是处理问题的方法才是博士学习的真正目的所在。“你要提出问题，解答问题，努力走出自己所在的死胡同。你的面前可能只有两面高墙，不见亮光也没有方向，这时候你要回过头、蹲下身、向上瞧，看看墙究竟有多高……回到书本里找找其他的出路。学习思维的过程才是最重要的。”

生活在别处

关于沃尔柯克博士所画漫画上方的音符（见第2章标题对页）：当肿瘤学的工作过于沉重时，沃尔柯克会把工作放到一边，去吹一会儿大号。

“其实我原来没打算吹大号，”沃尔柯克说，“我本来是吹长号的。初中的时候，乐团的指挥老师是个人很好的大块头，他过来跟我说：'孩子，我们需要有人来吹大号。'在那种情况下，我觉得没什么理由拒绝。不过在我同意之前，他对我说了一句很有趣的话，他说：'你要是吹大号，会有人给你擦椅子的。'"

真的吗？

"真的。"这个举动是表示感谢与尊重，在布鲁克林之风交响乐团里尤其如此。这是一个大家自发参与、演奏水平很高的管弦乐团，沃尔柯克就是其中的一员。"加入这种非专业的乐团很简单，"沃尔柯克说，"因为吹大号的人其实并不多，这种乐器不太常见。你得带着一大堆金属到处跑，我本身身材也不高大……不过大体情况就是这样，我对我的选择也很满意。"

音乐是他的出路，也是他的归路。

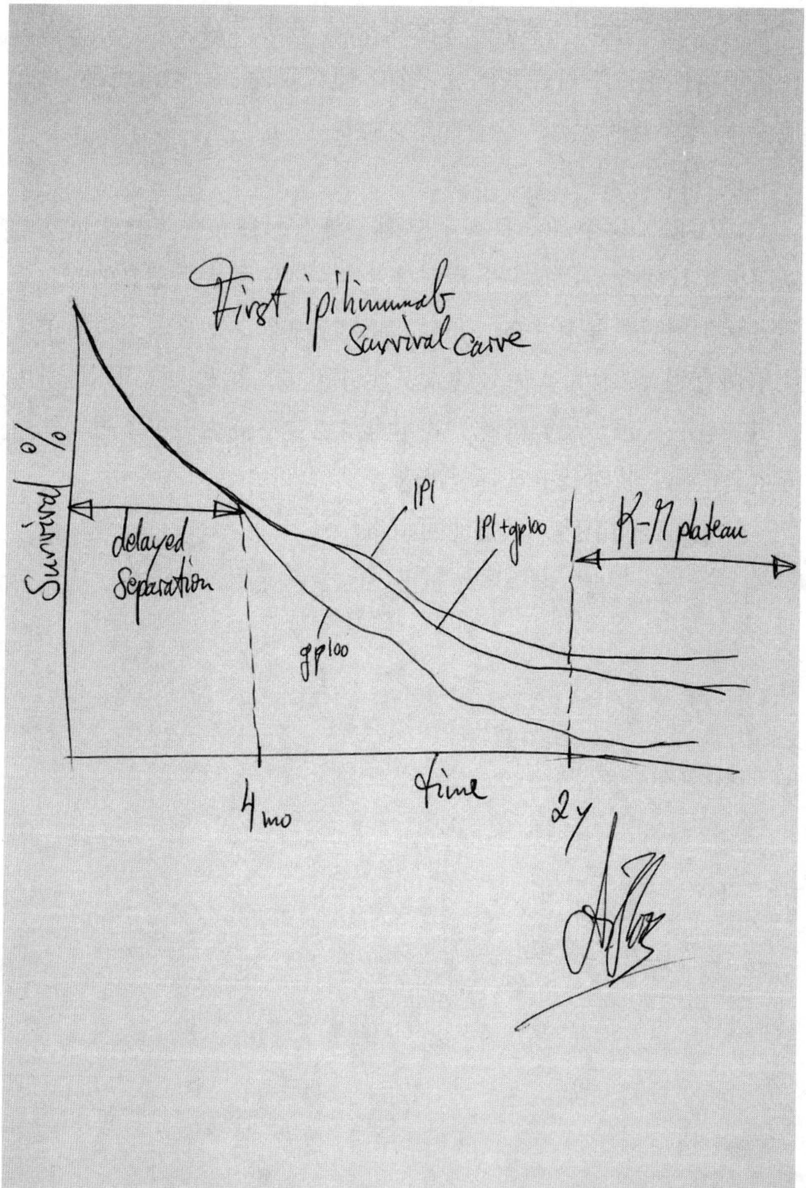

阿克塞尔·胡斯

首批伊匹木单抗的存活曲线

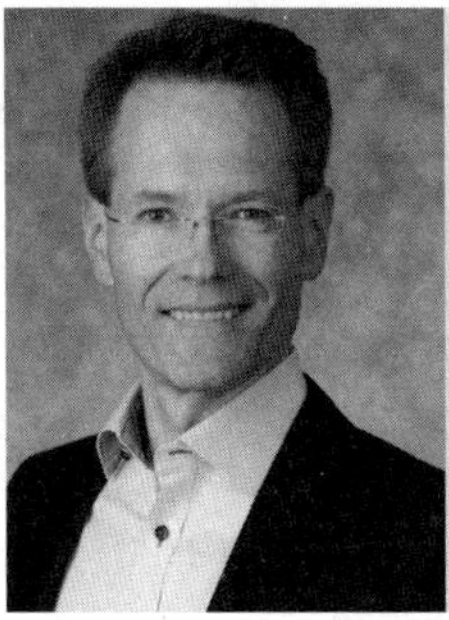

3. 阿克塞尔·胡斯
(Axel Hoos)

肿瘤治疗与肿瘤免疫学负责人
葛兰素史克
科利吉维，宾夕法尼亚州

这是块啃得动的骨头。

——阿克塞尔·胡斯

阿克塞尔·胡斯出生于1969年，在森林与山丘环抱的德国黑森州桑德海姆村长大，那里的居民不过200多人。

"那是个很小的镇子。"胡斯说，讲话的风格就像他喜欢的蓝西装一样干练。事实上，桑德海姆实在太小，他大部分时间都是在周围森林里度过的。那儿有橡树、白桦树，胡斯就在树木之间长跑，他跑得很专业，至今依然保持着长跑的习惯。

"随着不断训练，你的能力会增强，摄氧量会增加，肌肉更加有力，而且快速跑动时身体会产生脑啡肽，让人感觉特别好，"说到这里，胡斯停顿了一下，他不常表达自己，一时不知道如何描述这种感觉，"你会……觉得自己在飞。它会让你暂时脱离现实，沉浸在速度中。"

胡斯年轻时总在桑德海姆的森林间飞奔，直到某天，他意识到自己必须离开那里，出去做些大事。他想要成就一番事业，而桑德海姆装不下他的野心。“所以我离开了。”简洁的话语掩藏了胡斯对故乡、森林和自己足迹的怀念。他不轻易让情感外露，而选择用清晰的目标武装自己。

这种行事作风对伊匹木单抗的开发十分关键：詹姆斯·艾利森是药物的发现者，杰德·沃尔柯克是临床先驱，而阿克塞尔·胡斯是药品开发者与产品牵头人。

成长之旅

“我在高中最喜欢的科目是哲学，”胡斯回忆道，“还有德语，所以也喜欢文学。”两者的魅力都在于叙事性，而胡斯恰巧喜欢好故事。不过，德国的学校体系要求学生培养丰富多样的兴趣，所以胡斯在核心课程之外选修了生物。现在看来，这个选择颇有先见之明。

“说来有趣，哲学和文学吸引我是因为其中有故事，关于人的故事，而我很快发现科学中也同样蕴含着故事。”胡斯说，“科学界有各种神奇的故事，其中沃森与克里克的《双螺旋》（DNA结构的发现）让我印象尤其深刻。”这本书对胡斯触动最大的就是沃森的决心。“如果你对自己研究的科学有信心，认定自己会改变世界，那么当不信仰科学的大多数人劝你放弃时，你就不会轻易被影响。这在肿瘤免疫学领域尤其适用。我对科学的热爱就来自这样的故事。”

就这样，胡斯开始研修生物学。

但这还是不够，胡斯不愿为了学习而学习，他想要做些更有意义的事。“我一直想改变些什么，想做出成绩。”生物学是不错，但是基础科学毕竟不是为了实际应用，研究成果不具备转化性。要想短期内做出成绩，就必须从生物转向医学，于是胡斯选择成为医生，去著名的海德堡大学攻读学位。这又是一个富有远见的选择。

胡斯解释道："德国癌症研究中心（德语为Deutsches Krebsforschungszentrum）就在海德堡大学的校园里，那是欧洲最大的癌症中心之一，提供理论与临床医学课程，于是我选择在那里攻读理论型博士学位。"（德国没有医学博士/博士一体的项目，必须分开学习。）

胡斯的另一个重大选择就是博士论文课题。"我迷上了分子生物学。"他说。分子生物学是普通生物学的基础。额外选修分子生物学课程很明智，却也很痛苦：这意味着工作量的大幅增加。"这个论题比浮于表面的科学项目更吸引人。"胡斯满怀热情地敲开了德国癌症研究中心的大门，把自己的论文课题确定为人类乳头瘤病毒的免疫调节作用。

这个题目定得很狡黠。"这是德国癌症研究中心的强项，因为当时中心的负责人是哈拉尔德·楚尔·豪森。"楚尔·豪森博士后来凭借对人类乳头瘤病毒的研究在2008年获得了诺贝尔生理学或医学奖。

胡斯花了三年时间完成博士论文，同时在医学院上课。总的来说就是："基本上不分昼夜，不过周末，没有什么个人时间。"

前沿

这些科学研究依然不能满足他。胡斯说："我发现自己还是想做医生。"等待他的医疗需求很明确，也很巨大。"我对癌症有所了解，觉得这个课题很有挑战性。我们需要更好的疗法，而不是依靠毒素，毕竟化疗的本质就是靠毒素治疗。"如何直接治疗癌症呢？当然是切除它。

"当时对我来说最简单的选择就是成为外科医生，把科研作为副业。”德国的学术界人士可以两者兼顾，一边治疗患者，一边在实验室工作。至少一开始胡斯是这么计划的。“这个想法太天真了，外科手术需要全身心投入，让人分身乏术。”

胡斯不想放弃科学，于是找到了另一条出路。德国政府当时提供科研基金，资助研究人员在一家国际学术机构工作两年。胡斯选择的机构是纽约纪念斯隆-凯特琳癌症中心。

真的是名副其实的前沿。

“我选择加入艾伦·霍顿的实验室，研究肿瘤免疫学。”

故事就这么开始了。

“我（2000年左右）在霍顿博士实验室工作的时候，杰德·沃尔柯克也在那里，我们就是这么认识的。”

那个实验室很特别，负责人霍顿博士学识渊博，但在胡斯加入前就已经被诊断患有肌萎缩侧索硬化。

“我到实验室的时候，霍顿博士已经不能走路，但还能说话，”胡斯回忆道，“他坐在电动轮椅里探视患者，指导病患护理，继续管理实验室，给大家开会，也给试验设计提意见。他坚强的意志与性格激励着大家，让我印象特别深刻。”

胡斯在那里工作期间，主攻一种俗称“基因枪”的技术，也就是说将涂有抗原的纳米级金粒子装入气枪，“射”进患者的皮肤中。这是一种预防接种的手段。

这项工作很有趣也很创新。

但胡斯依然不满足。“我还是离患者太远了。”他说。为了离患者更近，胡斯利用自己在纪念斯隆-凯特琳癌症中心外科的职位，将科学家与外科医生聚集到了一起。“作为艾伦·霍顿实验室中的外科医生，我有这样的优势，能接触到整个临床部门。”胡斯开始向临床科学家们提供转译研究项目，比如测量患者肿瘤内可能与临床效果相关的生物标记，用于预测疗效、开发新疗法或帮助做出治疗决策。

“这就为许多项目打开了机会，因为它是转译性的研究。”胡斯说道。你可以看到它在患者身上的效果。“这让大家都很激动。”从那时开始，胡斯与合作伙伴在短短两年时间里，用所取得的数据发表了20篇论文。不知不觉中，胡斯承担起自己第一个领导角色，致力于推动跨学科合作。

“我并没把自己看作领导，只是在努力取得成果。”胡斯说道。

黑暗势力

精彩的两年结束后，胡斯面临着几个问题：是回到德国，还是留在美国？是做临床，还是做研究？当时，哈佛向他抛出做外科住院医师的橄榄枝。这个机会很诱人，但胡斯想以其他方式帮助患者，他想要做研究。

“我最终选择进入制药业，因为我觉得这样形成的影响更大。”他的想法有些天真，但很直接，“我并不清楚制药业究竟是什么，只知道在（科学研究的）最后，制药业才是提供药品的一方。”

幸运的是，胡斯在纪念斯隆-凯特琳癌症中心时的直接领导乔纳森·刘易斯那时刚刚受聘到波士顿的一家名为安提基因（Antigenics，现更名Agenus）的公司担任首席医疗官。胡斯与刘易斯一起加入了安提基因，成为黑暗势力的一员。学术界常用黑暗势力来形容制药业。“‘黑暗势力’对吧？我自己也经常这么开玩笑，但其实从不这么认为。”在胡斯眼中，这只是他做出成绩的一条新途径。

当然，并非所有人都持这样的看法。只要涉及大量金钱，就会有矛盾，有私心，有不同的态度。不过，胡斯总能抓住重点。他相信每个人都在尽力将事情做到最好，对世界抱有其他看法只会降低效率，而我们很难想象阿克塞尔·胡斯会做出任何降低效率的事情。“当今的环境下，一切都要靠合作完成，各方共同努力才能成功。”

通往伊匹木单抗之路

胡斯在加入安提基因前从未在制药公司工作过，对药品开发也毫无经验。“我得快速地学习。”安提基因当时正在开发肿瘤疫苗（Oncophage），这是一种内源性疫苗，以患者手术切除的自体肿瘤细胞为基础进行治疗。

“这种方法在科学上说得通，”胡斯说，“它也促使外科学界、分子生物学界、免疫学界和制药业通力协作。我对此很欣喜，也学到了许多东西。”

但产品最终失败了。

“失败的原因是当时还没人知道检查点调节”，而这成了一个大问题：T细胞在疫苗注射后所产生的炎症反应会因免疫检查点而减弱，从而导致临床活性不足。还有一个问题在当时没有明确，那就是肿瘤免疫学疗法（如疫苗、检查点）的临床活性模式与化疗和靶向性药物不同。

“我在安提基因工作了大概五年，”胡斯说，“其实没过多久就发现，以研究化疗的方式来开发癌症疫苗的模式明显不合逻辑。”

为了更加积极地解决问题，胡斯在2002年成立了癌症免疫治疗联合会，这是一家非营利组织，旨在系统化地改善与癌症免疫疗法相关的药品开发问题。它的第一个任务就是总结免疫疗法临床医师观察到的临床终点。

基于多年来跨学科、跨机构的研究工作，一系列重要文章得以发表。其中，胡斯在2007年著述的一篇文章为许多免疫疗法的临床试验设计奠定了重大变革的基础。两年后，胡斯与杰德·沃尔柯克、蕾切尔·汉弗莱、史蒂芬·霍迪以及其他几位同事共同发表了具有里程碑意义的文章，提出免疫相关反应标准（irRC）这一判断癌症药物治疗效果的全新方法，文章名为《实体肿瘤免疫疗法评价指导：免疫相关反应标准》(Clin Cancer Res 15: 7412[2009])。

这一全新的理解方式十分关键。新兴的肿瘤免疫学产业终于有了irRC作为指导，没有它，伊匹木单抗可能永远无法获批，免疫疗法也可能再一次蒙上阴影。

挫折

与此同时，肿瘤疫苗失败，胡斯踏上了制药之路。

胡斯下定了决心，他说："我在生物科技领域已经有五年的经验，我想从事药品开发，将药品推向市场。"他没能成功，但渐渐开始了解原因。第一，某种物质在抑制T细胞的活动（那时还没有检查点调节剂的说法）。第二，作用于免疫系统的药物疗效无法用传统方式来衡量（因此才成立了上述的联合会）。第三，小型的生物科技公司不具备进行此类试验的力量。"我在那里学到了许多，但还有不足，必须去大型制药公司积累经验。"

胡斯于是转投百时美施贵宝（BMS）。

百时美施贵宝与伊匹木单抗

伊匹木单抗的早期临床试验已由杰德·沃尔柯克等开展。虽然临床应答率不高（5%—10%），但胡斯有种预感，他相信这种药能够奏效。“很多人觉得我们永远无法成功。”胡斯说。更何况在当时，靶向疗法才是众望所归，为什么要勉强去研究极为复杂的免疫系统呢？

当时，业界普遍不看好肿瘤免疫学（数据也很糟糕）。胡斯提到一个很好的例子：《万病之王》于伊匹木单抗获批前一年发表，其中对癌症免疫疗法只字未提。“关于免疫疗法，业界已有耳闻，却不予理会，主流的肿瘤学家对此并不相信。”

不过没关系，如今免疫疗法已经赢得了大众的信任。原因何在呢？百时美施贵宝当时与美达瑞克斯合作，美达瑞克斯的药品开发方案由一个专业研究化疗的临床团队设计，基本上以RECIST标准为导向。这并不合适，如果继续进行下去也会失败。“（那个团队）设计的是化疗方案。”胡斯说道。不过他也补充说，所有肿瘤学家在那时都会设计出化疗方案。没有人了解其他的方式。

胡斯的团队觉得自己可以做到更好，经过内部各方（两年时间里）大量的博弈与施压，新的临床开发范式开始应用于伊匹木单抗。“如果辉瑞制药当时不是在进行曲美木单抗的临床试验，我可能也不会成功。当时的情况是，两种CTLA-4抗体同时在进行转移性黑色素瘤的三期临床试验。”双方势均力敌，一方失败，一方成功，这是为什么呢？

这是时机的问题。“当辉瑞失败后，百时美施贵宝必须重新考虑自己的做法，出发点很简单，我们也可能会失败。”胡斯说，“如果辉瑞以标准方式没能成功，而百时美施贵宝采用的也是标准方式……”于是（两年后），“百时美施贵宝重做打算，开始采用新的方案”。

在治疗应答率的解读出现临床转变前，（根据RECIST）肿瘤收缩程度被作为预测存活率的首要标准，而存活率总是低于应答率。出现这种情况往往是由于抗药性的增强：患者在治疗最初有所起色，但最终还是旧疾复发并因此死亡。

“免疫疗法的情况则完全相反，”胡斯说，“应答率很低，但存活率很高。”有些没有应答的患者存活时间却很长。有些患者的最初检查结果显示已经时日不多，最后却存活多年。还有一些患者症状消失时间很长，已经可以认定为痊愈。“于是我们明白，现有标准无法有效衡量免疫疗法的疗效。我们将三期临床试验的主要评估指标修改为存活率，将其作为治疗效果的最终衡量标准。”

漫漫长夜

“打破惯例是件难事，伊匹木单抗也不例外。六年里，我们经历了许多艰难时刻，需要极大的毅力去克服。最终，我的想法是要做出成绩，这是块啃得动的骨头，于是我便坚持做下去了。”

就这么简单。

证明

一个瞬间有时能结束长时间的争论。它可能是一句道歉，可能是一个拥抱，也可能是一份数据。

“我第一次意识到自己做出成果的时刻，是百时美施贵宝的统计师陈泰增（音译）找到我，给我看伊匹木单抗三期临床试验的存活曲线，”胡斯回忆道，“要知道，这是第一个见到数据的人，他从打印机里抽出那张纸，然后说：‘哦，对了，这是临床试验的存活曲线。’”然后他把纸放在那里。

“我看着存活曲线……”他停顿了一下，仿佛半生的努力都蕴含在这段沉默当中，“我看着那个曲线，知道自己做成了。”根据存活曲线，接受伊匹木单抗治疗的患者与对照组的患者在最初几个月的存活率大体相同，但随着时间推移到远远超出化疗的跟踪期限，这两条曲线——免疫疗法和其他疗法的曲线开始出现分化（见章节标题对页）。

这还只是好消息，真正重大、惊人、让人难以置信的是曲线末梢的变化。化疗患者的存活曲线从图表左上角开始，这时参与研究的所有患者都还在世，随着患者不断离世，曲线会慢慢下降。由于癌症治疗很少能够治愈，如果时间足够长，那么这条曲线最终会接近于零。

呈现在胡斯眼前的曲线则不同，他眼前的曲线在两年内随着时间推移不断下降，但随后平稳下来，不再变化。大功告成了。曲线末梢显示，约有20%的患者在两年之后实现了长期存活。

> 免疫疗法不再是空想。

胡斯慢慢消化了这个结果，然后意识到：“免疫疗法不再是空想，而是一个答案，一个肯定的答案。它真的生效了。”

2011年3月25日，伊匹木单抗获得了美国食品药品监督管理局批准，用于治疗无法切除的黑色素瘤或转移性黑色素瘤。

这位长跑运动员跑出了自己最精彩的一场比赛。

* * *

稍有了解的人都知道，在任何大型制药公司研发药品的过程中，没人能独立完成任何事，永远要有团队。由于篇幅所限，本书无法完整记录伊匹木单抗的开发故事，也无法对所有相关人员的重大贡献——致敬。因此，我们选择通过阿克塞尔·胡斯的视角与工作来讲述这个故事，因为胡斯的同事们都相信，他“一直工作在前线，推动着监管机构、行业科学家与学术界在肿瘤免疫学领域的合作”。胡斯加入百时美施贵宝之时，伊匹木单抗已经具备部分临床基础，美达瑞克斯和百时美施贵宝正在进行临床试验，胡斯的主要角色是药品开发者和牵头人，在这个复杂多变的项目中调整、拓展、推进各方。不过我们仍然要对相关人员给予最大的肯定。以下是在伊匹木单抗的故事中发挥关键作用的人员名单以及他们现在的任职机构：

百时美施贵宝：伊匹木单抗团队

蕾切尔·汉弗莱（CytomX）

阿帕娜·安德森（Statistics Collaborative）

陈泰增（百时美施贵宝）

阿克塞尔·胡斯（葛兰素史克）

拉米·易卜拉辛（帕克研究所）

凯文·秦（EMD雪兰诺）

格蕾塔·格里布科夫（百时美施贵宝）

希瑟·奈特–特伦德（Chimerix）

伦佐·卡内塔（退休）

百时美施贵宝：美达瑞克斯收购团队

艾略特·西格（恩颐投资）

布莱恩·丹尼尔斯，免疫学副总裁（5AM Ventures）

杰瑞米·莱文（Ovid Therapeutics）

美达瑞克斯：伊匹木单抗原始开发团队

吉奥夫·尼科尔（拜马林制药）

尼尔斯·朗博格（百时美施贵宝）

艾伦·科曼（百时美施贵宝）

迈克尔·耶林（塞德斯医疗）

伊斯雷尔·洛伊（再生元制药）

注：朗博格与科曼制作了CTLA-4人源抗体的人类抗体（药物），詹姆斯·艾利森团队的抗CTLA-4药物则取自小鼠体内。

临床医师

杰德·沃尔柯克（纪念斯隆-凯特琳癌症中心）

史蒂芬·霍迪（丹娜法伯癌症研究所）

杰夫·韦伯（纽约大学兰贡医学中心）

史蒂文·欧代（约翰韦恩癌症研究所）

注：以上研究人员参与了首次药物临床试验，用伊匹木单抗治疗患者，他们提供了重要的临床观察，为制定新的免疫相关反应标准做出贡献。

结语

“正是个人在集体中的奉献，让团队、企业、社会、文明得以运作。”

——文斯·隆巴迪

第二部分

程序性死亡受体 1（PD-1）

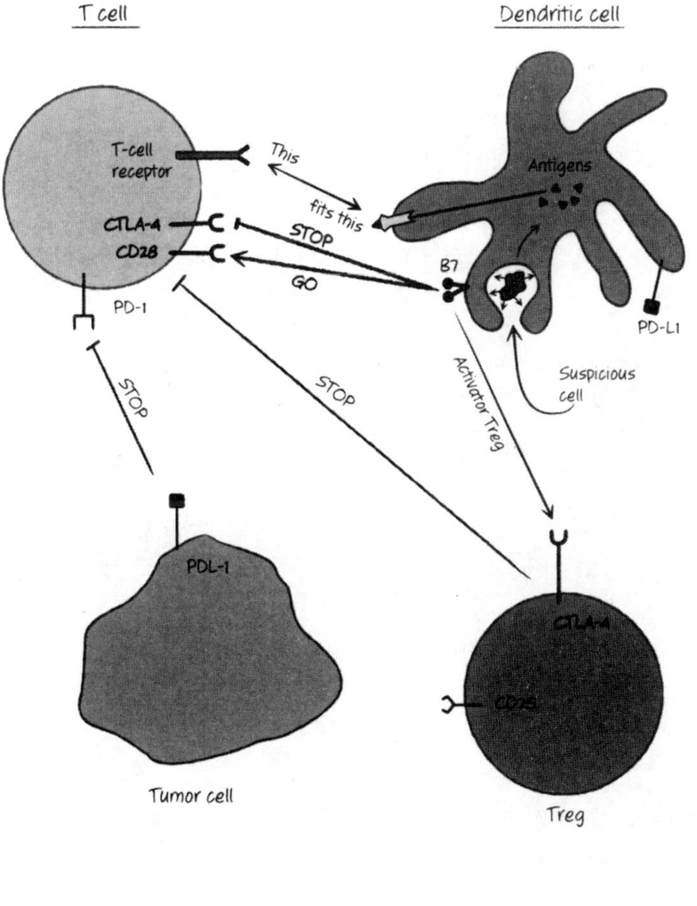

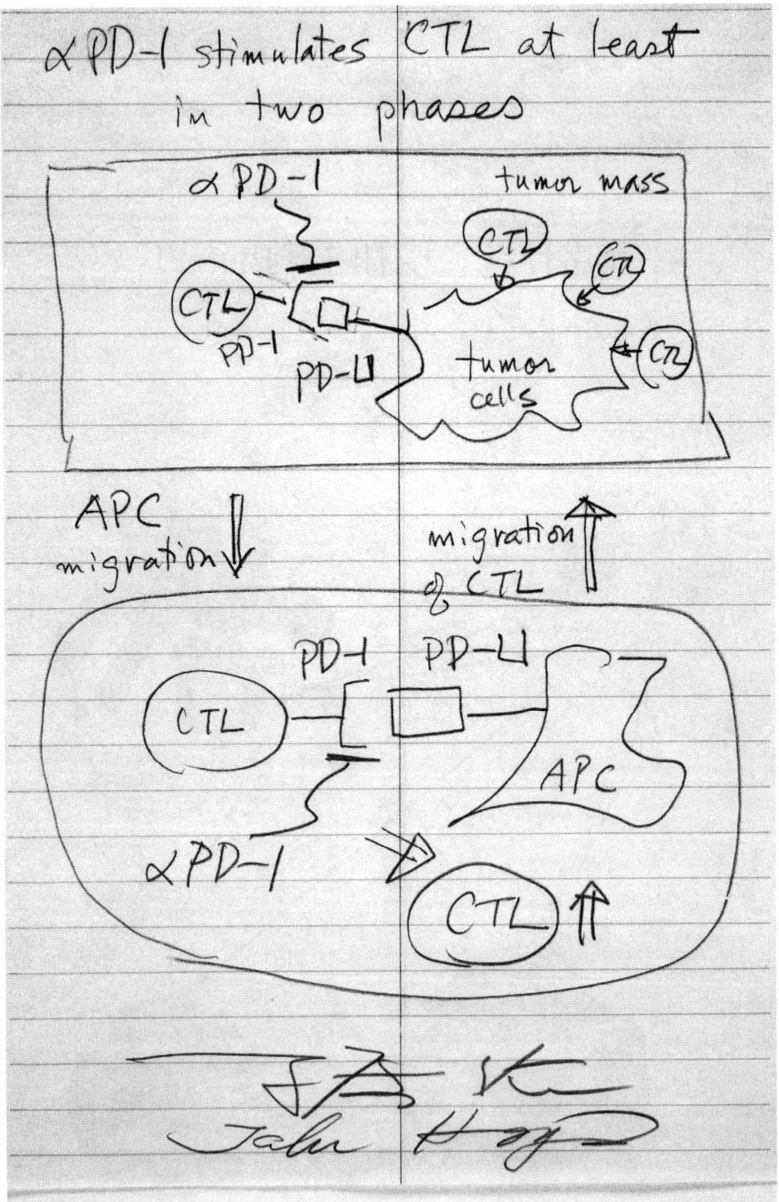

本庶佑

抗 PD-1 的两个阶段

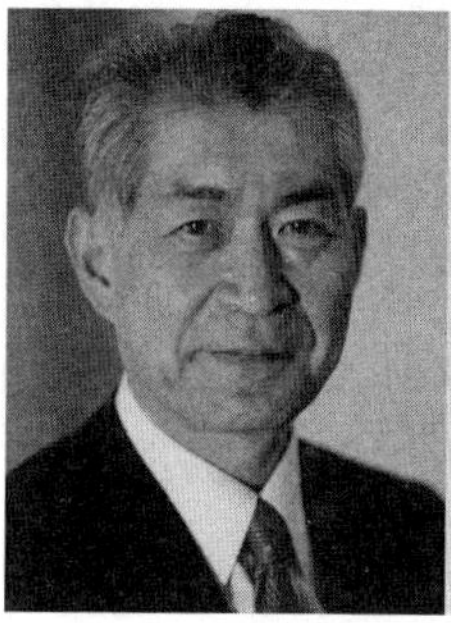

4. 本庶佑

（Tasuku Honjo）

免疫学与基因组医学系教授

京都大学

日本，京都

基础研究？实在太有趣，太有趣了！简直超出我的想象。

——本庶佑

本庶佑*1942年出生于日本京都。

“京都是个很不错的地方，”本庶佑轻声慢语地说道，之后语气逐渐自信起来，仿佛一字一句都有隐形的数据在支持，“它也很古老，是日本的千年古都，所以有很多历史古迹，城中还有一条河流穿过。整个城市的氛围……很舒适。”

本庶佑出生于第二次世界大战期间，所以京都的美好氛围是后来才体会到的。“我小时候在许多不同的城市生活过。我父亲是外科医生，所以我们在日本很多地方都住过。”

本庶佑会像父亲一样成为医生是意料之中的事，事实上，他的家族中有好几位堪称楷模的医生。不过，家庭背景并不是激励

* 本庶佑和詹姆斯·艾利森（见第1章）因在肿瘤免疫领域做出的贡献，共同荣获2018年诺贝尔生理学或医学奖。——编注

他从医的最重要原因："真正激励我的另有其人，"本庶佑说，"我那时读了野口英世博士的传记，他在战争前来到美国，加入洛克菲勒医学研究所，在微生物学领域进行了艰苦的研究工作。"他停顿下来，在脑海中再次印证自己的想法。"他对医学科学做出了重大贡献，这让还是小男孩儿的我备受激励，决心成为医学家。"（野口英世博士童年时因烧伤致残，历经磨难才成为顶尖的研究人员。他在研究领域最大的成就是揭开了梅毒病原体——梅毒螺旋体的致病机理。）

既有家庭环境的熏陶，又受到日本伟大科学家的鼓舞，本庶佑很自然地前往京都大学学习医学。

"我很幸运，"本庶佑说，"在医学院时遇到了生化学家早石修先生，也就是发现加氧酶的人。"加氧酶是医学领域的一项重大发现，早石修凭此获得了1986年的沃尔夫医学奖。"他是全球知名的化学家，很有国际影响，也精通科学，所以特别能够激励作为学生的我们。"

本庶佑在早石修杂乱的实验室中找到了一席之地，不过他追求的研究方向与导师并不相同。"我研究的不是他的领域，但他愿意让年轻人按自己的兴趣来，不会强加特定的项目，那个环境非常特别。"

在这种环境下，本庶佑学到了优秀科学家的必要品质。首先就是求知欲。"如果没有求知欲，就只是在学习，"本庶佑说，"而这就不是科学了。你必须有去了解的欲望，有亲自查出事实的想法。"这样才能有所发现，而不只是为考试做准备。

根据"本庶佑之道"，第二种品质与困难程度有关，因为仅有求知欲的人可能会避重就轻。"要去了解困难的课题，这就代表着挑战。"最后，直面挑战还需要勇气。"这三点对于成为科学家来说至关重要。”

这就是从事科研的三大品质。但是当科学事业陷入低谷，事事不顺，空有勇气似乎只是徒劳时，又该怎么办呢？

“那就是下一步了，有了求知欲、挑战和勇气，之后就要靠耐心走完接下来的旅程。必须要有耐心，要集中精力、全神贯注……慢慢地，你会开始积累信心，”本庶佑总结道，“反过来是行不通的。”

> 有了求知欲、挑战和勇气，之后就要靠耐心走完接下来的旅程。必须要有耐心。

比如，本庶佑博士最近在研究免疫系统中的抗体多样性，以及活化诱导胞嘧啶核苷脱氨酶（AICDA）对这种高度多样性的促进作用。基本上，一个健康人体内的基因密码可以构成至少1500万种不同抗体，每种都以不同病原为靶向。AICDA进一步将抗体种类增加到万亿级。但是其中的原理究竟是什么呢？（求知欲。）

“我对AICDA工作机制的看法与许多人不同。”本庶佑解释道。（挑战！）十几年来人们一直在争论：这种酶的工作机制究竟是怎样的？本庶佑相信自己的解读，而其他人则抱有别的看法。（勇气！）“出现分歧很自然，因为我们都在不断积累证据，最后才能进行完整的论证。”（耐心。）

不过，在本庶佑不断开展研究，希望有一天论证自己观点的同时，他也一直牢记着一个问题，一个与科学研究相伴相生的质疑：如果我是错的呢？

本庶佑告诫道：“有些人对某个观点过分自信，我就见过有人为此浪费了大量时间。所以必须要客观，要不断问自己这条路走得对不对。”

年轻的研究人员有时会犯新手的错误，其中，实验中缺乏对照组是最常见的一种。(举个例子来说明对照实验：为确定一种新药的治疗效果，可以取两只基因相同的小鼠，一只用药，一只不用药，然后进行观察。未用药的小鼠就是对照组。)

只要选好对照组，即使实验失败也依然有价值。“有两类糟糕的实验，”本庶佑说，“一种实验设计得很糟糕，导致无法从中提取任何有效信息。”比如，如果没有对照组，就无从得知实验结果是否有效。“另一种是我们由于没有得到期待的结果，认定实验很糟糕。其实不然，只要选好对照组，即使实验失败也能提取出有效信息。”

所以坚持一下，保持耐心，别因为(有对照组的)实验结果与现有文章观点相左，就认定自己失败了。“年轻的科学家们愿意相信已经发表的文章，所以一旦实验结果与文章观点相左，就觉得自己犯错了。但这对我来说其实是好事，”本庶佑笑着说，“它证明你发现了有趣的东西。”

PD-1之趣

持续观察，不抱成见。PD-1的发现为这句话做出了极好的诠释，因为本庶佑就发现了意料之外的宝藏。

“它的发现很偶然。”本庶佑承认道。偶然之处在于，本庶佑的团队当时并非在寻找与CTLA-4类似的免疫系统负调控因子，但他所发现的PD-1恰巧就是这种因子。事实上，团队当时在寻找的是一种能够诱导T细胞凋亡的分子信号。这一过程被称为胸腺选择。

胸腺选择发生在心脏上方的小腺体——胸腺当中，T细胞会在这里经过“安全检查”。也就是说，免疫系统会连续不断地随机制造出T细胞，这些T细胞在释放到整个人体前，会集中到胸腺当中进行筛选。如果筛选过程中发现某些T细胞以组成人体的自体抗原为靶向，胸腺就会通过细胞程序性死亡或细胞凋亡对其进行消灭。简单来说，就是让细胞收到自我毁灭的指示。这一排查流程能够防止免疫系统通过T细胞攻击人体，从而导致多发性硬化、狼疮或1型糖尿病等自体免疫疾病。

问题是：触发自体靶向（具有致命性的）T细胞进入程序性细胞死亡的信号蛋白是什么呢？

“我的一个学生对此很感兴趣。”本庶佑回忆道。为了方便搜索，这名学生建立起cDNA库，采集代表细胞制造出的蛋白质种类的离散DNA片段（细胞中的大部分DNA要么不活跃，要么功能不是制造蛋白质）。本庶佑及团队用消减杂交的方法，揭示出如今被称为PD-1（程序性死亡受体1）的DNA序列编码。

不过，DNA序列只能说明蛋白质功能的部分信息，例如蛋白质在细胞中所处的位置。PD-1就位于细胞外膜，PD-1受体蛋白如同天线一般突出，等待接收信号。“但我们不清楚它接收的究竟是正面信号、负面信号、毁灭信号还是其他东西。”本庶佑说。

他们很快就发现这种蛋白质只由免疫系统细胞进行表达，不过了解PD-1的作用及其所接收的信号则花费了更多时间。“我们很想了解（其中的原理），不过用了许多年时间才做到，因为我们采用的是基因敲除技术。”本庶佑将多年的研究工作说得云淡风轻，这也只有像他一般资深、成功的科学家能够做到。

研究工作持续了许多年，因为基因敲除非常耗时，也因为研究人员并不清楚要在基因变异的动物体内寻找些什么。显著、可测的变化可能会出现，也可能不会。

基因敲除： 为了解某种蛋白质的功能，可以找到细胞内这种蛋白质的基因指令，在生物（这里指小鼠）的种系（卵子/精子）中敲除这一基因序列。将小鼠进行繁殖，如果后代小鼠没有因基因敲除而胎死腹中（虽然后代死亡也能说明问题），就可以进行观察，随着小鼠不断长大，找出因敲除而造成的基因不全是否会给小鼠的身体状况带来影响。

然而，敲除PD-1基因的结果却让研究陷入窘境：詹姆斯·艾利森（见第1章）在进行CTLA-4敲除后，观察到了明显的表型，但经历PD-1基因敲除的小鼠似乎并未受到太多影响，至少最初是这样的。

“CTLA-4敲除带来了非常明显的表型，实验小鼠最后都死亡了。”本庶佑说。这个过程只有几周时间，而缺乏PD-1的小鼠仅仅是在几个月后患上了轻微的自体免疫疾病（三个多月的时间对小鼠来说已经很长，对于辛苦研究的博士生来说更是无比漫长）。“这个学生急得直掉眼泪，也非常失望”，因为长期以来研究毫无进展。“终于有一天，他笑着找到我，他等到了那一刻，实验小鼠患病了。”

耐心加细致的观察，“这就是生物学”，本庶佑无比开心地说。

没有知识产权，何来伊匹木单抗

注： 在本书写作之时，PD-1及其配体PD-L1的知识产权（IP）

案还在诉讼当中。本章节中，PD-1的相关故事并非为了还原事情的来龙去脉，而只是重新叙述我所听到的故事。事实上，整本书的写作目的都在于此。就让律师通过文献、注解与证词来裁决哪一方应得到相关的知识产权吧。*

基因敲除小鼠的表型显示，PD-1是免疫系统的下调因子，相当于制动系统。“如果将制动系统完全破坏，就可以大幅提高免疫功能。”本庶佑说道。这也创造了许多医疗上的可能性。比如，可以通过加强PD-1活动（猛踩刹车）来阻止免疫攻击，从而治疗自体免疫疾病。反过来，通过阻止PD-1活动，也可以加强对重症感染的免疫反应，或辅助癌症治疗。

他们决定研究如何通过抑制PD-1活动治疗肿瘤，这项成功应用的详情已于2002年发表（Iwai et al., Proc Natl Acad Sci 99 : 12293）。

“下一个挑战是找到合作机构（制药公司）来进行临床应用。”本庶佑说道。为此，这种技术就必须申请专利。

“当时，京都大学还没有申请专利的能力。”学校既缺乏草拟文书的人员，也没有申请专利的经费。校方坚持让本庶佑寻求业界合作伙伴的帮助。“于是我找到了小野制药，刚好当时我与他们在另一个课题上有合作。”小野制药同意代表本庶佑申请专利。

本庶佑之后又请求小野制药支持开发抗PD-1药物。此时市面上还没有能用于人体的药物，只有在小鼠身上开发的抗体与经过验证的靶向。小野制药回复称，自己在肿瘤学领域的经验不足，需要找到经验更为充足的合作伙伴，于是双方开始考虑引入多家

---

* 2019 年 5 月，美国波士顿地区法院做出裁定，本庶佑所申请持有的癌症免疫治疗药的专利中，应该将美国的两位研究人员戈登 · 弗里曼、克里夫 · 伍德加入其中。——编注

大型制药公司。但最终一无所获，没有哪家制药公司愿意将资源投入到这一项目当中。“他们花了快一年时间，然后告诉我：‘没希望了。’”

> 他们花了快一年时间，然后告诉我：“没希望了。”

于是，作为学者与科学家的本庶佑博士只能自己为药品开发寻找风险投资。“我找到西雅图的一家（风投）公司展示我们的发现，他们表示很感兴趣，并同意合作。”不过，风投公司不愿让小野制药参与其中。这让小野制药很不满，并因此进行了更积极的努力。“大概三四个月以后，他们（小野制药）又找到我，说愿意支持开发。他们没有解释改变主意的原因，但之后我听说是因为美达瑞克斯（后被百时美施贵宝收购）发现了我们（2002年申请）的专利。”

美达瑞克斯当时已经开发出了基于CTLA-4的药品伊匹木单抗，这是由于他们拥有相关技术，能将用于研究的小鼠抗体转化为用于人类药品开发的人源化抗体。“所以对于美达瑞克斯来说，开发目标很明确，”本庶佑说，“他们找到小野制药，双方开始合作，之后进展就很快了。”

抗PD-1药物纳武单抗于2014年7月在日本获批，用于治疗无法切除的黑色素瘤。同年圣诞节前夕，纳武单抗在美国获批。

* * *

很简单吧？

其实不然。

在寻找制药公司帮助开发抗PD-1药物的同时，本庶佑也在寻找并确定PD-1的分子搭档，即开启PD-1、激活制动系统的信号。

这一工作是本庶佑与其他几位研究人员共同完成的，其中包括来自丹娜法伯癌症研究所的戈登·弗里曼（见第5章）。

那么，总结本庶佑的成功之道，就是求知欲、挑战、勇气、耐心以及与伙伴的合作。

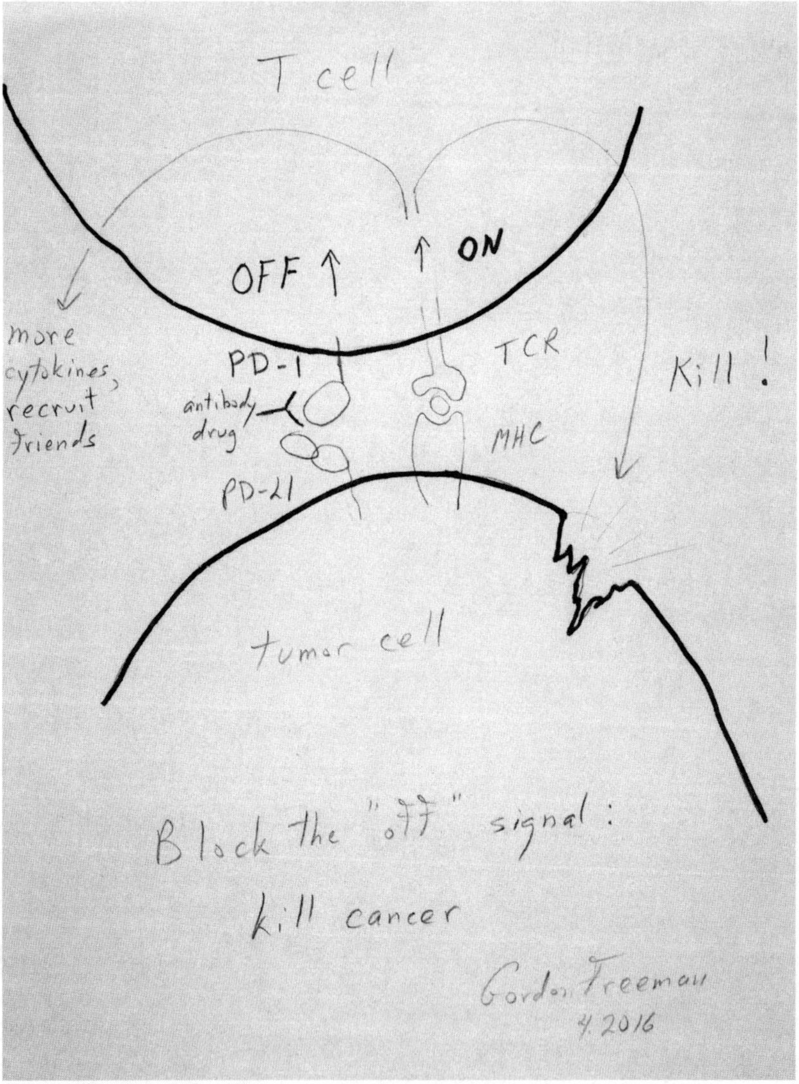

戈登·弗里曼

阻止关闭信号

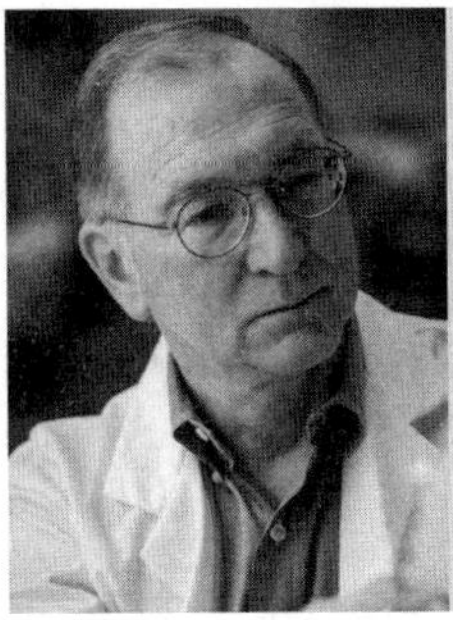

5. 戈登·弗里曼

(Gordon Freeman)

医学教授

哈佛大学医学院

波士顿，马萨诸塞州

它化腐朽为神奇。

——戈登·弗里曼

戈登·弗里曼1951年出生于新泽西州哈肯萨克。

“但我是在沃斯堡长大的，”弗里曼说，“我记得搬过去时正值盛夏。”弗里曼就这样搬家到了得州。

弗里曼跟詹姆斯·艾利森一样是来自孤星之州（得克萨斯州）的免疫学家。“詹姆斯来自得州南部，沃斯堡在中北部，”弗里曼轻柔的声调中没有一丝得州口音，“我们真正的共同点是高中时都去得州大学参加了国家科学基金会资助的暑期项目，从而接触到科学研究。”

那时，投入科学的资金异常充足，因为恰逢60年代中期，苏联的伴侣号卫星发射不过几年，美国非常害怕会被一群不信仰上帝的共产主义者在科学上碾压。当时的科研基金无所不包，甚至渗透到了高中这一层面。“得州大学奥斯汀分校的一位教员启动了暑期项目，让头脑聪明的高中生参加，”弗里曼说，他自己也是其中一员，

“这位教员说服那里的科学家，让我们暑期在实验室做研究，詹姆斯和我都是在这样的暑期项目中接触到了高水平的科学研究。”

其实弗里曼此前也接触过科研方法，他回忆说：“我有一年暑假参加了教会夏令营。虽然能做的事情很多，但他们决定让我们解剖一只鸡，夏令营里再没有比这更奇怪的活动了。孩子们当中，只有我和一个初中女孩儿对解剖鸡后再观察鸡的构造很感兴趣。”

不过因为觉得太残忍，他们之后没有吃鸡肉。“其实我有点记不清了，反正鸡肉最后上了桌。”不过据弗里曼回忆，他和实验伙伴那天选择了喝茶吃素。

弗里曼也是在高中时遇到了自己的第一位人生导师弗莱文·阿森奴。“我们叫他‘A先生’，”弗里曼说，“他在‘二战’期间是战斗机飞行员，后来成为科学老师。联邦政府开始资助科研后，他（组建了）高中实验室，供学生进行科研。”想加入实验室就要经过考试，考试内容非常讨厌，要求学生在高年级上完课后去做清理，也就是说要清洗几百个满是污垢的实验室容器。“那时候实验室用的是（能重复使用的）玻璃培养皿，如果你决心加入，第一天得去清洗发霉的培养皿，不过之后就能随心所欲了。我们拿到了高中实验室的钥匙，可以周末、晚上或任何时间过去，也在那里学到了实际的实验操作方法。”那段经历弥足珍贵。

注：弗莱文·詹姆斯·阿森奴少校（1925—2008）在“二战”期间是舰载地狱猫战斗机飞行员，战争结束后，他创办了沃斯堡科学竞赛，并就滴滴涕（DDT）对海洋与湿地野生动物的影响进行了开拓性研究。阿森奴的讣告中写道：“他的许多学生进入研究与医学领域，为世界进步做出了卓越贡献。”

弗里曼经过A先生的指导，又受到得州大学国家科学基金会高中项目的锻炼，已经为进一步深造做好了万全准备。“（在得州大学的）研究让我入围了当时的西屋科学奖决赛。”弗里曼在实验室中打下的坚实基础与锋芒初露的科学履历让他毫无悬念地进入了哈佛大学。“从那时起，我便一直留在哈佛。”

可行之路

弗里曼在哈佛完成了本科、研究生与博士后项目，最终选择免疫学作为研究方向，这种选择并不常见。“没错，这个领域有阿瑟氏反应这样的难题，也有心理学领域那样的专业术语。”弗里曼说。但免疫学的奥秘实在引人入胜，当时一些新的开发与研究工具也促使他做出这样的选择。“每个阶段都有一些可行的科研课题。比如在我（刚）上研究生时，可行的课题是研究病毒的生命周期与模式。”举例来说，如果想要研究SV40逆转录病毒，就可以直接使用现有工具来研究构成病毒颗粒的三四种基因。

在弗里曼不断推进研究的同时，分子生物学开始兴起，并由此产生出越来越多的研究工具，这使得基因定序和随后的基因克隆成为可能，可将其用于解决未知的课题。“免疫学似乎是下一个可行的科研领域。”

科研领域的**克隆**指的可不是在遥远星系打造邪恶军队。通常来说，克隆基因就是将基因从生物体的DNA中取出（基因是制造蛋白质的基因指令），然后将该基因接入更为简单的生物系统当中。例如，大肠杆菌可以根据所接入基因的指令，制造大量相同的蛋白质。研究人员可以利用这些完全相同的蛋白质，对其功能进行研究。

B7家族

博士后在站期间，弗里曼加入了李·纳德勒（Lee Nadler）的实验室。纳德勒当时正在确认B7家族的成员，即一组结构相似、与T细胞激活相关的分子。弗里曼加入不久后，实验室便发现了B7-1与B7-2分子。这两种分子都十分重要，因为它们是T细胞上CD28受体的主要配体（即绑定对象），可以通过绑定触发CD28，从而激活T细胞。它们同时也是CTLA-4受体免疫抑制活动的配体。

难以理解吗？确实如此，不过请记住，免疫系统的行为必须权衡轻重，其首要责任并非消灭细菌，而是不伤及人体。因此，免疫反应不能无限进行。理想状况下，我们希望免疫反应的时长刚好足够清除感染等炎症源头，之后就能停止。人体很聪明地找到了保持平衡的管理方式，那就是让B7分子两边负责。

原理如下：免疫反应打响之时，位于抗原呈递细胞表面的B7-2配体与T细胞上的CD28受体绑定，这就像响起了冲锋号，让更多T细胞投入战斗。随着战斗愈发激烈，CTLA-4受体开始出现在T细胞表面的战场上号召停火，当足够多的B7-2与T细胞上的CTLA-4受体绑定后，战斗便结束了。

抗原呈递细胞，又简称APC，是一种免疫细胞，在细胞表面表达类似微型通缉令的分子缩略图，提醒经过的T细胞注意特定抗原的特征。当负责追击这种抗原的T细胞注意到通缉令时，就会由于T细胞上的CD28受体和抗原呈递细胞上的B7配体信号而得到激活。

说到信号，本书提到的许多种信号似乎总是重复出现，事实也的确如此。就像计算机在用户删除文件时会要求其确认“删除”，在进行不可逆的操作前，免疫系统也要反复确认，确保此类重要活动不要鲁莽进行。

还应了解的是，免疫系统（和几乎所有生物系统）常会使用活动模式相似的分子家族，这些分子家族的成员在结构上、基因上十分相似。如同普通人一样，如果知道一个家族成员的长相，往往就能找到其他成员。

弗里曼利用这种家族关系，根据表达序列标签（EST）进行同源性搜索，具体来说，就是以CD28已知的结构与基因信息为饵，在基因库中搜索CD28家族的其他成员。他因此发现了另一种名为ICOS的激活性检查点受体。鉴于其与CD28的关系，弗里曼推测ICOS拥有相似的功能，是一种能通过与配体绑定激活T细胞的受体。

绑定的配体是什么呢？弗里曼再次展开搜索，这次是以B7-1为饵。不过，此次搜索却陷入谜团：弗里曼所发现的配体无法与ICOS绑定。幸运的是，弗里曼此时已经开始与剑桥大学遗传学研究所的克里夫·伍德博士合作，而PD-1的发现者本庶佑博士（见第4章）已经访问过那里多次。利用伍德在蛋白融合结构方面的专业知识，研究人员发现了PD-1（受体）与神秘配体之间的联系，这种配体如今被称为PD-L1。

这一发现给癌症治疗带来了革命，这是最让人激动的。

注：在本文写作之时，与PD-1/PD-L1相关的知识产权诉讼正在进行，但我们将其搁置一边。“我觉得大家都有很大功劳，”弗里曼说，“这一发现给癌症治疗带来了革命，这是最让人激动的。”

PD-1与癌症

作为免疫学家的一大好处是，其科学发现常常可以转译，也就是说，你试管中的物质未来有可能出现在药柜中。

“我们刚刚发现PD-L1时，有好几种可行的应用方式。”弗里曼说。毕竟，PD-L1是一种开关，将其关闭是一回事，打开又是一回事。“把它作为关闭信号，可以用于减轻自体免疫疾病”，如狼疮、多发性硬化等。这是一种可能性。另一种是在供体细胞上对PD-L1进行表达，在移植时进行耐受处理。（耐受即强迫免疫系统忽略、接受移植组织，把移植的外来细胞当成“自体”细胞。）以青少年糖尿病（即1型糖尿病）为例，这种病的成因是患者自身的免疫系统消灭了产生胰岛素的胰岛细胞，我们可以将PD-L1分子放置于移植的供体胰岛细胞当中，从而在移植后对细胞形成保护（见第21章：布卢斯通）。当然还有第三种选择，那就是阻止出现关闭信号，让T细胞做出更为强烈的抗癌反应。

“因此，根据疾病靶向类型，免疫学既可以负向应用，也可以正向应用。我们考虑了所有可能性。”

不过，真正让弗里曼对潜在应用方式产生灵感的是信息的来源。“我们所发现的（PD-L1）表达序列标签来自卵巢肿瘤，所以一开始就考虑到了癌症治疗。”不过，这还仅仅是合理的猜测，因为肿块由多种支持细胞类型组成，其中还有渗入的免疫细胞，这些均与癌细胞有很大不同。“但当我们做出PD-L1抗体后，又重新对卵巢肿瘤细胞株进行审视，发现PD-L1就存在于细胞株之上。”弗里曼说道。PD-L1同样出现在乳腺癌细胞株上，事实上，“病理学家在许多实体瘤上都发现了PD-L1”。

临床试验，蓄势待发

下一步似乎显而易见，然而临床试验的进展十分迟滞，似乎暗无天日。

在弗里曼、本庶佑等人作此发现的同时，格列卫于2001年获批。格列卫是迄今最为有效的抗癌药物之一，也是美国食品药品监督管理局当时在癌症治疗史上批准最快的药物。不过，格列卫并非免疫疗法药物，而是以激酶家族中的一员为靶向，这种激酶在变异后（即失控后）会刺激多种类型的癌症肿瘤产生。

“格列卫就像一次漂亮的全垒打，”弗里曼博士坦率地承认道，“高层管理人员和赞助机构都相信以激酶为靶向（激酶种类众多）才是治疗癌症的良方，所以之后基本上都在支持激酶领域的研究。”

由于经费发生变化，他们将弗里曼实验室面积的四分之一与他人分享。

“那几年非常艰难，”弗里曼说，但研究工作还在继续，“那时，我们主要的工作是研究PD-1在慢性感染中的角色。”其中一个发现就是，人类在出现慢性感染之时，免疫系统会采取折中方案：T细胞开始大量表达PD-1，使其易于接收关闭信号，但结果是造成一种低强度的免疫反应。“比如，如果你患上肝炎，炎症不会彻底破坏肝脏，但免疫系统也不会消灭所有病毒。”这一现象在艾滋病、疟疾、肺结核等慢性感染中也有所体现，这些例子均与PD-1有关（详见第7章：施赖伯）。

“在那期间，我们的经费大多来自对慢性感染的研究，因为免疫学当时并非大势所趋。”

几年后，伊匹木单抗让免疫疗法重回大众视线，而领导伊匹木单抗开发的美达瑞克斯不久后也开始研发抗PD-1药物，这种药物最终被命名为纳武单抗。

“开发伊匹木单抗的公司又开发出PD-1（药物），这非常了不起。”弗里曼说，“那个团队非常敏锐，艾伦·科曼和尼尔斯·朗博格两人做出了很大贡献。”（两位研究人员现在均就职于百时美施贵宝。）

抗PD-1药物：名副其实

格列卫的确取得了历史性的成功，市场上也的确有以激酶为靶向的各类有效药物，但抗PD-1药物的临床试验结果才真正揭开了癌症治疗的奥秘（见第6章：托帕利恩）。

纳武单抗于2014年7月获批，起初用于治疗转移性黑色素瘤，接着很快用于其他适应症。弗里曼说：“现在，纳武单抗获批用于肺癌、肾癌和黑色素瘤的治疗，25%—30%的癌症患者死于这几个种类，食品药品监督管理局也正在审查，计划将它用于头颈鳞癌、膀胱癌和三阴性乳腺癌。”可能还有更多，在本次访谈后不久，纳武单抗就获批用于治疗霍奇金淋巴瘤患者。

这些数据十分惊人，但在抗癌药物开发领域并非首例。有一种名为阿瓦斯汀（Avastin），又称贝伐单抗的药物，最初被认为可以用于治疗各种癌症，但事实证明并非如此。免疫疗法如今是新闻热点，这种药物与疗法是否也是言过其实呢？

弗里曼也有担心，毕竟免疫疗法是全新的领域，长期来看是否有副作用呢？“我担心有些迟发性的自体免疫症状可能十年后才会出现。”但是，接受伊匹木单抗治疗的患者有些已经存活了超过十年，完全没有出现副作用。与此同时，药物疗效之高一直让弗里曼感到惊喜。

要是这一切来得更早该有多好。“我母亲患肺癌九个月后便去世了。她接受的是标准治疗和放疗，病情发展得太快了。”弗里曼博士的遗憾显而易见。“我在丹娜法伯接触到一些患者，有一位肺癌患者当时已经病入膏肓，而现在竟然能骑自行车来接受检查，他已经没事了。”弗里曼说。他停顿了一下然后补充道，事实上，这位曾经无药可救的癌症患者现在唯一的健康问题就是发胖。

当然，抗PD-1并非万灵药。与伊匹木单抗一样，治疗只对少数患者有效，比例不超过30%（只有在霍奇金淋巴瘤患者中比例高达65%）。不过，弗里曼的态度有如指导员或教士，他坚信随着新的免疫疗法的出现以及现有免疫疗法与标准疗法的结合，成功率一定会大幅提高。“当然！”他说，“我可是坚定的拥护者。”

有一位肺癌患者当时已经病入膏肓，而现在竟然能骑自行车来接受检查，他已经没事了。

弗里曼如今把热情投入到另一种检查点分子Tim-3的研究之中。

* * *

合作伙伴

本书介绍的所有研究人员无一例外地强调合作伙伴的贡献，其实潜台词就是，科研工作无法独立完成。你要是喜欢独来独往，最好去做电脑编程，生物科学可能不适合你。

除本文已提及的合作伙伴之外，弗里曼博士还特别强调了陈列平博士（耶鲁大学）的贡献，他建立起以PD-1/PD-L1通路为靶向的癌症免疫疗法，并帮助组织了抗PD-1抗体纳武单抗的首次人类临床试验。

弗里曼博士也对阿琳·莎普博士（哈佛大学）的贡献表示感谢。“她的工作对于生物分析至关重要，通过分析发现，将转染PD-L1（与PD-L2）的细胞用于T细胞受体转基因小鼠的体内，这些细胞就会停止运行。”换句话说，莎普博士明确了这对分子组合的生物功能。

说到组合，莎普博士不但是弗里曼的合作伙伴，也是他的生活伴侣。

“我们是在哈佛上大学时认识的。”弗里曼说话时眼中闪着火花，“我们在哈佛医学院微生物与分子遗传学系的不同实验室攻读了博士学位。”

感谢哈佛。

他们如何保持婚姻幸福呢？秘诀之一就是相近而不相同。“我们从没在一个实验室工作过，她离我两条街远。”除此之外，两人也不存在竞争。“我们的研究领域不太相同。21世纪初，我做的是分子免疫学，要找出基因，确定它们的运行机制，而阿琳侧重于小鼠免疫学与小鼠基因敲除生物学。我们的研究领域比较互补。”

他们也不会把工作带回家里。

“要是把工作带回家，我女儿就会大声抗议。她不愿意从医，而选择做国际关系的工作。”弗里曼说，“说起来可能难以相信，但我们谈的都是孩子、日常琐事和自己的事情……”

科学研究就等到白天再说吧。

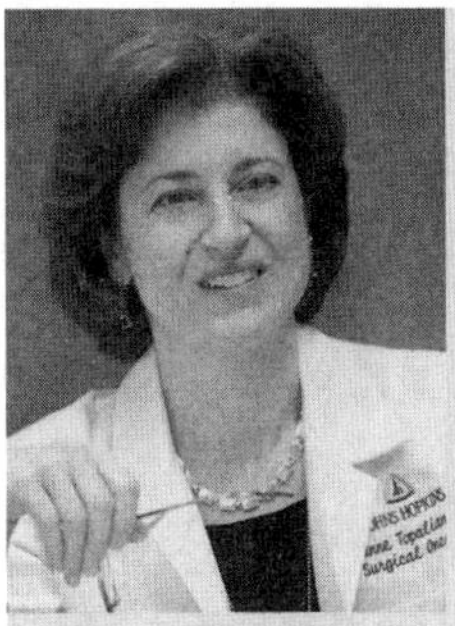

6. 苏珊妮·托帕利恩
（Suzanne L.Topalian）

外科与肿瘤学教授
西德尼·金梅尔综合癌症中心
黑色素瘤项目负责人
约翰·霍普金斯大学
巴尔的摩，马里兰州

它让我觉得灵光一闪，醍醐灌顶。

——苏姗妮·托帕利恩

苏姗妮·托帕利恩1954年出生于新泽西州的蒂内克。

与本书中的绝大多数研究人员一样，托帕利恩对科学的热爱与生俱来，但她的科学旅程并非一帆风顺。“我一直热爱科学，不过也喜欢写作，所以上大学的时候，我主修英语，但也是医学预科生”，一度有些纠结。“两个专业的老师与导师对我的鼓励都很大，”托帕利恩回忆道，“而且在20世纪70年代我上大学的时候，非科学专业背景的人上医学院是件挺酷的事情。”

这在现在难以想象，如今的高等教育要求学生专心研究一个学科，“但是在70年代，有不同背景是可以接受的。当然，医学院的同学中确实有人的科学知识更丰富，或者暑期的实验室经验更充足，但也有像我这样的学生”。

最终，科学占了上风。“但是写作的技巧还是非常有用。”托帕利恩说。她显然对自己能独立完成所有论文感到自豪。

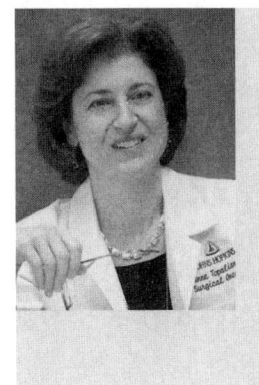

注：找人代笔在临床科学领域十分普遍，大型制药公司赞助的临床研究尤其如此。这一行为直到最近都暗中进行，不过现在如果有外部作者的参与，通常要以小号字标注。

托帕利恩博士毕业于韦尔斯利学院，1979年从塔夫茨大学拿到医学学位后，到费城的托马斯杰斐逊大学医院担任外科医生。“我是普通外科住院医师，不过期间到旁边的儿童医院从事了一年实验室工作，也因此改变了想法。”在此之前，托帕利恩曾认真考虑以小儿外科为终身事业，但是计划赶不上变化。“实验室的主要课题是肿瘤免疫学，”她说，“我一下如痴如醉，对癌症免疫学非常感兴趣。”

另辟蹊径

那时，托帕利恩所接受的医学教育已足够她挂牌从业。作为有经验的外科医生，她为何要转变方向呢？

“我在住院实习后本可以直接从业，”做外科医生确实有吸引她的地方，“我喜欢外科是因为很快就能得到答案。”托帕利恩的这个性格特征很容易被发现，可以说，她更喜欢直入主题。“我的意思是，患者一进入手术室，你就大概知道病症是什么，要如何处理。最理想的当然是判断正确，但有时难免出现意外。不过无论如何，你总能很快知道自己是对是错。”

但不久后，托帕利恩开始觉得自己的工作在规模与范围上都有所不足。“一个个地解决问题、帮助患者当然也很好，”她解释道，“但是我总觉得治疗疾病应该有更好的方法。”这个方法就是医学研究。

托帕利恩当时在费城儿童医院的莫里茨·齐格勒（Moritz Ziegler）实验室进修，那是进行科研的最佳地点。齐格勒是知名的癌症免疫学家，曾受教于美国前军医总监查尔斯·埃弗雷特·库普。（在科研领域，师出何门非常重要。你选择的导师以及选择你的导师能在很大程度上说明你所受培训的质量。）

> 一个个地解决问题、帮助患者当然也很好……但是我总觉得治疗疾病应该有更好的方法。

"我做了一年的癌症免疫学实验，对免疫系统也越来越感兴趣。免疫系统能用识别微生物与移植器官的方法来识别与排斥癌细胞，"托帕利恩说，"这让我觉得灵光一闪，醍醐灌顶。"这一认识也促使她迈出下一步：接受外科肿瘤学的专科培训，在培训中了解癌症免疫学。国立卫生研究院的实验室同时满足这两个条件，实验室负责人是癌症免疫疗法领域的伟人史蒂夫·罗森伯格（见第13章）。

托帕利恩在那里得到了迅速成长。

"他太棒了，我们现在关系也很好，他对我和同僚来说是最好的导师。我在那儿学到了很多，尤其是如何设计与进行临床试验。"国立卫生研究院是临床试验方面的翘楚。"那里很特别，"托帕利恩说，"除了临床试验外，不接受任何患者，这在其他机构前所未有。"也因此，托帕利恩在进修结束后选择继续留在实验室，在那里一共待了21年之久。

胸怀大志，心如止水：冲破迷雾

一般情况下，进修人员的主要任务是学习大体上已知（且仍有改进与探索空间）的信息与/或技术，但80年代早期想在癌症免疫疗法领域进修，很大程度上是从零开始。“我还记得加入实验室后，与史蒂夫做的第一个项目就是研究如何大规模培养人类T细胞，用于治疗患者。”这一技术几乎还不为人所知，已知的技术也未曾应用于这个方面，但是培养T细胞的技术创新后来却成为癌症免疫疗法的重要基石，这种方法被称为过继细胞转移（见第12章：格林伯格）。“那是我进修第一年的主要工作。”

项目并非完全从头开始。实验室已经在研究一种名为重组白细胞介素-2（重组IL-2）的T细胞生长因子（其他生长因子有待发现），也拥有培养淋巴因子激活杀伤细胞（LAK细胞）这种淋巴细胞的经验。

淋巴细胞与LAK细胞：淋巴细胞是白细胞或称白血球的一种。T细胞、B细胞与自然杀伤（NK）细胞都属于淋巴细胞。LAK细胞是被IL-2细胞因子激活的NK细胞，相比一般NK细胞具有更高的细胞毒性。

细胞因子是对细胞下达行动指示的蛋白质信号。这种信号可以传达任何命令，比如“到这里来”、“前进并增殖”或“瞄准并消灭”。

琳达·穆尔是罗森伯格实验室中LAK细胞研究的负责人，她将已知的操作方法教给托帕利恩。简单来说，就是从患者体内提取周边血，分离出所需细胞，为细胞注入IL-2，在营养液中培养几天，再重新注入患者体内。操作方法非常简单易懂。

不过托帕利恩解释说，从手术室中取出一个实体肿瘤，从中提取淋巴细胞，以正确的方式培养淋巴细胞，确保其能识别并消灭肿瘤，且能分泌细胞因子，证实细胞确实能够识别患者体内的肿瘤，再将其放置于患者体内，这并不那么简单。“培养过程会持续几周，”托帕利恩说，“所以它并不简单，但也是我们必须要做的。”（见第13章：罗森伯格；第15章：胡。）

研究任务十分艰巨，面对最初家常便饭般的失败与他人的唱衰，托帕利恩始终保持谦逊，并日复一日地努力工作。“不成功的时候很多，”托帕利恩说，“在加入史蒂夫的实验室前，我从没培养过人类淋巴细胞，所以要学的有很多。”但托帕利恩下定了决心，也充满动力。她查阅文献，咨询请教，再查阅更多文献。“我花了许多时间向每天与这些打交道的技术人员讨教，他们也会让我到实验台前学习，这点我会永远记在心上。”手把手的辅导与亲身实践十分宝贵。“有位资深的技术人员让我坐在他旁边，边看边学。”这种学习方法非常有效。“我学到了必要的东西。”托帕利恩说道。虽然称不上孤注一掷，这却是渡过难关的必要技能。

研究工作要基于充分的准备。的确，国立卫生研究院实验室所进行的是高风险研究，充满各种不确定性，但如果准备充分、操作得当，就能扩大赢面。“我在项目开始前，总会集中精力，尽量打好基础，”托帕利恩说，“但就算这样，也不能保证永远成功。”

最终没能成功的研究之一，就是使用LAK细胞的一种治疗方法。

在四年的进修结束后，托帕利恩获得了高级研究员的职衔，相当于成了国立卫生研究院的教职员工，她同时也有了自己的实验室。

PD-1，冲破云霄

托帕利恩2003年开始关注PD-1，因为曾是伊匹木单抗实验的合作研究人，所以她虽然还不了解细节，但已经很熟悉这一概念。

"我们在前几篇论文中不仅说明了抗CTLA-4药物的功效，也描述了典型的免疫相关副作用。这样的经验对开发抗PD-1与抗PD-L1药物非常重要，"托帕利恩说，"它加速了整个开发进程。"

托帕利恩参与伊匹木单抗实验的经历不仅具有指导意义，也激励着她的工作。"用伊匹木单抗治疗时，在肿瘤消退前，我们首先看到的是免疫相关的毒性。"这并非坏事。药品开发者们都知道，完全没有副作用的药物一定也没有功效。"每个人都在欢呼，"托帕利恩回忆道，"在我的职业生涯中，那可能是大家第一次为出现副作用而感到欣喜，因为这意味着药品正按期望发挥效用。"

副作用也是一个卖点。相比伊匹木单抗可怕的不良反应，抗PD-1药物的副作用要小得多。

"数以千计的患者已接受过伊匹木单抗与曲美木单抗（辉瑞制药的抗CTLA-4药物）的治疗，我们都知道副作用与疗效比并不理想。"托帕利恩解释说。的确，黑色素瘤病危患者的长期存活率达到了前所未有的20%，但严重不良反应的比例也居高不下，徘徊在20%左右。"因此必须继续探索，在基础科学层面，我们知道还有其他的免疫调节通路。"摆在托帕利恩眼前的就是PD-1，它的优越性似乎一目了然。

托帕利恩当时已经知道PD-L1是PD-1的主要配体（打开"不要攻击"信号的开关），但不同于CTLA-4，PD-1只表达于人类的癌细胞，而不出现在其他正常组织上。通过与陈列平博士（耶鲁大学）的合作，他们进一步发现PD-L1出现在多种人类癌细胞上，这引起了托帕利恩的关注。"当时，（还在约翰·霍普金斯大学的）陈列平与一直在约翰·霍普金斯任职的德鲁（德鲁·帕尔多尔）跟我说起PD-1，因为我的专业是在离体系统研究人体组织。他们跟我不同，是用小鼠做实验。他们向我介绍了这一通路的重要性，于是我还在国立癌症研究所（隶属于国家卫生研究院）时就开始做相关实验。”

恰巧国立癌症研究所的整体环境对想法大胆的研究人员十分保护。“必须说，国立癌症研究所的环境非常特别，所有人都在做同样冒险的研究。”托帕利恩说，“我们看到了效果，虽然不如预期，但确实能看到各种免疫疗法在一些患者身上生效，这已经足够让研究继续下去。”

同样恰巧的是，再次感谢伊匹木单抗，托帕利恩已经知道新的抗PD-1药物应该针对哪类肿瘤进行实验。“黑色素瘤一直被看作免疫疗法应用的典型病症，”托帕利恩解释说，“早在IL-2研发期间我们就发现，出于某种原因，相较其他实体肿瘤，免疫疗法对黑色素瘤的疗效更加明显，肾癌排在第二。直到今天也没人知道原因。”

这两类肿瘤在临床研究上的成功使得抗PD-1药物很快获批，也使得对其他肿瘤类型的研究得以迅速开展。

“现在，（抗PD-1药物对）霍奇金病、三阴性乳腺癌、头颈鳞癌、胃癌和肝癌等都产生了喜人的疗效。事实上，适用癌症的清单已经变得越来越长了。”

现在，（抗PD-1药物对）霍奇金病、三阴性乳腺癌、头颈鳞癌、胃癌和肝癌等都产生了喜人的疗效。事实上，适用癌症的清单已经变得越来越长了。

审慎前行

遗憾的是，抗PD-1药物并不适用于所有患者。“目前已知的是，如果将这种药物作为单一疗法，对前列腺癌基本没有功效，”托帕利恩说，“我们也知道它对结肠癌患者没有效果……但还有一些肿瘤类型没有进行实验，既然抗PD-1药物对那么多肿瘤都有效果，我们至少有理由相信还有其他肿瘤可以用它来治疗。我不想夸张，但它的功效是有事实依据的。”至少在现阶段，抗PD-1药物对越来越多的癌症类型产生了一定效果，许多癌症晚期患者对其他疗法都没有反应，使用抗PD-1药物后却生效了。“一些难以治疗的患者体内出现了肿瘤消退，所以我们有理由保持乐观。”

为进一步促进疗效，有两种办法：（1）找到生物标记（如通过血液检查），从而确定抗PD-1药物对哪种病症最为有效；（2）与其他药物一起进行综合治疗。“这两者是相互关联的，”托帕利恩说，“我们可以在肿瘤的微环境中找到生物标记，确认旁路与耐受通路，进而引入其他针对性药物，共同治疗，这是我们目前在约翰·霍普金斯大学的关注焦点。”

不过，这项研究耗资巨大。“制药业在研究中发挥着很大作用，是重要的出资方，此类临床试验基本上没办法由一家机构来出资或者进行。”但是现有资金还远远不够，托帕利恩在研究时常常受到财务的限制。

托帕利恩警告说：“如今，为科研寻找经费越发困难，在各处寻求资金时，必须有做生意的头脑。国立卫生研究院过去几年的科研经费拨付并不稳定。”不但科研经费的批准比例很低，已经批准的款项也可能在第二年削减。“这种削减不是由于项目表现不佳或其他原因，只是由于经费不足而做出的调整。”

这迫使托帕利恩四处奔走。“我们的科研经费来自国立卫生研究院、制药业，为各项疾病建立的基金会也已经成为资金的重要来源，再者就是慈善捐款。”托帕利恩说，“如果把与出资方联系、争取拨款的时间加起来，大概要占到我工作时间的三分之一以上。”

探索之路

无休止地申请经费可能不对你的胃口。每天工作12到14小时，周末常常加班，这样的生活可能让你毫无兴趣。穷尽一生苦心说明一些从来没有人真正想知道的事情（直到你说服他们应该去知道），这样的工作也许并不适合所有人。但如果想要进入科学领域，必须首先扪心自问：这适合我吗？

托帕利恩培养过许多青年科学家，她说："我从没对任何人说过他们不适合做科研，但慢慢的，不仅是我，有些人自己也会发现这份工作的要求与他们的职业规划不匹配。"但是，不从事科学研究并不意味着要全盘放弃科学。"科学是十分多元的，你可以在各个层面上做出贡献。"有些人可能不适合在实验桌旁搞研究，但还是可以从事科学写作、科学管理、科学法规工作。"可能性非常多，"托帕利恩总是目光长远，"我帮助大家探索适合自己的道路，而不会阻止他们参与科学。"

参与科学，也意味着接触其他科学家。

苏姗妮·托帕利恩的丈夫就是德鲁·帕尔多尔博士（见第8章）。

奇怪的是，许多在工作上认识他们多年的人对此并不知情。

"没错，很多人并不知道，"托帕利恩耸了耸肩，淡淡地说，"原因并不清楚，我们并没刻意隐瞒。我们已经结婚22年了。"两人在研究上也有合作。事实上，如果见过托帕利恩展示研究成果，很容易就会发现，帕尔多尔博士的名字经常出现在背景资料中。在帕尔多尔展示研究成果时，托帕利恩博士的研究成果也常常被引用。

一切都是为了科学。

* * *

“我的父亲既不是科学家也不是医生，我在医学院上学时，他曾问到我学校的情况。他还特别问我，为什么花了那么长时间都没能消灭癌症，当时是1975年，已距‘向癌症宣战’四年。我耐心地向他解释说，癌症包含上百种不同的病症，情况十分复杂。但他的回复是：‘这并不复杂，应该很简单，你只要找到共性就行了。’”

事实证明托帕利恩先生的说法完全正确，更为神奇的是，正是他的女儿在二十年后写下了奠基性的论文：《免疫检查点封锁：寻找共性治疗癌症》(Topalian S, et al. *Cancer Cell* 27: 450［2015］)。

第三部分

免疫监视

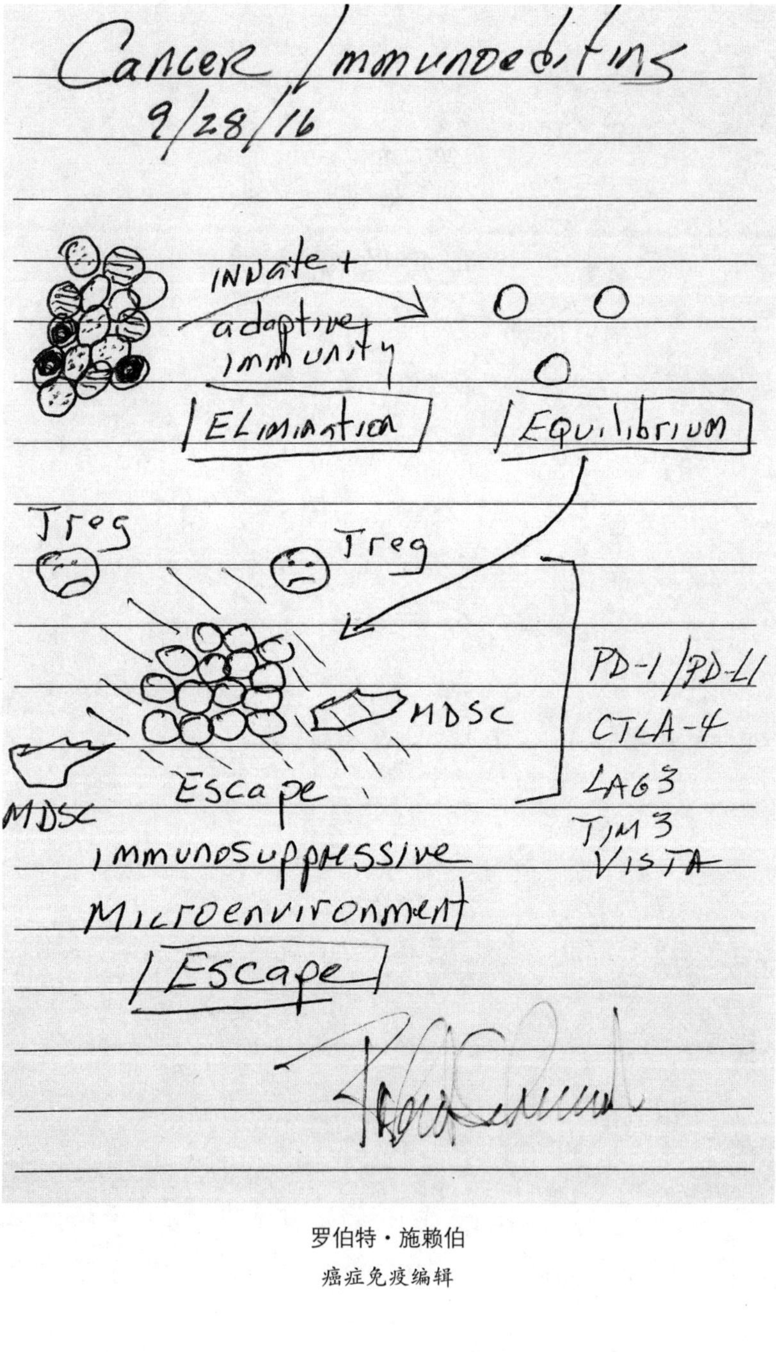

罗伯特·施赖伯

癌症免疫编辑

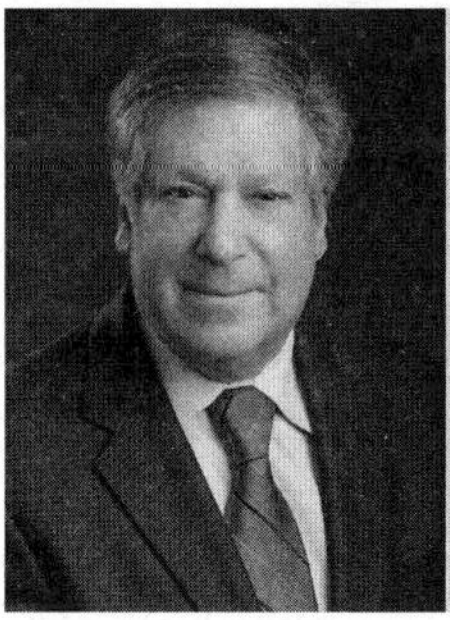

7. 罗伯特 · 施赖伯
(Robert Schreiber)

人类免疫学与免疫疗法项目中心负责人
华盛顿大学医学院
圣路易斯，密苏里州

我们都知道，癌症免疫监视并不存在。

——罗伯特 · 施赖伯，援引审稿人对其早期文章的评价

癌症免疫监视的确存在，证明这一点的是1946年出生于纽约州罗切斯特市的罗伯特 · 施赖伯。

施赖伯博士从纽约州立大学水牛城分校获得本科与研究生学位，并在斯克利普斯研究所完成了博士后项目，研究所位于加州拉荷亚，那里有拉荷亚海底公园保护区的明珠——美丽的拉荷亚海湾。

拉荷亚海湾是潜水胜地，不过施赖伯的兴趣不在潜水，他更喜欢像电视剧《海滩游侠》或电影《海滩救护队》里的主角们一样游泳。

“我曾经救过一只海豚，”施赖伯笑容满面地说（他经常面带笑容），“我在斯克利普斯上学的时候，研究所还在拉荷亚市中心，如果不早早过去，根本没地方停车。”他有一天去得太晚，不得不将车停在研究所北边很远的地方，之后再沿海岸走回去。“走路的时候，我看到一只海豚被冲到海岸上，它还活着。于是我走下去，跳到水里，帮它保持湿润。”施赖伯一边给海豚浇水，一边向一位行人求救，行人给海洋世界打了电话，于是海洋世界派人带走了海豚。“我最后不得不回家换衣服，因为身上全都湿透了，不过那次经历非常有趣。”

在斯克利普斯的进修结束后，施赖伯于1985年加入了华盛顿大学圣路易斯分校，任职病理学教授，并一直延续至今。

帮助施赖伯走到今天的是他的人生导师们，这不言而喻，只靠自己绝对无法取得这么高的成就。

“我父亲是位化学家，他曾经在柯达工作，是微缩胶卷的开发人员之一。”施赖伯说，“他的专业是有机化学，所以我对此一直非常感兴趣。”施赖伯在规划未来职业时，只是在选择成为哪一类科学家：是医生还是实验科学家？“最后我决心从事科研，因为大三、大四时一直在实验室给大脑切片，分离出钠钾三磷酸腺苷酶。”准确说来切的是牛的大脑。他要将体积很大的牛大脑切片，从中寻找微小的物质。这就是科学家的工作。

“我很享受那份工作。”施赖伯说。除此之外，考虑到生物系统的复杂结构以及医学应用的潜在可能，给大脑切片也属于化学或者说生物化学领域的一种练习。这些的确十分有趣，但与免疫系统并无关系。施赖伯对免疫系统的关注完全出于意外。

“我在职业生涯中经历过一次戏剧性转折。”施赖伯说。这个转折与生化学家吉姆·沃森教授有关（这里所指的不是DNA双螺旋结构的发现者詹姆斯·沃森）。“我当时正打算在水牛城跟他一起完成毕业论文，他却因为一场突如其来的摩托车事故丧生。我顿时感觉天都塌了。”

所幸沃森博士有一位从事免疫学研究的挚友，这位免疫学家刚刚组建了自己的实验室，正需要招募研究生。“他说：‘如果你对免疫学感兴趣，想在这儿完成研究生学业，我很欢迎你来我的实验室。’”于是施赖伯加入了莫里斯·雷西林博士的实验室。

“他是位风湿病学家，主要研究针对蛋白质的抗体，这在当时是全新的领域。”（在免疫学领域，“针对”一词等同于匹配、对应，抗体附着于其所针对的物质上。）“他建立了一套对比血红蛋白的完善体系。”施赖伯说。这套体系能够识别出正常的血红蛋白A与镰状细胞性贫血患者体内失调的血红蛋白S。两种蛋白质之间仅仅相差一个氨基酸（蛋白质的基本组成单位），基于如此微小的区别培养抗体是项十分精细的工作。

抛开精细与否不谈，施赖伯为何要选择免疫学这门学科呢？单是术语就足够让人头痛的了。

“免疫学中既包含医学又包含化学，对我来说再合适不过。”施赖伯说。这一领域的科研人员无须向外人解释研究的动机，因为其所研究的内容是疾病的易感性，包括如何预防疾病，免疫系统在何种情况下对人体有害而非有益等。有谁能反驳这些呢？

> 免疫学中既包含医学又包含化学，对我来说再合适不过。

施赖伯沉迷于自己的科研领域，但从没想过要研究癌症治疗。

“癌症是我从未考虑过的领域，我当时研究的是补体。”

补体指大量循环于血液中，帮助抗体与免疫细胞清除入侵微生物和细胞碎片的小型蛋白质。它的工作机制有几种：可以附着于标靶之上，向免疫系统中的其他成分发出信号，可以在抗体附着于抗原之上后协助其完成攻击，也可以直接对入侵者发动攻击。补体是固有（无法改变）免疫系统的组成部分，起源于上千万年前，它的出现甚至比脊椎动物还要早。

“我研究的是补体系统中的蛋白质，”施赖伯说，“我是第一个提纯出补体第四成分C4的人。这种蛋白质包含三种多肽链，非常罕见。”

研究成果说来轻巧，实际上却花费了一年多时间才得到。施赖伯自嘲地笑着说，在他有所发现之时，基因定序还未出现，能够辅助科研任务的许多现代、高级技术也还未问世。

施赖伯的工作繁重而单调。要想研究一种蛋白质的结构，就要对其进行大量提纯，通过观察蛋白质在激活后的变化整理得出其结构特性（与许多机械装置相似，蛋白质在激活后，形态会发生改变）。

第一步工序是从血样中将所需的补体蛋白质与其他蛋白质进行分离，而施赖伯所采集的血样多到可以装满一口大缸。“天哪，当时我们的纯化柱（玻璃或塑料管）能装满这么大的房间！（采访在一家中等大小的星巴克门店进行。）我们把一桶又一桶的血样注入纯化柱，放在冷藏室中，观察它们在纯化柱中向下流。”

随着血样在纯化柱中不断向下流，体积不同的蛋白质会发生物理分离（如同小块麦片会逐渐堆积到麦片盒底部）。纯化柱底部有出液口，会均匀滴出体积相同的液体，再经由自动旋转的分液收集器采集到小玻璃瓶当中，也就是滴出、滴出、收集、转到下个玻璃瓶，滴出、滴出、收集、转到下个玻璃瓶，如此循环往复整晚。整个实验要在冷藏室中进行，否则实验材料就会腐败变质。

理想情况下，科研人员在冷藏室中将血样装进纯化柱后就可以离开，几小时后睡醒起床再去拿回样本。“但是分液收集器并非完全精准，蛋白质从纯化柱中不断流出时，分液收集器肯定会卡住，”施赖伯说，而提纯的样本就会洒在冷藏室地板上，“所以必须整宿待在冷藏室里，确保纯化柱运转正常，我已经记不清手指冻僵过多少次了。”

不过结果令人兴奋。“我们从血液这种不均匀混合物中，最终提取出一种单一蛋白质，在（分离）胶上观察似乎只有一条多肽链，还原后才会发现其中包含的三条多肽链。”

补体C4，大功告成。

施赖伯以此为基础，开始研究补体的旁路途径，之后逐渐改变研究重点，为后来适应性免疫的研究打下了基础。

免疫系统由**固有免疫系统**与**适应性免疫系统**两部分组成。固有免疫系统更容易理解，它如同巡警，负责巡查各种可疑分子，简单来说就是对可疑分子进行画像和归纳。固有免疫系统包括皮肤、黏液、唾液与汗液，主要作用是预防病原体入侵或消灭入侵的病原体。它也包括部分白细胞，如自然杀伤（NK）细胞、肥大细胞、巨噬细胞等。它们是固有免疫系统，因为它们在巡查可疑活动时，不会有针对性地攻击标靶或记住某种病原体，它们的预先设定就是“知其所知”，而不做进一步了解，因此不会对自己见过的病原体进行记忆。

另一方面，适应性免疫系统既能锁定目标，也能进行记忆。适应性免疫系统由B细胞与T细胞组成，两种细胞就像是调查罪犯的侦探，只专心搜寻一种抗原。B细胞与T细胞以这些蛋白质（抗原）为标记识别有害物质。病毒、细菌、寄生虫与癌细胞上都有抗原。当适应性免疫细胞碰到靶向抗原时，会对其进行记忆，并在下次遇到时发动攻击。适应性免疫系统与固有免疫系统对于癌症治疗都很重要，但肿瘤免疫学家们更加关注适应性免疫系统，因为它能够记住癌细胞，并在癌细胞再次出现时自动发起攻击。

> “记忆”的关键是辨别力，适应性免疫细胞能够将肿瘤细胞与健康细胞区分开，这是化疗、放疗甚至许多“靶向”治疗都无法做到的。

癌症研究

“导师们影响了我的职业走向。”施赖伯说。研究补体时，施赖伯的导师是德国裔科学家汉斯·穆勒–埃伯哈德，他管理着斯克利普斯研究所的一间大型实验室。后来，古巴裔免疫学家埃米尔·乌纳努埃（当时在斯克利普斯研究所，现在任职于华盛顿大学）带领施赖伯认识了巨噬细胞，这种固有免疫细胞可以像变形虫一样将目标整个吞噬。

“我开始研究癌症是很多年以后的事情了，大概在1988年前后，我遇到了劳埃德·奥尔德。”施赖伯慢慢回忆道，“你在采访时可能经常会听到这个名字，他是位非常杰出、睿智又有远见的科学家。在他的影响下，许多从未想过从事癌症研究的人开始研究现在所说的肿瘤免疫学。我也是受他影响才进入这一领域的。”

乌云密布

“做科研就一定会经历失败。”可能是想起了实验台前某次壮烈的失败，施赖伯又笑了起来。（“实验台”指科研人员的工作空间，也特指某一类科学家。主研理论的物理学家就不需要实验台。）“我认为，这一点决定了你是否能在科学领域取得成功。”在科学领域，对研究的热情与不懈的努力当然都很重要，但奇怪的是，如果想要取得成功，重点是推翻自己的假说，而不是去证明它。“对新知识的追求是我们大多数人前进的动力。”如果结果证明你是错的，就坦然地去接受吧。

科学家的内心还要有斗争精神，因为直面未知事物从来不是胆小者的强项。

例如，你提出一个想法，并且有支持的数据，但有人觉得你是错的，因为他们通过自己做实验得出了相反的结论。“我还在研究补体的时候，发现了C4结构中的三条多肽链，但是另外一组研究人员认为应该是两条链。”施赖伯说。这种情况下，你要礼貌地聆听，然后为自己辩护，开始的时候不要说出来，而是在内心辩护。你要重复实验，一遍遍地重新来过。“每次实验都证明有三条链，然后我越来越确信自己是对的，他们才是错的。但正是在那段时间，在所有人都对你的想法进行质疑时，你才会想要做出一切尝试，证明自己的结果是正确的。”要让数据成为自己的铠甲。

这是补体研究时期的经历，研究免疫学、癌症与“免疫监视”的经历就完全不同了。研究补体时，没人会断言补体不存在。“但当我开始研究（癌症）时，99%的人都认为癌症免疫监视并不存在，他们认为癌细胞与正常细胞太过相似，不会发出危险信号，因此免疫系统无法识别。”不同于病毒或微生物，癌细胞出现时，没有警钟、信号或任何风声表明身体在微观层面出现了问题。

然而施赖伯的动物实验数据显示，情况并非如此。“五年时间里，我们得到的一直是肯定的数据，但每次将数据提交出去，审查评语却都是否定的。事实上，审稿人的原话是：‘我们都知道，癌症免疫监视并不存在。’这就是我当时的处境，”施赖伯说，“但那也是让我灵光乍现的瞬间，审稿人（施赖伯现在与他已是好友）说免疫监视不存在，但是我们做过实验，手里有证据。”

在这里也不得不提到欧斯亚斯·斯图特曼。

“说到斯图特曼实验，”施赖伯停下来深吸了一口气，“其实实验做得很好，问题是时机不对。”斯图特曼的研究结果似乎推翻了施赖伯的假说，表明免疫系统对癌症完全无视。为推导出这一结论，斯图特曼使用了一种特殊培育的小鼠，小鼠体内几乎没有可以对抗外界攻击的免疫系统，因此对普通感冒或癌症都没有抵抗力。斯图特曼给这些小鼠和另一组正常小鼠（控制组）分别注射了致癌药剂，实验结果表明，两组小鼠以同样的速度患上了癌症，他由此证明免疫系统是否存在对患癌并无影响。

结论清晰明了，那么这与时机有何关联呢?“其实，当时免疫系统不健全的小鼠只有一种。”施赖伯解释道，这种小鼠被称为裸鼠。（通过基因操作移除小鼠免疫系统的同时，也去除了它的毛发，因此称其为裸鼠。这一小鼠系被称为CBAN。）

斯图特曼在实验时不知道，CBAN裸鼠体内还残留着数量不多的T细胞。他不知道裸鼠体内还残留着NK细胞，也不知道在裸鼠体内有一种酶的活动极为活跃，它可以将实验所用的致癌药剂甲基胆蒽转化为致癌物质。也就是说，CBAN裸鼠在注射这种药剂后，患癌程度更高。

总体来说，斯图特曼在不知情的情况下，将结论建立在了完全错误的前提条件之下，因此，无论实验设计多么精巧，都无法改变这一本质。“他将致癌物注入CBAN小鼠与普通小鼠体内后，发现两者的肿瘤发育并无差别，于是得出结论，认为免疫监视并不存在。”施赖伯说，“根据手中证据，斯图特曼的解读完全正确。”但最终，他做的都是无用功。

不过，这与斯图特曼的个人能力无关。

“他非常绅士，”施赖伯回忆道，“有一年阵亡将士纪念日时，我要在一场小型会议上做演讲。他当时走进会议室，坐在了房间后排。我在那之前从没见过他，当时坐在我旁边的好像是（斯坦福大学的）罗恩·列维，我问他：‘这人是谁？’罗恩回答说：‘哦，那是欧斯亚斯·斯图特曼。’这句话有如晴天霹雳。我展示完研究成果以后，斯图特曼第一个举起手来。我请他发言，紧张地抓着讲台，心想，天啊，怎么办……结果他站起来后说：‘你现在（90年代初）能够做到的这些是我在1971年无法做到的。’他能说出这句话真的特别让人吃惊，我对此也非常敬佩。”说到底，斯图特曼博士是一位完完全全的科学家。

然而，即使是已经证实的结论，也还会受到反驳与批评。

“有一位研究人员总让我们难以安心。他不知道为什么，就是没办法再现我们的实验结果，但是世界上已经有30多个实验室成功再现了。”

这位研究人员就是托马斯·布兰肯斯泰因，就职于柏林的马克斯·德尔布吕克分子医学中心。

“他就我们的研究写了许多评论，给出了各种解释，只差没说如果某种生物走路和叫声都像鸭子，它就不是一匹马。”施赖伯无奈地微笑着说，“托马斯是位非常优秀也非常受人尊敬的科学家，只是与我们在实验结果上有分歧。不过有趣的是，这样的分歧引起了外界对这个领域的关注，说来其实也是件好事。”

癌症免疫编辑

施赖伯没有继续重复实验来平息质疑，而是选择将研究继续推进。“当时有两种选择：我们可以重复之前的实验，对比野生型（正常）小鼠与免疫缺陷小鼠体内的癌变反应；也可以将研究继续推进，即认定免疫监视真实存在，并据此做出合理推断，再对推断结果进行检验。我们选择了第二条路。”

认定免疫系统能够“看到”癌症后，首先可以做出的推断就是肿瘤会以某种方式使自己免受免疫系统攻击，这种保护并非立即产生，而是在最初的免疫反应后形成的。通过各种具有不同免疫缺陷的小鼠模型，这一推断得到了证实。

“我们推断，在一定的阶段，大部分癌细胞会被免疫系统消灭，”施赖伯说，“尽管还残存有少量癌细胞，但免疫系统会使其处于休眠状态。”这相当于分子级别的僵持局面。据说，肿瘤学家经常会遇到患者体内的肿瘤出现休眠或发展缓慢的情况。“我们推断（之后也证明了）这种休眠状态由免疫系统造成。”

关于这一推断的实验证据后来发表在《自然》期刊上。（能够在世界顶尖科学期刊《自然》上发表文章是件大事，因此如果论文被收录，科学家们一定会毫不犹豫地说出来。）“第一篇论文被《自然》刊登，第二篇也被《自然》刊登”，对免疫编辑概念进行全面阐释的文章同样刊登在《自然》期刊上。“那篇文章形成了很大影响，我们在其中对癌症免疫编辑的机制进行了阐述。”

癌症免疫编辑：所有肿瘤细胞都是由于基因突变而形成的癌变细胞，但是突变的方式不尽相同。有些突变相比之下更容易被免疫系统察觉。当免疫系统第一次察觉到肿瘤存在时，T细胞会大量消灭免疫原性最高（即最易于察觉）的细胞，而留下不易消灭的肿瘤细胞。在攻击间隙，残留的肿瘤细胞会发出信号，让免疫系统停止攻击。这种信号被称为检查点。（见第一、二部分）

“詹姆斯的工作对我们帮助很大。”施赖伯说。（在肿瘤免疫学领域，“詹姆斯”跟安吉丽娜·朱莉和布拉德·皮特一样声名赫赫，不说姓氏大家也清楚是谁。）“很多时候，我们的研究也能帮助他解读所观察到的现象。”另一项独立研究也证实了癌症免疫编辑的假说。“有一位（来自麻省理工学院）名叫泰勒·杰克斯的肿瘤生物学家，用与我们完全不同的实验系统得出了相同结论。所以说，（我们的团队）与一位颇具名望的肿瘤生物学家接连在《自然》期刊上发表了结论相同的论文。事实一目了然。”

罗伯特·施赖伯阐释了免疫系统的运行机制，而詹姆斯·艾利森则给出了解决方案。“我们就这样从基础的肿瘤免疫学一步步过渡到癌症免疫疗法。”

警告

迄今为止，癌症免疫疗法治疗的患者存活率达到了前所未有的水平，新闻头条争相报道，这一切都实至名归，但癌症并未终结。会有终结的日子吗？或许吧，但是我们还有很长的路要走。

“现在这种大肆宣传非常危险，”施赖伯严肃起来，因为他曾目睹过类似情况，“大概10到15年前，每隔几周就会听到有人已经攻克了癌症的消息。大家最终发现我们无法做到，进而产生质疑。作为免疫学家，我们因此成了肿瘤生物学界的笑柄。”一再做出没有事实依据的断言与科学精神是背道而驰的。

> 现在这种大肆宣传非常危险。

癌症免疫疗法是否有过大获全胜的时候？当然，这点毋庸置疑。但是截至目前，免疫疗法对大多数患者依然没有疗效，就算是疗效显著的患者，长期效果也依然有待证实。“要是被伊匹木单抗治愈的患者十年后忽然复发，体内重新出现癌细胞怎么办呢？”

注：截至2017年，此类情况已经发生。有一位黑色素瘤患者在治愈八年后复发。

无忧无虑

罗伯特·施赖伯重新展露笑容说：“我热爱自己的工作，也喜欢一起共事的人。”工作使他保持专注，与人共事让他永葆青春。“我已步入70岁了，但在实验室里每天接触的都是30岁到35岁的年轻人，这简直太棒了。”

他也爱玩。“我喜欢打高尔夫，虽然打得很烂，但还是喜欢。跟朋友们在一起也让人开心。我跟两拨人一起玩高尔夫，他们大多是科学家。我们会到高尔夫球场上一起笑上四个小时，当然他们大多是在笑话我。不过我还是很开心，因为这时候你可以放下一切，专注地打球。不一定非要聊科学，只要跟朋友们在一起就好。”

治疗癌症，享受生活。人生又有何求呢？

第四部分

疫　苗

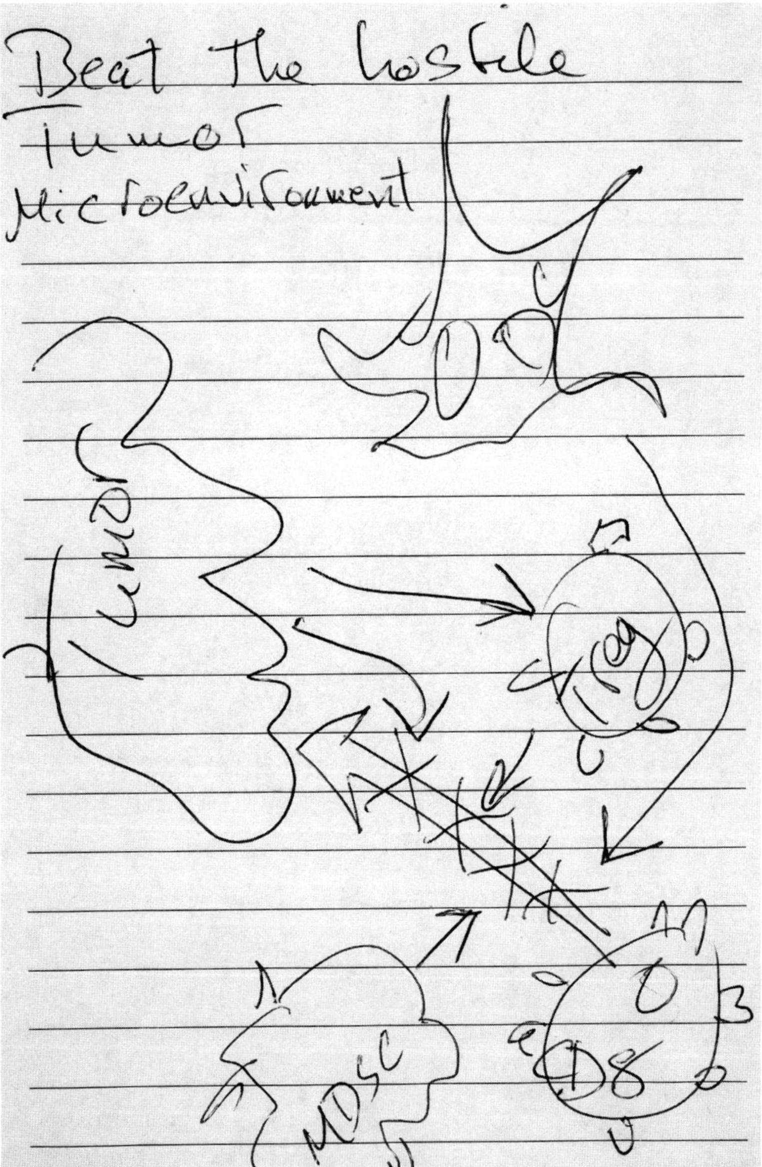

德鲁·帕尔多尔

恶劣的环境

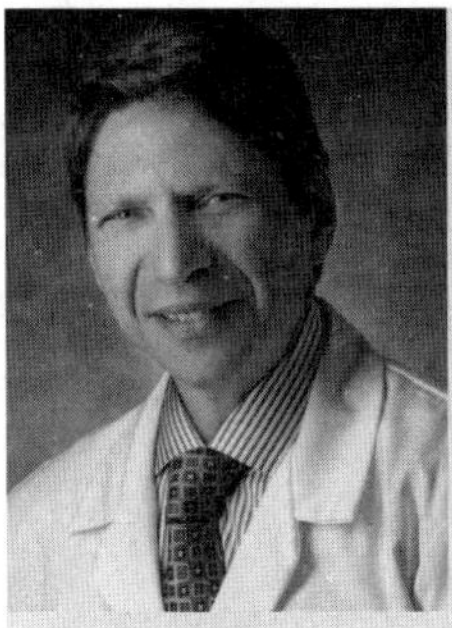

8. 德鲁·帕尔多尔

(Drew Pardoll)

癌症免疫与造血项目联合负责人

肿瘤学教授

约翰·霍普金斯大学

巴尔的摩，马里兰州

疫苗的开发处处碰壁。

——德鲁·帕尔多尔

德鲁·帕尔多尔1956年出生于新泽西州纽瓦克。“不过我是在伊丽莎白长大的，那儿要好那么一点点吧。”帕尔多尔笑着说。他喜欢咯咯笑，好像对一切都感觉很兴奋，特别能感染周围的人。

帕尔多尔小时候最想做的就是科学家。“那是我唯一的兴趣。在我收到过的生日礼物里，只有两个是真正合心意、记得住的，一个是显微镜，一个是望远镜。”他当时只有九岁。“唯一的问题是，我以后是要做天体物理学家还是生物学家。”显然，生物学家成为最终的选择。

帕尔多尔的求学之路非常顺利。他在约翰·霍普金斯大学读本科期间，遇到了人生中第一位导师，并发表了第一篇文章。这是很大的学术成就，文章发表期间，帕尔多尔也学到了为信仰斗争的第一课。

这里要提到一位审稿人。任何论文在发往著名期刊时，都需要经过同行评审。这次，一位审稿人的批评尤其严厉，更糟糕的是，他的名望颇高。“你知道米西尔逊-斯塔尔实验吧？”帕尔多尔问。（米西尔逊-斯塔尔实验在生物界无人不知，教科书中均有提及。详见术语表：米西尔逊-斯塔尔）“那是生物领域最精巧的实验之一。”这位严厉的审稿人就是富兰克林·斯塔尔。

“他的严厉是名声在外的。”斯塔尔决定着文章的生死，而帕尔多尔希望能够发表。为了得到斯塔尔的首肯，帕尔多尔竭尽所能。最终，由于科学基础坚实可靠，论文得以发表，不过胜利却是甜苦参半。就在文章发表之前，帕尔多尔的导师西拉得·伯杰因1型糖尿病并发症逝世。

“我当时大受打击，”帕尔多尔说，“但同时也非常自豪，因为我们最终通过了评审，发表了文章。”让他最为自豪的是真正拿到期刊，把它捧在手里的那一刻。在回忆时，帕尔多尔把手放在身前，手掌朝上，好像真的捧着那份期刊。“那真是世界上最酷的事情，绝对是最酷的。”

肿瘤免疫学初体验

帕尔多尔在唐·科菲与伯特·福格斯坦（两人仍任职于约翰·霍普金斯）的指导下继续着优异的表现，1980年在著名期刊《细胞》上连续发表了两篇文章。不过，文章所涉及的实验主要有关DNA复制，而非免疫学，更非癌症免疫学。帕尔多尔真正开始接触癌症与免疫反应的关系，是在约翰·霍普金斯大学骨髓移植项目研修肿瘤学的时候。当时，帕尔多尔了解到了免疫系统的神奇力量。

非常恐怖。

“当时还没有环孢素，”帕尔多尔说，也就是说，在移植过后，无法有效抑制患者的免疫反应，“所以有些患者发展出严重的移植物抗宿主病（GvHD）。不知道你是否了解GvHD，它真的非常吓人，有的患者排便时就会排泄掉整个结肠……那真是世界上最可怕的事情。”

移植物抗宿主病（GvHD）就像是摔跤比赛中的一次攻击。比赛的一方是移植物（这里指健康供体的骨髓），另一方是接受移植物的患者（即宿主）。GvHD会发生，是因为供体的免疫细胞（即移植物）将整个宿主视为异物，并试图对其进行消灭。宿主组织发动反击，以求压制移植物免疫细胞的攻击。打斗会不断持续，直到双方陷入僵持，新移植的免疫系统开始忍受宿主，宿主也接受移植物的存在。否则，移植物或患者中的一方就会败下阵来。因此，在进行任何移植手术后，患者都要服用免疫抑制药物。不幸的是，就算有这样的预防措施，接受移植手术的患者中还是有10%以上会经历严重甚至危及生命的GvHD。

对于帕尔多尔来说，那段时期也有个别亮点，有那么几个时刻，惊喜盖过了噩梦般的不良反应。“我曾把它称为飞船肿瘤学，因为它的先进性堪比太空技术。”帕尔多尔说。他解释道，移植团队首先要完全消除或“剥除”患者体内现存患癌的免疫系统，将其替换为免疫系统的前身，即另一个陌生人的骨髓。如果一切顺利，患者就能存活。“我们以前对患者说，如果他们能熬过移植物抗宿主病，白血病就能完全治愈。”

> 我曾把它称为飞船肿瘤学，因为它的先进性堪比太空技术。

技术的先进的确堪比太空时代，但正如火箭发射，移植手术也经常发生事故。“为了保持头脑清醒，我会给家里订阅《科学》、《自然》和《细胞》期刊。偶尔我真的回家时，会匆匆抓起它们将之带回医院，夜里11点有空的时候翻阅一下。”

帕尔多尔在一个疲倦的夜晚再次拿起期刊浏览，却被两篇文章吸引了注意力，作者分别是马克·戴维斯（斯坦福大学）与麦德华（玛嘉烈公主癌症中心，见第11章），主要研究T细胞受体基因的克隆。这一研究为免疫学领域打下了基础，在分子层面解释了T细胞的运行模式及临床应用的可能性。

“虽然完全不了解免疫学，但我每天在骨髓移植项目中都见证着免疫系统的威力，这两篇文章让我一下子茅塞顿开，”笑容重新回到帕尔多尔脸上，“没错，移植物抗宿主病难不倒我，我可以利用分子生物学让免疫系统更有效地对抗肿瘤。”

帕尔多尔意识到两件事。首先，他需要全面了解T细胞。其次，基于当时的教学资源，他无法在约翰·霍普金斯学到相关知识。于是，帕尔多尔决定到国立卫生研究院深造，因为T细胞免疫学的研究已在那里顺利开展。

“我在国立卫生研究院跟史蒂夫·罗森伯格（见第13章）聊了十分钟，就明白自己不能在那里深造。”帕尔多尔回忆道。诚然，罗森伯格对癌症免疫疗法有深入的理解，但是国立卫生研究院的研究对于帕尔多尔来说是本末倒置。罗森伯格感兴趣的不是免疫系统运作的原理与基础，而是如何利用免疫系统治疗癌症。“我非常尊重他，也认为他十分优秀。”但帕尔多尔的想法决定了他首先要了解免疫学的基础理论，然后才能去治疗患者。

“于是我来到国立过敏及感染性疾病研究所，跟随一位名叫罗恩·施瓦茨的免疫学家学习。”研究内容是基础免疫学，而非癌症，帕尔多尔回到约翰·霍普金斯大学以后才开始了癌症研究。

GVAX雏形

帕尔多尔刚刚开始研究癌症免疫学时，患者会定期实验性地使用细胞因子药物，以期增强免疫系统。然而，除了接受细胞因子IL–2药物治疗的黑色素瘤患者以外（整体疗效也不尽如人意），其他细胞因子试验均没有进展。帕尔多尔对此并不意外。

“经过免疫学培训之后，我明白从根本上讲，细胞因子与淋巴因子是以自分泌或旁分泌的方式运作的。”也就是说，不同于系统性作用的荷尔蒙，细胞因子只能作用于分泌细胞周围的几个细胞。“因此，像普通药物一样（系统性地）大剂量使用细胞因子是不符合生物原理的。”帕尔多尔说。合理的方式应该是在需要治疗的位置用药。“我的想法是将IL–2基因导入肿瘤当中……”

这项在小鼠身上进行的研究就是我们所说的“假设生成”。也就是说，实验的意义不在于直接取得成功，而在于证明其他实验成功的可能性。想到下一步的工作，帕尔多尔找到了基因专家理查德·马利根（当时在怀特黑德生物医学研究所工作，现在任职于哈佛大学），他提出以系统性的方式，找到最适合研究的细胞因子。

当时，马利根的实验室中有一位名叫格伦·德拉诺夫的肿瘤学专家，正在研究基因疗法与癌症治疗的关联。德拉诺夫在马利根实验室所进行的项目是将所有已知的细胞因子在最有效的基因转移载体中进行克隆。马利根并不确定要怎样使用这些结构，只是希望先把最优质的工具准备出来。

手上有了基因工具以后，马利根提出在B16黑色素瘤细胞上对所有结构进行测试。“它就像肿瘤细胞中的拳王泰森。”帕尔多尔说。这些细胞完全没有免疫原性，从免疫系统的角度来说坚不可摧。如果经过基因改造后的细胞因子能够使免疫系统对B16细胞有所反应，那么这种细胞因子就可以作为进一步开发的绝佳药品。

在测试过至少20种不同的细胞因子之后，德拉诺夫、马利根、帕尔多尔和当时帕尔多尔实验室中的研究人员伊丽莎白·贾菲（见第9章）最终选出了获胜者：粒细胞-巨噬细胞集落刺激因子（GM-CSF）。“就在研究进行之时，拉尔夫·斯坦曼（见第10章）发表了一篇重要的论文，阐明树突状细胞（对于疫苗作用至关重要的一种免疫细胞）的生长因子正是GM-CSF，”帕尔多尔对此依然感到惊叹，“一切好像都在那一刻变得明朗起来。”

GVAX

由此形成的GVAX准确来说不是药物，而是一种治疗方法。GVAX平台是经过基因改造的肿瘤细胞，可以产生GM-CSF。理论上讲，这种治疗方法应该对所有肿瘤都有效果。帕尔多尔与马利根博士成立的Somatix公司合作，首先针对肾癌进行GVAX试验。试验如下：（1）对患者进行活组织检查；（2）向患者的肿瘤细胞转导GM-CSF；（3）给患者接种转导后的肿瘤细胞。如果一切顺利，GM-CSF信号能够让免疫系统察觉到肿瘤的存在。

这一方法存在两个问题。首先，这一方案具有自体性，由于所使用的是患者自己的肿瘤细胞，而非现成的肿瘤细胞株，它可能会造成问题，并耗费大量精力。其次，Somatix公司没有足够的现金流来持续这一研究。

“但我们已经开始临床试验，也取得了一些喜人的成果。”帕尔多尔说道。一家名为Cell Genesys的生物科技公司看到成果后，决定收购疫苗。然而，Cell Genesys没能成为资金上的救星。出于帕尔多尔不清楚的某些原因，这家公司迅速选择了另一种针对前列腺癌的

GVAX方案。“因为投资人方面的问题，他们做出了决定，你也清楚生物科技公司的运行模式。与此同时，疫苗的开发处处碰壁。”

当时，疫苗开发碰壁主要有两个原因。首先，相关知识匮乏。当时人们对于提醒并促使T细胞消灭标靶的树突状细胞还缺乏基本的科学认识。

其次，肿瘤所处的环境十分恶劣。“肿瘤细胞会创造出恶劣的微环境，其中有包括PD-1在内的许多检查点在发挥作用。”帕尔多尔说道。这样的环境中充满了各种压制T细胞活动的信号与细胞。

这里要解释一下疫苗生效的原理。简而言之：流感病毒不是人体的一部分。“传染性疾病的疫苗可以保护从未接触过相关抗原的人。”帕尔多尔解释说。流感病毒完全外来，易于发现。除此之外，免疫系统中B细胞产生的中和抗体也可以清除感染，这些抗体是蛋白质，可以附着于病原体之上，对病原体进行中和，使其变得无害。免疫系统识别并消灭癌细胞的机制则有所不同，既需要树突状细胞确定靶向，又需要T细胞根据指示发动攻击。

再说回Cell Genesys，“许多人都期待Cell Genesys前列腺癌疫苗的三期试验能取得成功”。

赌注显然下错了。

“我当时正往机场赶，要去巴黎参加会议，临走前最后检查一下邮件。我收到了Cell Genesys首席医疗官的邮件，邮件中写着：‘德鲁，我想告诉你，安全与监察委员会对临床试验进行了评估，认定试验成功的可能性非常小。我们要停止试验，并且关闭公司。’”

“祝你一路顺风。”

“没错，他说的是‘祝你一路顺风’，”帕尔多尔回忆道，“当时是2008年，也是我职业生涯的谷底。我当时瘦了将近20磅。还记得在那之后不久，我去希尔顿黑德参加一个小型会议，当时史蒂夫·罗森伯格、卡尔·朱恩和詹姆斯·艾利森这些人都在，我站起来说：‘我的问题是，肿瘤免疫学终于完蛋了吗？’”

“当然，所有人都在说，别这样，我们取得过成功，有这样那样的成果。我让他们别再当鸵鸟了。我对史蒂夫说：‘我不否认你取得过一些成果，但它们没有一个能实际应用。最近一次会议中，有人在你演讲之后站起来说，史蒂夫，这已经是你第五次说能治愈癌症了。’我告诉大家，没人相信我们，没人给我们投资，没有人在乎。”

没人相信我们，没人给我们投资，没有人在乎。

问题何在？现状如何？

虽然帕尔多尔依然在懊恼中挣扎，但他终于有了宝贵的发现。这个意外的发现最终成为寻找答案的开端：帕尔多尔的实验室发现了PD-L2，它是PD-L1这种免疫反应抑制性检查点的兄弟分子（见第二部分）。

这一发现立刻催生出一个有关基本科学发现原则的问题，这个问题多年前由帕尔多尔的导师唐·科菲提出，那就是：“如果发现属实，它意味着什么？”帕尔多尔已经开始对肿瘤的微环境进行思考，考虑那些健康、未发炎组织中没有的物质。他提出了一个问题：“如果疫苗真的引起了T细胞反应（多个试验对此已有证实），然而这种反应却无法在临床上体现出来，这意味着什么？结论之一，就是肿瘤的微环境抑制了T细胞的活动。”

这一想法让帕尔多尔开始进行一系列的思考与活动：帕尔多尔的好友与同事陈列平已经于一年前发现了PD-L1，并进一步证明

PD-L1在特定癌细胞上有明显表达；日本研究人员本庶佑（见第4章）克隆出PD-L1的受体PD-1；戈登·弗里曼（见第5章）证实了PD-1受体及其配体PD-L1之间的关联；本庶佑的小鼠基因敲除实验造成了自体免疫紊乱，从而揭示出PD-1受体与免疫系统调节之间的关系。“实验中的（紊乱症状）出现比较晚，而且具有组织特异性，”帕尔多尔说，“于是我们忽然掌握了具有肿瘤细胞选择性的检查点。”

与此同时，CTLA-4的临床试验也在进行，但正如之前章节所说，当时伊匹木单抗的最终审批仍充满不确定性。辉瑞制药的曲美木单抗已宣告破产，伊匹木单抗的命运会有所不同吗？

抗PD-1检查点抑制剂的临床项目由苏姗妮·托帕利恩（见第6章）牵头，对伊匹木单抗的最初研究就是由她在国立卫生研究院进行的。“苏姗妮进行了一期试验，并发现了抗PD-1药物的一些（积极）效果，”帕尔多尔说道，“之前我也有疫苗对个别患者产生效果，而我当时仅仅是因为心情不好而没有注意。”不过，伊匹木单抗的二期临床试验也取得了喜人的成果，不久后，三期试验更是大获全胜。

这与疫苗有何关联呢？GVAX项目没有结束。事实上，GVAX项目由伊丽莎白·贾菲继续推进，针对胰腺癌进行研究，目前正与检查点抑制剂纳武单抗结合进行试验。在另一套治疗方案中，GVAX正与激发免疫反应的环二核苷酸一起培育（见第24章：加耶夫斯基），由阿杜罗生物科技（Aduro Biotech）与制药巨头诺华制药（Novartis）进行测试。“知道诺华制药的肿瘤科负责人是谁吗？”帕尔多尔笑起来，“正是格伦·德拉诺夫。”他也是GVAX的缔造者之一。

世界如此之小

阅读本书时想必读者已经发现，肿瘤免疫学的圈子很小，大家彼此都认识，还有不少人互相结为夫妻，德鲁·帕尔多尔和苏姗妮·托帕利恩就是其中一对。

“我们是因为放幻灯片认识的。”帕尔多尔说。他和托帕利恩当时都受邀在Keystone会议上演讲，那一年的会议在新墨西哥州的滑雪小镇陶斯召开，由麦克·洛兹（匹兹堡大学）组织。“洛兹总爱说我们两个是一‘片’钟情。”不过，两个人的感情其实是慢慢发酵的。帕尔多尔承认说：“我不太会约人。”

幸运的是（毕竟圈子很小），不久之后帕尔多尔受邀到希尔顿黑德主持一场智库会议。“我当时会同意，完全是因为可以借机邀请苏姗妮，我给她打电话的时候，就顺便约了她。”

托帕利恩欣然接受了邀请，但是约会的时间和方式都有点尴尬。“在陶斯参加Keystone会议的最后一天，她滑雪的时候摔倒，骨盆出现了骨裂。”至于时间，帕尔多尔说：“苏姗妮住在国立卫生研究院附近的公寓楼，但我把楼层记错了。她住在18层，而我去了17层。一对和善的犹太老夫妇给我开了门，后来又帮我找到了苏姗妮的公寓。我迟到了一小时，而她拄着拐杖。那就是我们的第一次约会。”

之后的故事大家都知道了。

以詹姆斯·艾利森结尾

“说起来，詹姆斯和我还约会过同一个女人，”帕尔多尔大笑着，接着补充道，“不过不是同时。”说到这里，肿瘤免疫学领域倒真是存在着激烈竞争，尤其是在申请资金的时候。

“我给你讲讲我与詹姆斯·艾利森之间最重要的一段故事吧：我第一次申请拨款时，提交了21.2万美元的R01资金申请，结果没有通过。”驳回的原因是作为第一次拨款申请，金额太高。“我当时在实验室里听到电话铃声，接起来以后，听到詹姆斯的声音。他说：‘你这个蠢货！我刚开完研究会议，你到底为什么要申请21.2万？你把所有人都惹毛了。’他接着说：‘你给我听着，下一轮重新提交申请，把金额给我改成11万。’我说：‘但是我不能这样啊。’他说：‘不用多说，马上重新提交，改成11万。’于是我重新提交申请，拿到了拨款，那笔钱真是救了我的命。”

艾利森是拨款委员会的委员，作为领域内的竞争对手，艾利森完全可以一言不发地驳回拨款。“但是他就在开完会，从机场回来的路上给我打了电话。”他停顿了一下，又咯咯笑起来。“没错，我们圈子里有不少好人。”这些人都为同样伟大的事业献身。

治疗方案已经出现，与这些人聊一聊，你就会发现，梦想正在成真。

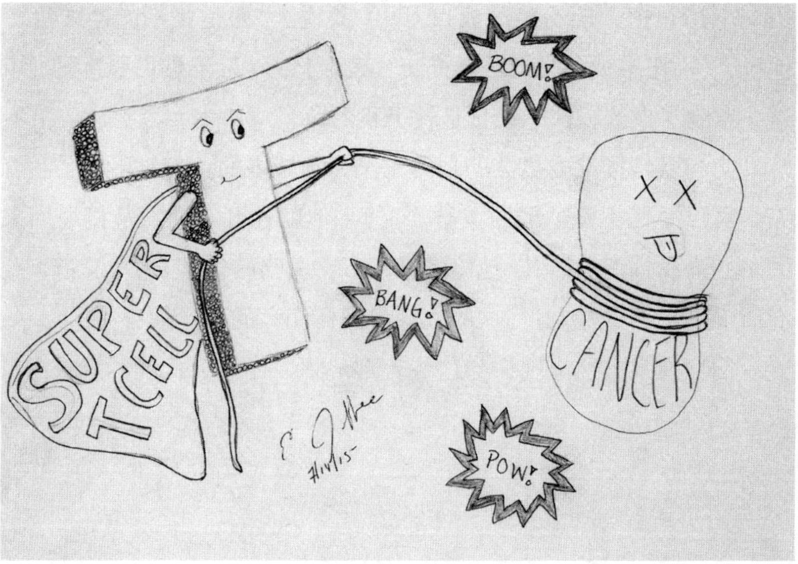

伊丽莎白·贾菲

英雄行动机制

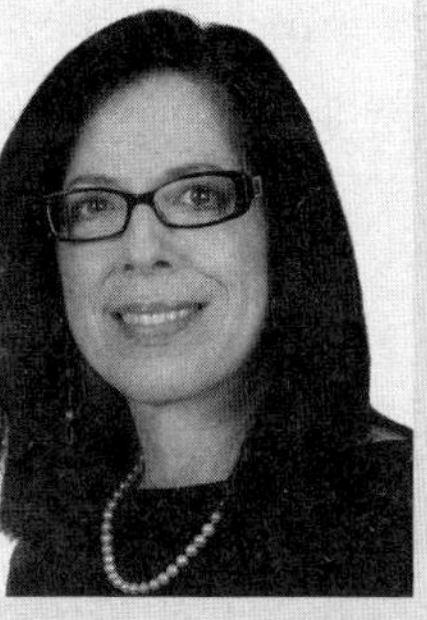

9. 伊丽莎白・贾菲
(Elizabeth Jaffee)

西德尼・金梅尔综合癌症中心副主任
癌症免疫学项目联合负责人
约翰・霍普金斯大学
巴尔的摩，马里兰州

疫苗？你不该做点别的吗？

——伊丽莎白・贾菲

伊丽莎白・贾菲1959年出生于纽约布鲁克林，她在那里生活得非常开心。

“我很喜欢住在那儿！”贾菲身子前倾，直面采访者说话，“你可以走路去任何地方，走去希伯来语学校，去图书馆，去我最喜欢的披萨店，感觉很自由！”贾菲住的地方非常朴素，但这并不重要。“谁知道你穷呢？连你自己都意识不到。”她有大笔的财富，布鲁克林的街区都是她的家。“我们会玩街头棒球，那在当时很流行，还会玩追击游戏。”

布鲁克林小百科：追击游戏与普通捉迷藏类似，游戏中还设有监狱。孩子们分成两组，一组躲藏，另一组寻找，把找到的人关进“监狱”。游戏场可以是一个街区，也可以是整个社区，通常要一直玩到天黑才结束。

贾菲小时候梦想成为宇航员，后来却因为现实情况不得不放弃。“我发现自己不喜欢狭窄的空间，也怕高。”贾菲说道。幸运的是，她的后备计划是成为科学家，四年级的她可不想总是为这些事犹豫不决。

“我读了《居里夫人的故事》，这本书对我影响很大，”贾菲说道，“我一下爱上了科学。”居里夫人是放射性研究领域的先驱，也是第一位荣获诺贝尔奖的女性。为了纪念她，放射性强度的单位以“居里”命名。

“我会崇拜她，可能因为她是女性科学家”，但这与女权主义无关。“读四年级的时候，你其实意识不到男人或女人做科研有什么不同。对我来说，挑战是做科研，而不是作为女性在科研领域工作。”

说到这里，我们不禁好奇，一个小女孩儿是什么时候第一次意识到科研领域的性别歧视呢？贾菲试着幽默地回想这件事。“我是女生童子军的队长，有一次，我带着她们参加了科学日活动。”当时的活动邀请了一组从事科学工作的女性，既有美国国家航空航天局（NASA）的科学家，也有高中科学老师。她们跟孩子们一起做实验。“大家围成一圈，每个科学家回忆自己是如何进入科学领域的。之后到了问答环节，一个四年级的小女孩儿举起手提问说：‘男孩儿们也从事科学研究吗？如果从事的话，你们怎么共事呢？’这个问题简直太经典了。你会意识到，在那个年纪，女孩儿们觉得自己无所不能。”

男孩儿们也从事科学研究吗？

那么，为什么这些无畏的女孩儿们最后没几个投身科学呢？这个问题的回答本身就足够写一本书了。“情况已经有所好转，但问题依然存在。”性别歧视不仅仅是小女孩儿要考虑的问题。“我开始在这里就职的时候（时间并不久远），他们希望我比一个与我同期、科研成就在我之下的男性少拿25000美元，”贾菲说着摊开手，一脸莫名其妙的表情，“我是免疫疗法转化项目的开创人，如果我离开，这一切可能都不会发生，至少不会这么快。”

注：在本文写作之时，约翰·霍普金斯大学的网站上，伊丽莎白·贾菲的页面与同事德鲁·帕尔多尔（见第8章）有一处微妙的差异。贾菲的页面注明了她的性别：肿瘤学教授，女性。

随着职业生涯的推进，贾菲意识到，作为女性科学家，自己的成功可能与天性有关：她不是个拘谨的人。“我可能更像个男生。事实上，从小到大，我的兴趣都跟男性（更像），上大学的时候跟男生玩得多，大多数朋友都是男性。我也有女性朋友，但还是在（男性的）环境里感觉更舒服。可能就是这样吧，”贾菲环视房间后说道，“我很舒服，也不会因为是女性而让别人不舒服。这不是性别的问题，而是科学的问题。”

这也可能与她的品位有关，比如：

喜欢《星际迷航》还是《星球大战》？

“现在吗？应该是《星球大战》，不过我原来也是《星际迷航》的死忠粉丝。”

喜欢朋克、新浪潮还是迪斯科？

“朋克。”

喜欢冲撞乐队还是死肯尼迪乐队？

“冲撞。”

这些回答并不让人意外。贾菲喜欢黑色短款皮夹克，也很适合这样穿。“没错，我确实很适合。”

导师等人

贾菲的第一位导师是四年级老师弗里德曼夫人，然后是十年级老师麦克唐纳夫人。“她是个戴着眼镜、很书呆子气的老太太。她当时大概跟我现在差不多年纪，但看起来就像是老太太，”贾菲回忆道，“但她是个非常棒的化学家。看到女性化学家让我很欣喜，应该说她激励了我。”

高中之后，贾菲在布兰迪斯大学读本科，那里的导师却没能给她什么鼓舞。当时是1977年，贾菲一年前读到了一篇杂交瘤技术方面的文章，感觉很受启发。大开眼界之余，贾菲决定找一位免疫学领域的导师。

“我希望用这种技术来了解B细胞，于是找到了一位名叫琼·普莱斯的年轻教员，”贾菲眯着眼说，“她不喜欢医学预科生，觉得我在那儿工作只是为了拿推荐信。”作为导师，普莱斯虽然愿意传授科学知识，却不愿意在职业选择上给出建议。“我只能全靠自己。”

贾菲的导师不提供指导，家里也没有医生能给她建议。事实上，她是家中第一个上大学的女性。但是，贾菲自己想出了办法。也许是因为在布鲁克林街头养成的精明，“我自己找到出路，最终进入医学院”。

贾菲进入纽约医学院，之后在国立卫生研究院研修一年，然后加入了约翰·霍普金斯大学。在此期间，癌症免疫疗法的概念慢慢成形。“当时时机很好，我在做住院医师时，了解到IL–2可以用于T细胞增殖。”（见第13章：罗森伯格）与此同时，其他新工具与新技术也推动着这个领域的发展，所以贾菲加入不久，就开始在新技术方面有所建树。

抛开创新不谈，贾菲在肿瘤免疫学研究上获得的支持极其有限。“我有个好朋友叫麦克·卡斯坦，他有一次找我聊职业规划，说：‘好，免疫疗法，这个方向没有问题。’但之后又说：‘疫苗？你不该做点别的吗？’”当时，学界普遍认为癌症疫苗存在根本性缺陷，因为肿瘤细胞不具备免疫原性，免疫系统无法察觉它们的存在，因此疫苗不会生效。

“或许我应该听他的，”贾菲说，“谁知道呢，没准那样我现在已经名利双收了。”但她没有听从建议，而是笃信疫苗的科学原理。“我坚信疫苗是激活T细胞与B细胞对外来抗原产生反应的最好途径，而癌细胞就是在不断产生外来抗原。”

将癌细胞的基因突变视为外来抗原，概念上发生的首次巨大转变让疫苗重回人们的视线。然而，其他相关的基础科学原理还不甚明了。“需要搞清楚几件事情，”贾菲解释道，“首先，要知道在肿瘤的微环境当中有许多制约与平衡（即检查点）。”

另一个思维转变至今还在进行，根据癌症的原发位置治疗癌症，例如胰腺（贾菲的专长）、肺、膀胱或其他组织，这种方式在分子层面显得愈发幼稚。事实上，随着基因数据的大量涌入，科学家们发现，不但每个肺癌患者的肿瘤细胞存在很大差异（因此不应以同样的方式进行治疗），原发性肿瘤的细胞（癌症发展的源头）与转移性肿瘤的细胞在分子层面也常常存在很大差异，而这些细胞都存在于同一个患者体内。除此之外，每个患者的免疫系统对癌症的反应都不尽相同。

总体来说，关于癌症分类的这些已知信息可以帮助决定疫苗应使用哪种抗原，疫苗的“定制化”程度，以及如何在疫苗接种前对恶劣的肿瘤微环境进行临床改造。

然而，在贾菲进入疫苗领域之时，这些都还只是猜测，促使她做出选择的是新工具的出现。“当时，遗传学终于有所进展”。贾菲解释说，许多协调免疫系统的基因刚刚完成序列测定。基因就好比蛋糕食谱中的原材料，可以用来烤制任何东西。贾菲与同事德鲁·帕尔多尔、西亚姆·列维茨基、格伦·德拉诺夫和理查德·马利根当时烤制出的是世界上首款基因工程肿瘤疫苗。

GVAX

简而言之，名为GVAX的基因工程肿瘤疫苗内含有经过放射处理的活体肿瘤细胞，这些细胞经过细胞因子转导（即经过基因改造），导入了一种以蛋白质为基础、名为粒细胞-巨噬细胞集落刺激因子（GM-CSF）的信号分子，能够激发免疫系统的反应。在试管中完成基因处理后，这种制剂就可以像其他疫苗一样注射了。

对细胞进行放射处理是为了防止疫苗注射后形成新的肿瘤。嵌入基因指令，在肿瘤细胞内生成GM-CSF则是为了提醒免疫系统中的树突状细胞仔细观察肿瘤细胞，找到问题所在，再利用这些异常的分子标签向T细胞发出指令。

贾菲解释道："我们要让患者体内的树突状细胞发挥作用，由它们自行决定要消灭的目标，这就是GVAX的原理。GVAX中的GM-CSF会吸引并激活树突状细胞，树突状细胞识别出肿瘤细胞中的目标，随后激活T细胞，实施消灭。"这一工作于20世纪90年代中期开展。

"临床前的（小鼠）模型运转顺利，理论上也完全说得通，"贾菲边说边推了推眼镜，目光从镜框中透出来，"我们要弄明白的就是，为什么这一切到患者身上就行不通了。"小鼠与人类之间的科学联系是否在临床转译的过程中丧失了？此前的确有许多从小鼠实验获取的数据点因此被判定无效，但这一次，贾菲并不确定。"从小鼠模型中的确无法获取一些信息，但也有许多可以得到的信息。”其中之一，就是证明树突状细胞的参与对激发抗癌反应至关重要。

贾菲的好友拉尔夫·斯坦曼（见第10章）曾因分离出树突状细胞而荣获诺贝尔奖，从他的研究工作中，贾菲已经了解到，树突状细胞在识别外来感染抗原方面发挥着重要作用，她同时也知道其中的许多分子机制。“我不明白自己为什么无法将小鼠模型直接转译为抗癌方法。”科学原理已经跃然纸上，但就是行不通。

虽然还不了解“为什么”，但贾菲发现了“在哪里”这个重要线索。“没错，就是淋巴细胞聚集，”贾菲回忆起灵光乍现的时刻，“我们在手术前两周给患者注射了GVAX，然后忽然观测到淋巴细胞聚集，它们就像肿瘤中的淋巴结……这是前所未见的。”（淋巴聚集是免疫反应出现的证据。当医生触摸患者的颈部或腋窝，查看淋巴结是否肿胀时，实际上是在寻找免疫细胞因抗原识别而发生聚集的线索。）“疫苗显然产生了某种效果，我们在85%接受治疗的患者体内都观察到了这种现象。”

贾菲在仔细检查淋巴细胞聚集后得出的结论是，除了T细胞以外，肿瘤内部或周围还存在着抑制T细胞活动的细胞和信号。“T细胞在激活后又受到抑制，或者由于其他信号的存在而无法离开这些淋巴聚集区域。这个发现让我恍然大悟。”

这一发现提供了空间上的线索，指明影响免疫系统抗癌反应的抑制因子位于何处，答案是肿瘤微环境。但要如何避免免疫抑制作用以及由此造成的疫苗失灵，依然不得而知。

漫漫长夜，曙光在望

注：关于Cell Genesys生物科技公司在进行GVAX初期临床项目

上的失败，上一章介绍GVAX技术联合开发人德鲁·帕尔多尔时已有详细说明。

“对我来说情况很糟糕，”贾菲回忆道，“我知道在那之后，申请拨款会变得非常困难，但我还是自己给胰腺癌的项目提供资金。公司决定不再注资，是因为他们觉得在胰腺癌上不会再有任何进展。（这家公司当时在进行前列腺癌方面的研究。）所以当Cell Genesys关闭后，情况跌至谷底。”境况的艰难也使得人们对疫苗的开发产生了消极的看法。“所有人都觉得我们失败了，”贾菲说，还经常有人火上浇油，“你知道这个圈子的，总有人会说：‘哈哈，到底失败了吧，你们还觉得自己多了不起。’如此种种。”适逢2008年，整个行业的状况都很糟糕，到处都有生物科技公司倒闭。

“还有德鲁，”贾菲说道，“他是个很不错的人，只是有时候会情绪化，当时他也大受打击。”不过，幸好这两位研究人员手上都还有其他的项目。“我们当然不会在一棵树上吊死，手里也都还有其他大项目。”他们要做的就是打起精神，拍掉灰尘，继续前进。毕竟，肿瘤免疫学领域还有无穷无尽的问题等待回答。

与此同时，患者一直源源不断。贾菲说：“患者们都很支持免疫疗法，从一开始就如此，即使整个行业都不看好我们，他们还是愿意参与临床研究。”原因很简单。化疗十分痛苦，这是众所周知的。另一方面，疫苗不但在技术上为人熟知，治疗过程也相对没有痛苦。

> 患者们都很支持免疫疗法，从一开始就如此。

对于患者来说，免疫疗法容易理解。“我向他们解释，疫苗的原理就是激活他们自体的免疫系统，发现癌症的存在，进而寻找并消灭体内各处的癌细胞。所以，如果出现了癌细胞转移，免疫系统还是能够找到并消灭转移的癌细胞。”至于治疗流程，疫苗的注射基本是无痛的，副作用少之又少，免疫疗法就是在帮助患者自救，这个概念简单易懂。

患者看好免疫疗法，投资者也再次（谨慎地）开始注入资金，但贾菲并未因此觉得证明了自己，因为GVAX还没有大获全胜。

“要想觉得自己得到了证明……”贾菲话说到一半又咽了回去，“说证明自己可能不合适，应该说，我得先看到治疗胰腺癌患者的疗效，然后才会觉得开心。”贾菲的话中透露出对未来坚定的希望。“我觉得成功近在眼前了，”她说道，“现在这种感觉比以往都要强烈，我一直对自己的工作充满热情，却对丈夫的病症无能为力（她的丈夫弗莱德·布兰卡蒂教授2013年因肌萎缩性侧索硬化症逝世），但我有感觉，我觉得自己马上就能为胰腺癌患者做些什么了。”

注：胰腺癌是患者最不愿听到的诊断之一：71%的患者会在患病一年内离世；如诊断出转移症状，则平均寿命约为6个月。死于胰腺癌的名人包括史蒂夫·乔布斯、鲁契亚诺·帕瓦罗蒂、萨莉·赖德、帕特里克·斯威兹等。

贾菲身负重担，这种沉重感如影随形。“我认识太多（患者），时间长了，他们会变成我的朋友。”不仅是患者，贾菲与患者家属也会建立起感情。“他们经历的过程非常痛苦，我感同身受，因为我与丈夫经历过同样的状况。当时没人能帮助我们，医学上没有任何解决方案。”贾菲说。当时，约翰·霍普金斯最顶尖的医生也无能为力，她的丈夫只能等死，别无他法。“我不希望胰腺癌患者们经历这种绝望，我要给他们希望，让他们好转。”这不是要证明自己。“到那时候，我会觉得开心，觉得自己做出了贡献。”

事实上，贾菲已经欣喜地看到了一些不错的案例。GVAX在一些参与临床研究的患者身上产生了很好的疗效。贾菲15年前曾治疗过一位癌症末期患者。“她有一天过来对我说：‘我觉得自己可以停止治疗了，我现在感觉很棒。不过别担心，我还会给你们打电话的。’”这简直太棒了。“于是我们买了蛋糕，在医院一起庆祝。”

另一位胰腺癌晚期患者在69岁的时候参与临床试验，接受GVAX治疗。他最近刚刚去世，享年91岁。“他太太给我打电话表示感谢，”贾菲说，“她说自己从未想过丈夫能够多活那么久。我希望这样的故事越来越多，这也是我每天起床的动力。”

注：目前，阿杜罗生物科技公司正在研究GVAX疫苗的“初免加强”接种方法。

第五部分

基础性发现与概念验证

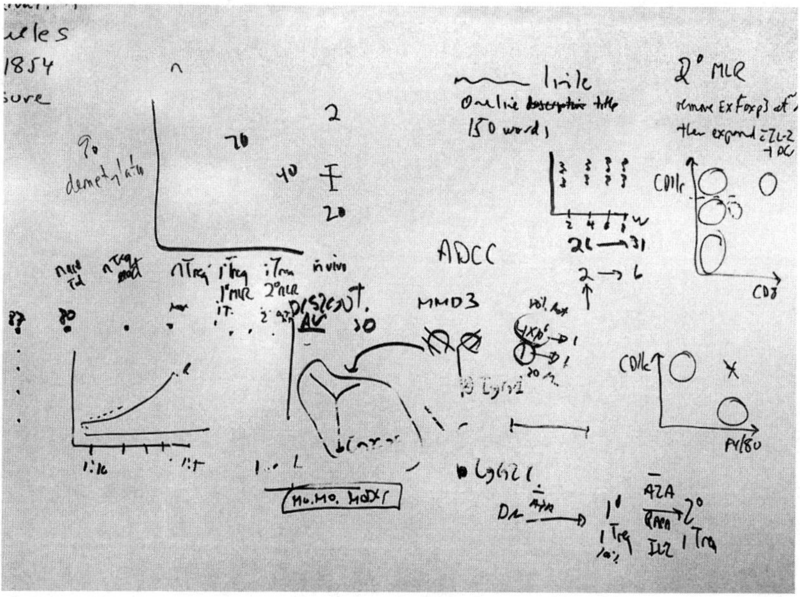

拉尔夫·斯坦曼

拉尔夫最后的白板板书

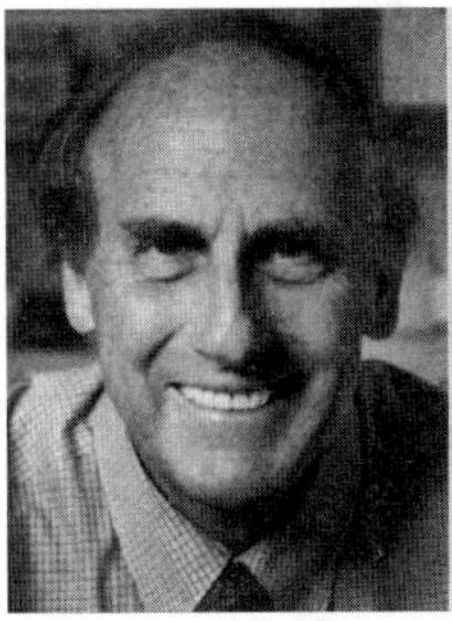

10. 拉尔夫·斯坦曼
（Ralph Steinman）

医学博士*

树突状细胞

没人相信他。

——萨拉·施莱辛格

拉尔夫·斯坦曼1943年生于魁北克省蒙特利尔市，在哈佛大学取得医学学位后，1972年开始在纽约的洛克菲勒大学工作，在那里度过了整个医学科研生涯。

1976年夏天，16岁的萨拉·施莱辛格在洛克菲勒大学见到了他。她还记得："他个子很高，英俊潇洒，有点木讷……"，但十分热情友好。施莱辛格来到斯坦曼的实验室，是源于一场讲座和一次巧合。

"洛克菲勒大学每年都举办针对高中生的'科学讲堂'系列讲座。"施莱辛格说。这项活动因为时间安排又称"节日讲座"，它的

* 斯坦曼博士已故。他的故事由长期共事的萨拉·施莱辛格讲述。

灵感和原型来自19世纪初著名科学家迈克尔·法拉第（衡量电量的法拉第常数以他命名）进行的儿童科学演示。“讲座的初衷是让孩子从小接触科学，从而终生热爱科学。”

对施莱辛格来说，情况确实如此。如今的萨拉·施莱辛格博士是洛克菲勒大学分子免疫学实验室的高级主治医生兼临床研究副教授。

施莱辛格参加了克里斯蒂安·德·迪夫的讲座，他因细胞显微解剖学研究获得了1974年的诺贝尔生理学或医学奖。“讲座十分精彩，他带领我们进入虚拟世界，展开细胞之旅。”施莱辛格深情地回忆道，“我还记得那次演讲，仿佛就在昨天。”

“言归正传，那是圣诞时节，我听完讲座回家对父母说，我想暑假在那里打工。”16岁的孩子，在全球顶级研究机构洛克菲勒大学打工。“他们表示支持，但从没听说过这个地方，所以我也不知道究竟如何实现这个目标。”

无巧不成书，几天后，施莱辛格的母亲和同事参加了在曼哈顿举行的新年聚会。母亲是一名理疗师，和家人住在纽约北面的威彻斯特郡。在推杯换盏与闲谈中，她遇到一位女士。这位女士有个朋友，朋友的丈夫是一名医生，没日没夜地加班，却不治疗患者（连患者都没有的医生，难以想象）。他工作的地方就是洛克菲勒大学。

真巧，施莱辛格的母亲想，一个前所未闻的地方，一周内竟然两次出现。第二天，母亲将这件趣事告诉了施莱辛格。施莱辛格立即抓住机会。“我对母亲说，你能帮我要到他的电话吗？”母亲拿到号码，施莱辛格拨通了电话，电话另一端正是拉尔夫·斯坦曼，一位没有患者的医生（他的所有研究均在小鼠身上进行）。科学家和孩子聊了聊，她于是得到了工作。

克劳迪亚颂

施莱辛格于1977年夏来到斯坦曼实验室。当时恰逢实验室开始论证一项全新发现：树突状细胞。在导师赞维尔·科恩（赞维尔·科恩疫苗中心以其命名）的支持下，斯坦曼正在试图说服科学界：他在1973年的论文中所描述的树突状细胞不仅存在，而且意义非凡。

“除了科恩博士，没人相信他，”施莱辛格说，“所有人都认为那是巨噬细胞。”人们的怀疑并非毫无依据。巨噬细胞是一种能够吞噬外来物质的免疫细胞，它们形状不一，以波浪形式运动，通过任意伸缩的伪足或触手向四周伸展，与免疫系统沟通。斯坦曼提出的新细胞与其功能相同，外形相似，并且使用同样的方法提取。

斯坦曼发现树突状细胞的契机同样不利，他是在研究巨噬细胞功能时发现树突状细胞的。“拉尔夫来洛克菲勒大学是为了研究免疫反应如何启动，”施莱辛格说，“这正是问题所在。”

人们已知B细胞和巨噬细胞可以呈递抗原（被吞噬的外来物质），引发免疫系统的记忆性反应，然而初次免疫反应的启动原理尚不清楚。这正是斯坦曼的研究课题。

正如多数生物学研究一样，研究人员必须首先收集大量研究对象。收集和分离巨噬细胞的过程是这样的：取一只小鼠，拧断它的脖子，拽出脾脏并捣碎。向捣碎的脾脏中加入氯化铵，使混合物中的红细胞溶解。在玻璃皿中将混合物与血清一起培养过夜。第二天早晨，巨噬细胞会黏附在玻璃上。

十分简单。

“之后用移液器吹掉其他细胞，剩下的就是具有黏性的细胞。”施莱辛格解释。具有黏性的细胞再次培养过夜，依然黏附在玻璃上的物质就是纯净的健康巨噬细胞。

然而对斯坦曼来说，接下来还有发现的步骤，这涉及大量的显微镜观察。“如果你在显微镜下仔细观察，会发现培养后去除的细胞和黏附的细胞是不同的。”施莱辛格说。

这些准备工作并非斯坦曼实验室所独有，然而自从研究人员开始分离巨噬细胞以来，从未有人仔细看过黏附细胞以外的物质。

显微镜具有一定的焦点深度，如1微米、10微米、100微米等。你只能看到焦点深度以内的物质（1英寸 = 25400微米）。“拉尔夫在调整相衬显微镜的焦点深度时，注意到那些悬浮的细胞形态与众不同。”有种细胞形状独特，与巨噬细胞相似却有所区别。“那是树突状细胞。”

> 我们注意到一种较大的星状细胞，具有明显的特征。
>
> ——拉尔夫·斯坦曼和赞维尔·科恩

斯坦曼和科恩在1973年的首篇论文中写道：“我们注意到一种较大的星状细胞，具有明显的特征。”论文展示了这种新型细胞的大量显微图像，它的伪足如何伸展，以及存在的部位——小肠、胸腺、骨髓、淋巴结、肝脏，都是免疫细胞聚集的地方。斯坦曼在论文中为这种具有枝杈状凸起的细胞取名树突状细胞（dentritic cell）。在希腊语中，“dendton”意为“树”。

然而这个名字并非他的首选。

“拉尔夫想以妻子克劳迪亚命名这种细胞。”施莱辛格说，“她很可爱，身材苗条，四肢修长（与树突状细胞有些相似），因此他想为细胞取名‘克劳迪亚细胞’。”对于这样书呆子气的浪漫提议，克劳迪亚·斯坦曼不胜荣幸，但最终说服丈夫，这份殊荣不太符合科学精神。“在第一次参加节日讲座的35年后，为了纪念拉尔夫，我有幸成为讲者，克劳迪亚也在场。她告诉我，陪拉尔夫参加会议时，大家总对她的手脚行注目礼，因为拉尔夫很爱讲这个故事。”

“他很爱她。”

皮肤游戏

细胞有了规范的学术名称，独特的形状也有了记录，接下来便是了解它们的功能。当时，斯坦曼与日益壮大的团队经过漫长、系统的求索，终于找到答案。施莱辛格利用多个暑假在斯坦曼的实验室工作，最终取得了拉什大学医学院医学学位。

首先，团队明确了关联性：树突状细胞与免疫系统中最杰出的杀手T细胞直接结合。这种特性可通过一项名为混合淋巴反应（MLR）的简单化验来证明，T细胞在树突状细胞存在的情况下得以激活并大量增殖。当时，化验需要从新鲜羊血中分离T细胞。

“取羊的红细胞，与白细胞混合。”施莱辛格解释。在离心分离机上处理混合物，加入一点氯化铵，这跟脾脏处理相似。剩下的就是T细胞。

注：混合淋巴反应之所以可行，是因为羊的红细胞能够表达名为CD1的分子，该分子同样表达于树突状细胞等抗原呈递细胞。T细胞与CD1自然结合。

“于是洛克菲勒大学养了一只羊。我不记得羊的名字了，不过我的工作之一就是采集羊血。”

回顾：萨拉·施莱辛格在暑期实习中学到的技能有采羊血、拧断小鼠脖子、制作脾脏混合物和照看人类皮肤组织。

解释：在施莱辛格初入实验室时，取得人类树突状细胞的标准方法是将其从天然富含树突状细胞的组织，即皮肤中分离。皮肤是人体与充满病原体的外部世界之间的防线，人们后来发现，树突状细胞就是守卫防线的士兵。这也解释了疫苗的原理，在皮下注射的少量外来物质被树突状细胞识别，从而起到预防疾病的目的。

“我拿到人类尸皮，就是用于（烧伤患者等）移植的皮肤，树突状细胞从里面长出来，或者说爬出来。”施莱辛格说，“这是一项极其劳神费力的工作。幸运的话，三天可以取得一万个细胞。这个工作很难做，花费昂贵，而且皮肤终究是受到污染的组织。”总而言之，处理皮肤是一件吃力不讨好的事。

这也解释了为什么这个领域无人问津。皮肤、羊、脾脏处理、长期枯燥的显微镜观察，这些方法极度原始，实验结果难以分辨。比如，细胞分离完成后，要如何证明分离出的细胞就是树突状细胞呢？“最初，拉尔夫是鉴别树突状细胞的唯一标准。这不是玩笑，鉴别完全依赖于形态。我们发现树突状细胞后，就请拉尔夫确认。”没有生物标记，没有客观的鉴别方法，只有拉尔夫。

“拉尔夫钟情于显微镜观察，”施莱辛格说，“他直到去世前仍在显微镜前观察这些细胞。我最快乐的回忆就是和他坐在双人显微镜前，享受观察细胞的乐趣。它们非常美丽。”

与此同时，斯坦曼的团队发现了树突状细胞功能的关键：呈递抗原。这就是T细胞识别攻击对象的方法。树突状细胞吞噬外部物质，进行消化分解，并将关键部分展示出来。T细胞看到这些部分，就会攻击任何与之相似的对象。

尽管进展显著，但拉尔夫仍是这个领域的唯一权威，他是肯定或否定研究结果的评判人。这让有些人耿耿于怀，也在一定程度上造成了对这种新细胞的抵触情绪。

然而，在70年代末80年代初，科学界的两项基础性进展扫除了进入该领域的障碍，几乎任何人都可以参与研究。这两项进展是杂交瘤技术和重组细胞因子。

杂交瘤技术：使用活细胞不断产生高度纯一的克隆抗体的技术。所有抗体完全相同。克隆抗体的用途之一是目标分子或细胞的识别和提纯，其中也包括T细胞（不再需要羊血、脾细胞混合物等）。

重组细胞因子：重组蛋白质（细胞因子为一种蛋白质）的名称源于科学家通过重组DNA链在生物反应器中大量生产某种蛋白质的技术。这种技术在制药行业得到广泛应用。（用于治疗糖尿病的胰岛素——一种蛋白质激素——就是这样生产的，在重组技术产生之前，人类使用的胰岛素从猪的胰腺中提取。）

实践证明，重组细胞因子是用其母体祖细胞制造成熟树突状细胞的最佳方法。在细胞因子的正确指示下，这些存在于血液和骨髓中的祖细胞将成为无尽的树突状细胞来源。

尽管技术取得了飞跃，但多年以来，这一领域依然存在争议，利用重组细胞因子人为制造的细胞是否与自然形成（或者说散养）的树突状细胞相同，依然缺乏判断的标准。

1998年，斯坦曼和共同作者雅克·邦舍罗（贝勒大学）在《自然》期刊发表论文，这些不确定性和异议终于尘埃落定。论文摘要开门见山："B淋巴细胞和T淋巴细胞是免疫反应的传递者，但它们的功能由树突状细胞控制。"下面两句话具体说明了树突状细胞如何控制淋巴细胞。第四和第五句话写道："曾经被忽略的树突状细胞如今可以大量制造，用来进行分子和细胞生物学研究。人们随之认识到，树突状细胞是操纵免疫系统的强大工具。"

论文继续描述了科研人员开展相关研究所需的全部材料和方法。

经过25年，树突状细胞研究一夜之间成为真正意义上的开放领域，而不再是斯坦曼的私人花园。之后，这项重要发现被逐渐推向临床应用。

树突状细胞的鼎盛时期

从1977年暑期实习到1998年《自然》论文的发表，萨拉·施莱辛格一直忙忙碌碌。她的经历概括如下：

●获得拉什大学医学学位。“我1981年入学。那年，人类发现了首个艾滋病病例。”

●外科学习阶段。她发现严苛的外科医生生活并不适合自己。“我以前从来没有体会过分身乏术的感觉。”

●两段婚姻。

●五个孩子，全是男孩，最小的2011年出生。“说来话长。”

●专攻病理学。“在拉尔夫的慷慨相助下，我在纽约医院谋得病理学相关职位。对于希望待在实验室里的人来说，病理学是再合适不过的专业了。”

●在华尔特里德陆军研究院任职八年，研究艾滋病病毒（HIV）疫苗。

“华尔特里德陆军研究院的人开始对树突状细胞产生兴趣，”施莱辛格说，“而我师从专家。”不过，专家也有不了解的事情。施莱辛格在华尔特里德陆军研究院的经历最终在斯坦曼实验室中发挥了重要作用。

“作为医学军官，我必须按照要求学习实验室行为规范、生产流程、临床开发和监管事宜，这些是陆军医学军官的必备知识。”这些必备技能为她的毕生事业奠定了基础，使她能够将斯坦曼等人的科学发现转化为临床现实。

“拉尔夫对人体医学研究一向不感兴趣，因为他是小鼠医生。他意识到人们开始在临床上应用树突状细胞。”施莱辛格回忆。树突状细胞是斯坦曼的孩子。在他看来，同僚是为了五花八门的治疗用途随意操纵这种新型细胞，他对此并不认可。

然而，妖怪已经被放出了瓶子。最初关于利用免疫细胞治疗癌症的想法吸引了大量热议（和热钱），这种热度贯穿90年代，最终所有关于临床的烟花尽数消散。“拉尔夫对参与那些实验的人非常怀疑，包括部分声称使用树突状细胞的人。”施莱辛格说。在斯坦曼看来，科学家走到了科学的前面。

> 他一向认为自己可以超越任何人，这种自信通常是正确的。

“他一向认为自己可以超越任何人，这种自信通常是正确的。”他希望尽可能掌控树突状细胞的临床应用。斯坦曼考虑开始治疗患者。“所以我回到他的实验室，担任临床主任。”

那是2002年。

尽管对实验室和斯坦曼怀着支持的热心，但这并非施莱辛格回归的全部原因。作为科学家，施莱辛格对实验室在90年代后期发表的多篇著作印象深刻，尤其是实验室成员妮娜·巴德瓦杰（现就职于西奈山医院）和马达夫·多达普卡尔（现就职于耶鲁大学）的研究成果。

“他们开始利用树突状细胞进行非常基础的实验，证明我们可以实现对流感、破伤风和KLH（一种海洋生物抗原）的免疫。”施莱辛格说。实验的卓越之处在于简洁：首先对患者进行白细胞分离

（即过滤出白细胞），加入细胞因子，培养出树突状细胞，之后在树突状细胞中加入抗原肽，将经过处理和激活的细胞导入患者体内。

这些实验的高明之处在于向树突状细胞中加入抗原。斯坦曼团队在培养皿中重现了在皮肤、淋巴结或身体任何部位中，免疫系统与病原体相遇的自然反应。

通过这个简单方法，斯坦曼成功激活了患者的免疫反应，仿佛注射了疫苗。“实验首次证明了树突状细胞可以被操控，”施莱辛格说，“这些论文让我不禁赞叹出声来。”

受其启发，施莱辛格将这些方法和她对树突状细胞的深入了解应用于华尔特里德研究院的艾滋病病毒疫苗项目。这项工作在她回到洛克菲勒大学后进一步发展。在施莱辛格的指导下，艾滋病病毒疫苗项目的临床试验持续至今。

这是后话。2002年，施莱辛格回到斯坦曼实验室，有五年时间，资金来源和科学进展都很稳定。

2007年，拉尔夫·斯坦曼病倒了。他被诊断为胰腺癌，胰脏前段出现三级肿瘤，第一年存活率不足4%。

“一切都变了。”施莱辛格说道。

拉尔夫本人成了实验对象。

伟大的实验

世界各地的问候纷至沓来，亲友、同事、著名科学家纷纷致以问候。

“拉尔夫人缘特别好，他得到了源源不断的支持、关心和帮助，任何能尽微薄之力的人都伸出了援手。”不仅是温暖的祝福和礼物，全球知名的实验室也纷纷贡献出最新研究成果。

施莱辛格自动承担起协调工作，她与斯坦曼相识多年，这是她所熟悉的角色。“拉尔夫召集了大概六个人开会，其中有人通过电话接入，形式和实验室会议差不多。”他们集思广益，提出想法，确定优先级，讨论时间和物流安排。

施莱辛格记录了会议内容，治疗方案由此诞生，只有一件事需要决定。“所有人离开后，我还在整理文件，我问拉尔夫：‘那么谁来负责治疗，负责实际执行这些方案？’此时他说：‘我希望你来。’”

这是一个令人百感交集的请求，却并非仅此而已。“我的第一反应是惊讶，因为我不是肿瘤学专家。”施莱辛格说。她推荐了多位或许更能胜任的好友、同事，但斯坦曼依然温和地坚持己见。回想起来，施莱辛格似乎明白了个中缘由。“我一向在科学上顺从拉尔夫的意见，与其他人相比，他认为我更愿意遵照他的指导和判断。”

归根结底，尽管身为实验对象，拉尔夫却依然坚持掌管实验。

“确实如此。他掌控全局，我做他的副手，我们的关系总是这样。”尽管如此，斯坦曼并不糊涂。两人之间，施莱辛格是毫无疑问的临床专家，项目面临着许多独特的监管和制度障碍。要克服这些障碍，她多年积累的敏锐思维必不可少。

方案既定，道路畅通，治疗便开始了。首先是GVAX，也就是由伊丽莎白·贾菲（就职于约翰·霍普金斯大学，见第9章）和格伦·德拉诺夫（当时就职于丹娜法伯癌症研究所，现就职于诺华制药）领衔的癌症疫苗技术。

“伊丽莎白按照一般GVAX的流程，为拉尔夫的细胞特制了GVAX，我们取得了食品药品监督管理局的使用许可。”疫苗于2007年秋接种。

斯坦曼对治疗产生了明显反应，血液中的生物标记显示T细胞已经激活。至于激活的T细胞对初次手术后的残留癌细胞产生了怎样的作用，我们不得而知，也无法凭借现有技术知晓。

然而，斯坦曼等人还在持续探索。接下来是2007年冬由阿格斯（Argos）公司（由斯坦曼与他人共同创立的公司）的同事研制的树突状细胞疫苗。2008年春，斯坦曼再次接受树突状细胞疫苗治疗，疫苗由贝勒大学的卡罗琳娜·帕卢卡研制，斯坦曼于《自然》上所发表论文的共同作者雅克·邦舍罗也出手相助。

“在我们为他接种贝勒疫苗时，卡罗琳娜来到了纽约。”施莱辛格回忆。斯坦曼前一天已经在大腿前侧接受了注射。第二天晚上，三人出去吃饭。“他十分激动，因为局部免疫反应非常强烈。”他向共进晚餐的两位女士描述了注射部位的红肿、硬结，“这意味着那里产生了T细胞”。

“他坚持让我们去卡罗琳娜的房间，以便向我们展示。卡罗琳娜和拉尔夫很熟，但也不知该作何感想。”拉尔夫·斯坦曼毕竟是朋友、同事、导师，但这同时也是尖端科学。“我必须承认自己有些不知所措，但大家都逐渐被他的情绪感染，激动起来。如果当时有智能手机，我们可能都会拍照。”

宾馆插曲后，斯坦曼又接受了一至两次药物干预（包括第1章介绍的伊匹木单抗）。然而四年半以后，这一伟大实验终于在2011年9月30日迎来了终点。

* * *

2011年9月30日，星期五。

那个星期五，斯坦曼的女儿打电话将噩耗告诉了施莱辛格。她的父亲去世了。她让施莱辛格在周一前不要告诉任何人，让家人在潮水般的慰问到来之前能喘口气。

“我完全理解。”

周末过去了。“周日晚上，我躺在床上，但睡得不好，因为我知道自己第二天上班时，不得不向所有人宣布噩耗。”凌晨5点，施莱辛格依然半梦半醒。突然电话疯狂地响起来，她看了看屏幕，是斯坦曼的女儿。

“我接起电话，她说：‘爸爸获奖了。’‘亲爱的，你父亲不是……’我迷迷糊糊地说，‘你父亲不是走了吗？我没记错吧？’她说：‘哦，不，当然。他走了，两天前走了。但诺贝尔奖的人刚才打电话说他获奖了！’”

> 我接起电话，她说：“爸爸获奖了。”

注：诺贝尔奖原则上不颁发给已故之人。

斯坦曼的女儿惊慌失措：我该怎么办？我该通知谁？“我说，我不知道，但我会搞清楚。”

长话短说，在咨询了多位律师、前任成员和重要人士之后，诺贝尔委员会决定破例颁奖，并发表了如下声明：“将诺贝尔奖授予拉尔夫·斯坦曼的决定是基于候选人在世的情况做出的，并非故意违规。”

数周后，在斯德哥尔摩的颁奖典礼上，2011年诺贝尔生理学或医学奖被正式授予已故的拉尔夫·斯坦曼，奖项由他挚爱的夫人克劳迪亚代领。

“当时的情况只能用‘超现实’来形容，”施莱辛格说，“那段时间，我们总把‘笑中带泪’挂在嘴边，这个词成了所有人生活的写照。”斯坦曼登上了科学界的珠峰，举世闻名，却唯他不知。

“我们陪他的家人出席了典礼，我含着泪水看克劳迪亚代他领奖。事后，我有幸捧起奖杯，无数次端详着、抚摸着。想到拉尔夫与这些失之交臂，我心里非常难过。要是他知道，该多么开心啊！”

* * *

马达夫·多达普卡尔，内外全科医学学士

（斯坦曼实验室前研究员）

免疫生物学教授

耶鲁大学

“他可以瞬间充满激情。他在病重时仍坚持从事研究，刚从手术室出来就开始回邮件，探讨严肃的科学问题。那种孩子般的求知欲令人震撼。”

德鲁·帕尔多尔，医学博士，博士（第8章）

“诺贝尔奖确实不颁发给已故之人，但问题是，他们真的会因为他去世了而收回奖项吗？我可以告诉你，如果他们这么做，会掀起轩然大波，因为他在科学界确实德高望重。”

杰奎琳·基亚佩塔

拉尔夫·斯坦曼的行政秘书

土生土长的纽约人

注：基亚佩塔不久前退休了。在她接待的众多访客中，16岁的萨拉·施莱辛格也是其中之一。

“他总是天刚亮就来上班，差不多7点才离开办公室，之后在家工作。他工作太辛苦了。”

“他是很好的老板，但要求很高。我早晨醒来时，经常发现拖鞋上都是便条贴，因为我会想起第二天早晨要告诉他的事。他实在太忙了，所以我起床时，地上都是便条贴。他对于我们的付出总是十分认可。”

问：“你在得知斯坦曼博士的病情时有何反应？”

“我们尽量保持常态，但我做了一件破天荒的事。我开始接种流感疫苗，因为我不想因为自己生病而让他接触更多病菌。我之前从未这样做过。他病了，而我开始接受流感疫苗。”

问：“他去世后呢？”

“上班变得非常痛苦，因为我就坐在拉尔夫的办公室外面。他的夫人刚开始没有心情清理办公室，所以他的鞋子还在那里，用过的咖啡杯也在桌上。”

“他没能看到自己获得诺贝尔奖，确实非常遗憾。我不认为获奖对他的为人处世会有任何影响，但还是希望他能得到一点认可。”

伊丽莎白·贾菲，医学博士（第9章）

“他的夫人和实验室在两周后举行了纪念活动，这是对他的一生的怀念，我觉得十分感人。所有曾经与他共事、接受过他指导的人，都来了。”

“他们夫妻喜欢萨尔萨舞，那天宾客满堂，还请了萨尔萨舞乐队。人人都在谈论他、赞扬他……我忽然觉得，你知道吗？他是否知道自己获得诺贝尔奖根本无关紧要，看看周围吧，这才是他的价值。”

* * *

后记：晚期胰腺癌至今仍然缺乏有效的治疗方法。斯坦曼尝试了六种不同的方案，癌症原本会在第一年夺走他的生命，但他坚持了四年半。然而，这并不意味着治疗产生了效果。任何参与斯坦曼博士治疗的人都无法从科学角度肯定，这些最新干预手段事实上是否发挥了任何作用。有时候，绝症患者可以不明原因地存活多年。

然而，有一位研究员深信不疑，他相信疗效，相信人们正朝着正确、真实、开创未来的方向前进。他就是拉尔夫·马尔文·斯坦曼博士。

一位小鼠医生。

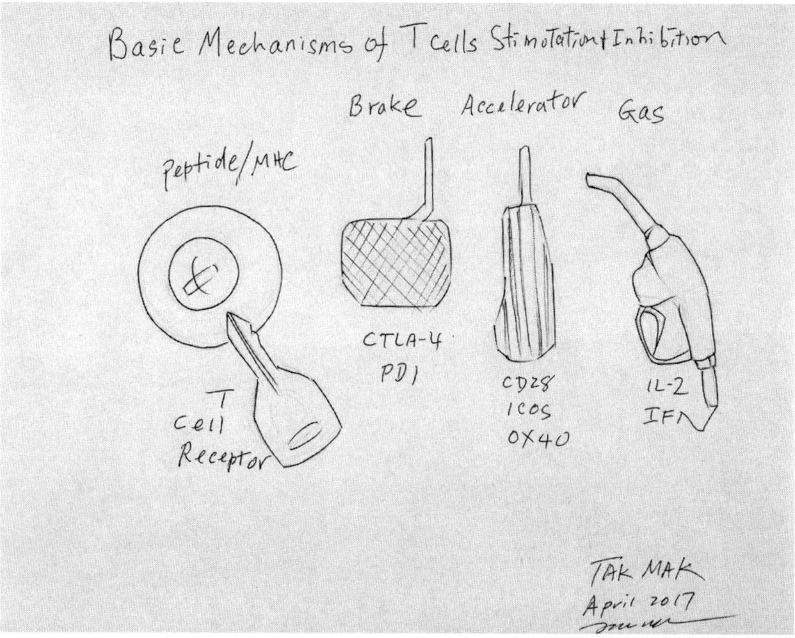

麦德华

先生们，发动你们的引擎

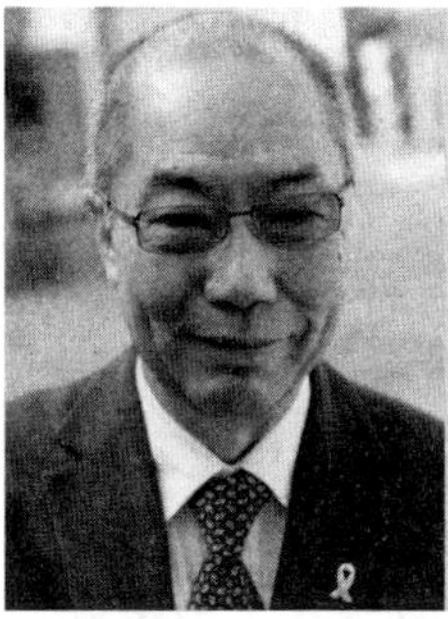

11. 麦德华

(Tak Mak)

高级科学家

玛嘉烈公主癌症中心

多伦多，安大略省，加拿大

T细胞受体（TCR）

除非我胡编乱造，否则这一定是正确的。

——麦德华

关于麦德华，有三点不得不提：

●麦德华发现了T细胞受体（TCR），这是一项重大发现，本书中涉及的大量技术均以此为分子基础，其重要性难以估量。

●麦德华为人风趣，这种风趣只有同处一室才能充分察觉和欣赏：他善于运用微妙的眼神，恰到好处、不易察觉地挑眉，在正常讲述之后小声插入自相矛盾的旁白。他的举止能让听者瞬间放松下来。也许这是故意为之，正如他的好友詹姆斯·艾利森（见第1章）所说："麦德华的科学才华掩藏在幽默之中。"

●麦德华说话轻声细语，笑容温文尔雅；他开放、热情、慷慨。一言蔽之，麦德华是典型的加拿大人。

* * *

麦德华1946年生于中国香港。在高中毕业赴美留学之前，他早期所受的教育深受爱尔兰耶稣会的影响。“耶稣会也许是天主教教派中学术性最强的团体，”麦德华说，“他们相信知识，当然也相信上帝，每个人都十分友好、温和。”

除了传授对知识的热爱和慈悲的心态，耶稣会还教给麦德华信仰的负担。“有句老话说：中国人和犹太人的罪感与生俱来，天主教徒的罪感则习自学校，”麦德华笑了，“我恰巧是中国的天主教徒。”因此，麦德华的罪感不仅与生俱来，更在少年时期接受耶稣会的培养、梳理。罪感塑造了他。“我所做的每一件事，在内心深处都是由罪感转化的其他情感，比如同情、真诚、慈善……”

这种对沉重负担的睿智解读，在麦德华的一生中以多种方式得到展现，其中也包括他对裘槎基金会的持续捐助。裘槎基金会成立于1979年，是一个“旨在提升香港自然科学、科技和医学水平”的私人组织。除了举行会议和研讨会等支持性活动外，裘槎基金会还为初展羽翼的香港地区科学家提供资助，至今已有近千人获得奖学金。

裘槎基金会的首任主席是诺贝尔化学奖得主、英国科学家亚历山大·托德爵士。2011年起，董事局主席为麦德华。

尽管长居加拿大，但麦德华在情感上一直与香港人保持着紧密的联系。“身居香港的中国人与身居内地的中国人有差异”，麦德华说，香港人与来自另一座繁华孤岛的新加坡人之间也有很大差异。“新加坡人是渴望成为瑞士人的华人，香港人是渴望成为纽约人的华人。”

这方面的积极影响是，社会中的每个人都具有相同的文化认知。“这样的统一性非常实用。香港恐怕是世界上犯罪率最低的城市，人人团结一致，共创未来，因此不存在犯罪。”麦德华说。他补充道，高度统一的身份认同也有负面影响，像纽约一样，共创未来的愿景变为共筑金山。

这也无可厚非，科学资金总归多多益善。

傻人有傻福

麦德华高中毕业后，麦家——麦德华、两个妹妹和母亲——举家迁往威斯康星州的麦迪逊，以便孩子们在此接受大学教育，让麦德华成为医生。“犹太家长、中国家长都喜欢医生和律师。中国人和犹太人有太多相似之处。”麦德华说。为了不让母亲失望，麦德华等到木已成舟，才告诉她自己选择了化学工程专业。

这个决定并不长久，一年之后，麦德华决定放弃化学工程，改修生物化学，从研究塑料转向研究生命。这是一个顺理成章的决定。

“我得负担自己在学校的额外费用，因此通过学生会申请了工作。”麦德华说，“起初是建筑工人，但当时我才110磅，不可能胜任。几番尝试之后，我决定，好吧，只有刷盘子了。”当然不是随便什么盘子：麦德华想刷的是实验室的盘子。他看准了两所实验室，植物学家福尔克·斯科格的和病毒学家罗兰·吕克特的。“我对他们的研究很感兴趣，两所实验室都在争我。”最终吕克特博士以每小时1.25美元的高薪胜出（这是1965年美国的最低工资）。“第一次刷盘子，我两小时就做完了，但是薪水太少了。于是我问：‘还有其他盘子吗？’吕克特说：‘没有，不过如果你愿意做实验的话，我可以付1.5美元时薪！’”

“我无法拒绝这样的邀请，于是跟他做起了实验，起初是打工，后来是合作。”不久，麦德华将专业改为生物化学，并

> 我无法拒绝这样的邀请。

在吕克特的实验室进行研究生学习。

麦德华1967年取得威斯康星大学生物化学学士学位，之后转变方向，取得本校生物物理学硕士学位。

1972年，在取得阿尔伯塔大学生物化学博士学位后，麦德华进入玛嘉烈公主癌症中心的安大略癌症研究所，跟随著名学者厄内斯特·麦卡洛克，在多伦多进行博士后研究。

当麦德华试图在科学界立足时，是麦卡洛克为他保驾护航。在麦德华加入实验室以前，麦卡洛克和同事詹姆斯·蒂尔发现了造血干细胞。造血干细胞具有重要临床意义，它是位于骨髓中的祖细胞，T细胞、B细胞、红细胞等人体所有血细胞都由它而来。

蒂尔和麦卡洛克理应获得诺贝尔奖。

然而世事难料。

“我来解释一下罪感的概念，”麦德华说，“麦卡洛克和蒂尔错失诺奖的原因是约翰·戈登爵士。他将一个成纤维细胞的细胞核导入一个卵细胞中，并证明该细胞可以发育成一只新的小鼠。”简而言之，戈登由成人创造出婴儿。这是令人赞叹的技术，戈登甚至无须知道所有细节。然而研究相同课题的麦卡洛克和蒂尔则希望在大张旗鼓之前明确所有分子细节。

这是严谨的科学态度，却是职业发展的重大失误。

“他们在等待一个解释的机制。”麦德华说。与此同时，戈登爵士摘走了诺贝尔奖。“但不要忘记，是麦卡洛克和蒂尔1961年在这里发现了造血干细胞。”（科学界对此普遍认同，但并非观点一致。）“言归正传，麦卡洛克五年前去世了，我联系了皇家学会的《自然科学会报》（世界首个科学期刊，1662年创刊），想为麦卡洛克写回忆录。这么长时间了，这件事一直困扰着我。”导师麦卡洛克没有获得应有的认可，一直让麦德华心存不安（时至今日，他的照片依然摆在麦德华的桌上）。“我亏欠了他，是他给了我机会。”麦德华说。麦卡洛克为麦德华提供了机会和不可或缺的支持，让他去追求“免疫学的圣杯”——克隆T细胞受体。

痴人说梦：发现T细胞受体

麦德华面临的挑战，以及他需要麦卡洛克的指导和支持的原因，在于他提出T细胞和B细胞在受体层面是截然不同的个体。这个观点让免疫学家难以接受。科学家已相当了解B细胞，他们满怀希望地（且符合逻辑地）根据已知的B细胞受体结构来寻找T细胞受体。他们认为二者之间必然存在物理联系和相似性，“因为没人觉得大自然有那么多闲情逸致，进化出一个截然不同的抗原识别系统”。

年轻的麦德华不以为然。他认为T细胞受体是独特的。凭借他在病毒学实验中掌握的技术，麦德华知道如何找到T细胞受体。

这项核心技术名为消减杂交。将两组相似但不同的基因指令（如B细胞和T细胞）加以对比，彼此相减，剩余的便是二者之间的基因差异。

消减杂交技术的概念验证和成功案例可以追溯到1970年首个癌基因的发现，也就是导致癌症的基因突变。这项早期研究由瓦默斯、施特赫林、毕晓普和沃格特完成，他们对比了两种病毒，即禽白血病病毒和劳氏肉瘤病毒。在特定条件下，两种病毒均可引起鸡患癌症。瓦默斯等人希望找出致病因素：病毒在健康细胞中插入的哪段基因使其发生癌变？

实验其实相当简单。“劳氏肉瘤病毒只有四个基因，”麦德华说，“分别为gag、pol、env和src。”这些基因负责编码病毒复制所需的全部蛋白。禽白血病病毒只有三个基因：gag、pol和env。“他们用消减杂交技术去除了基因之间的重叠，最后得到src基因。同时他们证明了src是鸡的正常基因，但是发生了突变，因此获得了诺贝尔奖。”src就是致癌基因。

“我告诉老板，大家用了那么长时间克隆T细胞受体（多年来，克隆T细胞受体成为免疫学领域的圣杯），也许它根本不是B细胞的一部分。这样的话，我可以做消减杂交。”这有什么复杂的？src的实验是四减三，而B细胞和T细胞的消减杂交大约是7000减6800。

（麦德华挑了挑眉毛。）

“这是痴人说梦。”麦德华说。但导师麦卡洛克表示支持，让他起草、提交资金申请。麦德华这样做了，资金委员会很快拒绝了他的申请，主要原因是不自量力和地域文化。

说到不自量力，只需看看当时竞争的激烈程度：加州州立理工大学的基因序列专家李·胡德手下有56个人正在从事相关研究。“他们占了一栋楼。”麦德华说。同在加州州立理工大学的诺贝尔奖得主戴维·巴尔的摩手下有至少20名博士后研究人员。“马克·戴维斯在比尔·保罗的实验室，比尔·保罗在国立卫生研究院几乎拥有一个帝国。”

然后是来自加拿大的一个小实验室，单枪匹马的博士后研究人员麦德华。

“我做了两年博士后研究，还是加拿大人。他们直接对我说：‘你搞什么名堂？这种头破血流的竞争不适合你。’”主流观点是，这个项目过于庞大、激进，坦白地讲，加拿大人不适合参与这样的冒险。麦德华对这种态度依然感到不解：“我猜我们大概没有异想天开的传统吧。”

> 他们直接对我说：“你搞什么名堂？这种头破血流的竞争不适合你。”

不过平心而论，项目在技术方面的确令人

气馁。

“即便能做到四减三，”麦德华说，“也从没人试过7000减6800。”此外，根据麦德华提出的方法，这个目标是无法实现的。四减三需要两小时，麦德华的构想则需要数天，且实验使用的材料核糖核酸（RNA）性质极不稳定。根据正常推测，RNA可能在杂交完成之前就分解了。

最后，资金委员会拒绝了麦德华的申请，因为他们认为那些大人物不会出错。然而，除马克·戴维斯（他在小鼠体内中寻找T细胞受体）外，他们都错了。

麦德华说，“他们以为寻找的对象应该是B细胞的一部分”，并进一步推测T细胞受体就像B细胞一样，大量分布于T细胞表面。免疫球蛋白受体占所有B细胞蛋白质的10%，而T细胞受体的占比仅为0.0001%。“因此很难提取足够的蛋白质。”他们期待着堆积如山的稻草，殊不知圣杯只是几根针。

不管怎样，资金没有了。此时，导师麦卡洛克出面说，去他们的，我支持你，去做实验吧。

麦德华说：“我们用了一年半，只有一名博士后研究人员、一名技术员和我。”

美好的周日

实验：取所有构成人类B细胞和T细胞的基因指令，在容器中混合，保持一段时间恒温，让所有RNA和DNA组合。时间足够的话，相似序列的基因链将找到彼此并结合，这是基因链的特性：它们喜欢配对。去除刚刚形成的RNA/DNA配对。剩余的未配对基因链就是人类T细胞的独特构成部分。

这样消减后，麦德华和团队将T细胞的独特序列与其他细胞类型和其他物种的已知基因序列进行比对，科学家已经掌握这些序列的蛋白质结构和功能。想实现这一步，就需要基因库（GenBank）。基因库是国立卫生研究院主管的DNA数据库，网罗世界各地的各种DNA序列。当科学家希望了解新发现的DNA编码的蛋白质功能，如麦德华的未配对T细胞DNA时，就可以检索基因库，寻找相似序列。匹配的序列（科学上称为同源性）即使相似性较低，也可提供许多相关信息。

结果："那是1983年6月一个美好的周日。"麦德华说。T细胞的消减和筛选已经完成，"我们对T细胞的独特基因进行了测序。有的序列是不完整的，因为当时取得完整序列并不容易。我把工作交给暑期实习的凯瑟琳·莱格特，她是工程系的学生，想在实验室做一些计算机工作"。

莱格特进行了查询，在基因库中检索T细胞的独特序列。"当时基因库有6000段序列，如今大约有6万亿段。"麦德华说。即使如此，在当时重达90磅的落后计算机上，筛查6000段高度复杂的信息也需要大量运算工作。

"她大概周六就完成了所有工作。当我周日走进办公室时，地上堆着一摞两英尺高的计算机报表，那是我们手中的序列片段与基因库的对比，就放在那里。"

"那是周日下午，办公室空无一人，我的妻子带着孩子上芭蕾课去了，所以我就看起了报表。"在浏览了数百页报表后，其中一页吸引了他的目光。他关注的不是数字，而是数据的规律，预示着实际重叠的视觉重合。"我拿起那张纸，换了个角度，我发现了。"一段高度重合，一个匹配。"其实二者只有5%的同源性，并不容易发现，但V、D和J区明显具有同源性。"

出现匹配的YT35克隆与抗原识别的重要分子部分（V、D、J区）高度相关，并且与T细胞的部分结构匹配。（关于V、D、J和抗体多样性的详细信息，见术语表。）

“那个时刻，我知道这就是T细胞受体。”

> 那个时刻，我知道这就是T细胞受体。

第二天，麦德华告诉了他的小团队。“我让大家坐下。我说，我们应该把所有时间用来研究这个克隆，其他先不管了。你们可能觉得我疯了，但我认为这就是T细胞受体，”麦德华说，“他们当然都觉得我疯了。我们没有告诉任何人，我甚至没有告诉麦卡洛克。”

注：本书中的学者经常讲到被人称为疯子，或是想法疯狂。由于原话无法改动，如果读者觉得用词过于单一，可用以下词语任意替换：癫狂、古怪、乖僻、异想天开、痴人说梦、神经错乱、精神失常。任君选择。

麦德华的团队在接下来的五个月中对结果进行了验证，经过漫长的论证和排序，事实证明麦德华没有疯。

1984年，他们在《自然》期刊上发表论文，公布了自己的发现。这项研究成果是本书中许多技术的核心。麦德华的人生从此改变。

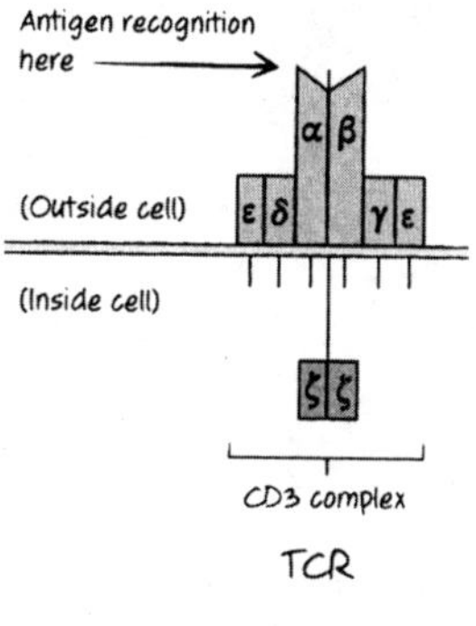

注：T细胞受体复合体包括许多结构相似的次级单位（α、β、γ、δ、ε和ζ）

共同发挥作用，与乐高积木相似。麦德华发现了CD3的α部分，并促成了其他部分的相继发现，包括向细胞内传递T细胞受体信号的CD3ζ链。

* * *

问："作为加拿大人最大的优越性是什么？"

"十年前，被誉为加拿大的《时代》周刊的《麦克林》杂志上有篇文章，调查了人们心中最伟大的100位加拿大人。在加拿大的整个历史中，排名第一的是汤米·道格拉斯。他是萨斯喀彻温省的省长（1944年至1961年）。他曾说过，要为萨斯喀彻温省提供全民医保，无论老幼，无论贫富，生病的人总会有人照顾。如今，没有政客敢这样说，甚至没人敢提及相似的观点。

"那么，为什么加拿大是这样的呢？这又回到了为何不该研究T细胞受体的问题上，因为我们应该远离宏大的事物。我们有石油、木材、黄金，在这片大陆上过着富足的生活。美国和其他地方看重你的成就，如果你一无所成，就会被遗忘。所以，虽然我未必永远留在加拿大，但我觉得这是一个很好的立国之本。"

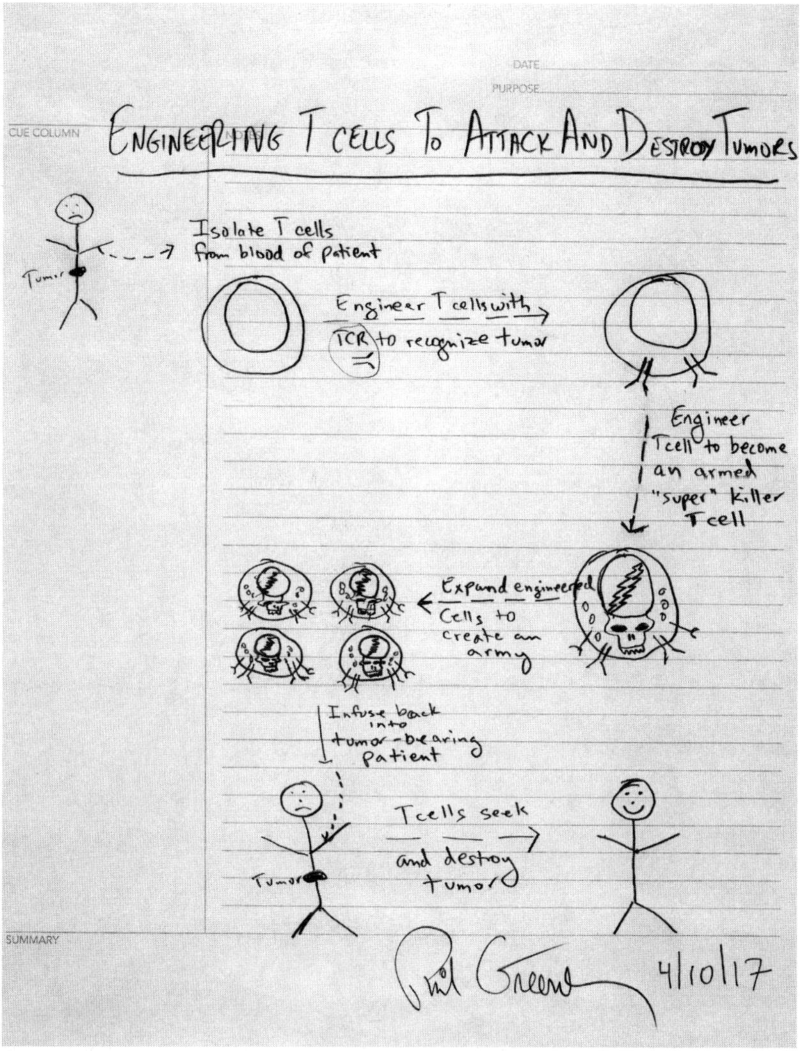

菲利普·格林伯格

感恩至死细胞

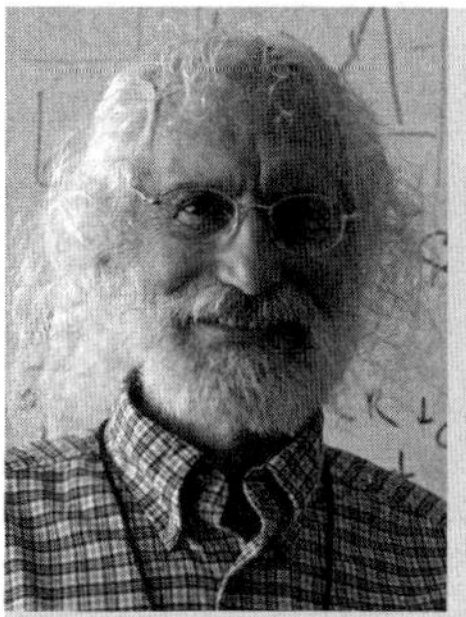

12. 菲利普·格林伯格

(Philip Greenberg)

免疫学项目负责人
药物和免疫疗法教授
华盛顿大学
西雅图，华盛顿州

过继细胞疗法 (ACT)

我们都傲慢轻狂，以为这就是重大发现的开始。

——菲利普·格林伯格

“先说重要的：你从何时开始留的长发？”

“20世纪60年代，我从那时起就没理过发。”妻子喜欢他的发型。“她偶尔替我修剪一下。”

“喜欢甲壳虫、滚石还是感恩至死？”

“当然是感恩至死。我们在圣地亚哥时，杰瑞·加西亚曾到恩西尼塔斯市演出。那儿有个老剧院，他和杰瑞·加西亚乐队一起演出。小场地，大概150人。”

感恩至死的忠实乐迷。“另外，我曾把杰瑞和我的照片摆在一起，我们有些相像之处。”

（必须承认，他说得没错。）

“我知道自己没错。”

绝对正确，除非数据另有所指。

黄色的天空，蓝色的太阳

菲利普·格林伯格1946年生于布鲁克林的布朗斯维尔区。“我很喜欢布鲁克林，有时候也会故地重游，但那里到底是个危险的地方。”布朗斯维尔尤其如此，时至今日也未改变。

“我对布鲁克林印象最深的是坐公共汽车去艾比斯球场看比赛。”格林伯格说。在感恩至死乐队之前，道奇队在他心里分量很重。对所有道奇球迷来说，球队1957年离开布鲁克林的决定都是一个沉重的打击。“我那时认识到，大人可能让你失望，这就是丑恶的现实，你不能依靠别人。”

格林伯格可以依靠的是自己的父母，两位实实在在的蓝领。母亲是秘书和行政人员，父亲是工厂的生产主管。“我没什么与科学相关的成长背景。”格林伯格说。他很快补充道：“但他们倒是每天早上都做《纽约时报》的填字游戏。”

用笔？

“对，我父亲一直用笔。”

知识十分重要。格林伯格的家庭非常重视教育，他因此顺利跳级，16岁进入大学。这归功于明智的家长、（当时）宽松的学校制度和几位优秀的老师。

这些老师来自长岛的鲍德温镇，格林伯格的父母在他高中时期搬来这里。“他们认为我需要换个环境……他们不怎么喜欢我的朋友。”在鲍德温高中，格林伯格遇到了第一批学术导师。

“有巴兹·索耶，他是一位非常优秀的生物老师，”格林伯格回忆，“还有一位物理老师，叫施陶特。他们都非常优秀。”

他们的杰出之处在于展现并传递热情，索耶尤其如此。“如果你不能展现对工作的热爱和享受，只传递信息是不够的。”你必须关注沟通的方式，沟通不是灌输，而是互动。“作为老师，这让他们能够影响他人。”

好的老师可以改变世界。

“这很有意思。”格林伯格说。在高中毕业后，他先后遇到的两位科研人员都曾在同时期就读于鲍德温高中。“她们比我晚一两级，所以我不认识她们。她们最终成为斯坦福大学的职员，与我的经历相同。”他们均因索耶而从事科学。

再见父母，再见好友

格林伯格本科就读于圣路易斯华盛顿大学。

“我没什么钱，是坐长途大巴去学校的。父母帮我打包了行李，我坐上大巴就出发了。”16岁的他来到了密苏里。在此之前，他向西最远只去过新泽西。

“我住不起宿舍，太贵了。”他最终成功挤进一处专门宿舍，但仍需一番适应。“我和另外三个人住在所谓‘员工公寓’。”格林伯格说，“室友的组合有些奇怪，其中有一名来自韩国的访问学者。我记得很清楚，因为我第一次在抽屉里找东西时，发现他在那儿放了一袋50磅的大米。”

除此之外，圣路易斯的时光平淡无事。1967年取得生物学学士后，21岁的格林伯格回到布鲁克林，在纽约州立大学攻读医学学位。伍德斯托克音乐节就在那段时间举行，但他并不在场。“医学院有人去了，至少试着去过。想去那儿可不容易，他们在高速公路上冻得半死。”当时出现了嬉皮士大塞车。

医学院后，格林伯格披着一头长发来到（或者说是顺理成章地搬到）西海岸，在加州大学圣地亚哥分校（UCSD）开始临床培训。

那片土壤对他来说再合适不过。

平静水面的涟漪

当时的圣地亚哥分校正处于免疫学的黄金地点和时代。“那是真正的温床。”格林伯格说，多所院校竟然齐聚这里。加州大学圣地亚哥分校新成立了医学院，从享有盛誉的国立卫生研究院引进了顶尖科学家。此外，沿海岸驱车而上就是拉荷亚，那里有世界著名的斯克利普斯研究所。“当时该研究院专攻免疫学，”格林伯格说，“由弗兰克·狄克逊（1975年拉斯克奖得主）管理，他招募了一批极其优秀的人才，几乎都是从事实验研究的免疫学学者。”

距斯克利普斯研究所几步之遥，就是萨尔克研究院。萨尔克研究院的元老之一梅尔文·科恩（梅尔文·科恩奖以其命名）也组建了高水平的免疫学团队。“周围都是热衷于此又能够传递这种热情的人。”

这是一片开阔的领域：当时的免疫学专家也只是一知半解。“人们知道的不多，你可以直接进入。”格林伯格说。免疫学领域的科学难题足够毕生探索。

住院医师工作结束后，格林伯格决定用几年时间进行基础免疫学研究，尤其是探究免疫反应基因根源的免疫基因学。这项工作奥妙无穷、让人痴迷，三位从事相关研究的大师（巴鲁赫·贝纳塞拉夫、让·多塞和乔治·斯内尔）也因此获得了1980年诺贝尔奖。

70年代中期，格林伯格尚未选择临床专业。究竟何去何从？他可以在风湿病学领域大有作为，也可以在自体免疫疾病这幅巨大的画布上信笔涂鸦。然而格林伯格选择了冒险，选择了吸引他注意力的血液学。

当时，西雅图福瑞德·哈金森癌症研究中心的肿瘤学负责人E.唐纳尔·托马斯研发了一种骨髓移植技术，用于治疗白血病和淋巴瘤等血液癌症患者。“他们逐渐取得了一些有趣的结果。”格林伯格说。治疗过程毒性巨大，但托马斯的团队观察到了临床反应，数据显示免疫系统正是关键。“最终证明，大部分疗效都要归功于免疫反应。”

> 最终证明，大部分疗效都要归功于免疫反应。

对格林伯格来说，这项研究首次证明了免疫反应可以治愈恶性肿瘤。尽管技术仍处于萌芽阶段，但终有一天会长成参天大树。“我们都傲慢轻狂，以为这就是重大发现的开始。”

格林伯格与托马斯取得联系。“我告诉他，我们未必一定要做骨髓移植，”格林伯格回忆起当时单刀直入的情景，“我说，我们可以只移植T细胞，并以肿瘤为靶向，这样就可以避免移植物抗宿主病（GvHD）的并发症。”GvHD是毒性的来源，也是患者死亡的罪魁祸首。“唐纳尔一心钻研骨髓移植，但他十分认同这个想法。”为此，他甚至邀请格林伯格来到西雅图。

1976年，格林伯格博士加入福瑞德·哈金森癌症研究中心和华盛顿大学肿瘤学科。骨髓移植领域的先驱、不屈不挠的勇者E. 唐纳尔·托马斯博士获得了1990年诺贝尔生理学或医学奖。

在新月的西北角

加入团队后，格林伯格开始与同样来自布鲁克林的亚历山大·菲费尔共事。菲费尔是哈金森中心临床研究部门的元老之一，也是唐纳尔·托马斯亲密的同事，之前在国立卫生研究院开发T细胞疗法的动物模型。

他的模型设计巧妙，方法相当简单：菲费尔（后来变成菲费尔和格林伯格）向小鼠腹腔内注射弗里德鼠白血病病毒，使其患上白血病，并将相同的病毒注射到另一只基因基本一致的健康小鼠皮下。根据之前的观察，注射将起到疫苗的作用，使小鼠对病毒产生免疫，而不会患上白血病。之后，免疫小鼠的T细胞被用来治疗患病小鼠。理论上讲，经过免疫的T细胞可以识别并攻击感染弗里德病毒的细胞（即白血病细胞）。

实践证明了这种推测。小鼠的肿瘤缩小了，实验大获成功。

“老实说，我以为我们早就可以开始人体研究，因为当时效果非常好。”格林伯格说。遗憾的是，尽管方法正确，但他们缺少合适的目标。小鼠模型的成功是因为格林伯格的目标十分明确：病毒。他可以从健康小鼠体内提取专门识别这个标靶的T细胞并用于治疗，就像药物一样。然而面对人类癌症，要如何选择标靶？

“小鼠模型完成15年后，我们终于认识到，自己仍没有真正找到标靶。”不过，他们到底找到了标靶。其实答案近在眼前，在医院里随处可见。

在开展小鼠研究的同时，骨髓移植患者面临的另一个（除GvHD外的）致命威胁是感染。毕竟，骨髓移植的意义在于以新的健康免疫系统取代旧的为癌症所困的免疫系统。在过渡期间，随着新的免疫系统生成，患者极易出现感染。巨细胞病毒（CMV）便是威胁骨髓移植患者的元凶之一。

“现在这是我们可以瞄准的标靶。”格林伯格说，“我们总能识别病毒抗原，因为这是我们在白血病模型中使用的标靶。”病毒是外来物质，极易被免疫系统识别。

巨细胞病毒（CMV）与单纯疱疹病毒相似，一旦感染便难以根除。同样与单纯疱疹病毒相似的是，携带这种病毒未必意味着产生症状。病毒DNA可在人体内潜伏。疱疹病毒感染者也许数月甚至数年才会发病。与此相似，如果巨细胞病毒感染者的免疫系统良好，病毒一般不会造成严重问题，你甚至不会察觉。事实上，40岁以上成年人的感染率高达50%，却毫无症状，他们的免疫系统抑制了病毒。然而，当免疫系统受损（如骨髓移植）时，病毒将大量繁殖，如未及时治疗可能致命。90年代初尚无有效的巨细胞病毒治疗方法。

“我们研究并找出了健康人体内针对巨细胞病毒的免疫反应。”格林伯格解释，“了解之后，我们决定使用巨细胞病毒特异性T细胞来预防病毒感染。”

项目由格林伯格实验室的博士后研究人员斯坦·里德尔负责。“斯坦非常聪明，他接手了项目，并且迅速取得进展。”这项研究具有变革意义。“我们研发了一种淋巴细胞扩增技术，命名为‘快速扩增程序’，如今大家使用的仍是这项技术。”

如果一名骨髓移植患者的巨细胞病毒检测结果呈阳性，医院将寻找一名同样感染巨细胞病毒的健康捐赠者，从捐赠者外周血中提取淋巴细胞，过滤T细胞并分离出巨细胞病毒特异性T细胞，通过快速扩增程序进行培养。几天之内，数千个T细胞将扩增至数十亿个。

“我们知道所有注射的细胞都是巨细胞病毒特异性细胞，因此不会有产生移植物抗宿主病的风险。”格林伯格解释。确实如此，这些细胞注射后未产生GvHD，并且确实阻止了患者体内潜伏的巨细胞病毒激活。“我们通过这种方法防止患者出现感染，是行之有效的。”格林伯格说，“这是我们首次成功通过人类抗原特异性T细胞克隆预防疾病。”

> 这是我们首次成功通过人类抗原特异性T细胞克隆预防疾病。

这项研究成果于1992年发表在《科学》期刊上，引起广泛赞誉。《纽约时报》对此进行了专题报道。我们可以想见格林伯格的父母坐在餐桌旁，在开始每日填字游戏前读着这篇文章的样子。

这项研究是开创性的，它为癌症免疫疗法分支之一的过继细胞疗法（ACT）奠定了基础。

成功不易，失败更难

里德尔、格林伯格和其他研究人员登上了头条新闻，但是他们没有治愈癌症。他们治愈的是一种病毒感染，小鼠模型也是如此：标靶是病毒，而非癌症。因此，里德尔的下一个项目顺理成章地瞄准了如今最受关注的病毒——艾滋病病毒。

格林伯格说，“我们使用了与巨细胞病毒相同的策略”，但出于临床考虑，构造有所调整。艾滋病患者在接受治疗性细胞后可能产生强烈的免疫反应，继而出现休克症状，这种现象就是现在所说的“细胞因子风暴”。细胞因子风暴是一种极端免疫反应，免疫系统向体内释放大量可能致命的炎症因子，这与严重的败血症情况相似（见第16章：朱恩）。

细胞因子风暴的潜在风险让格林伯格担忧，促使他利用最新的基因操作技术，在用于治疗艾滋病病毒的T细胞上安装“自杀开关”。一旦免疫系统失控，格林伯格将启动开关，使所有经过基因修改的T细胞死亡。由格林伯格首创的开关与快速扩增程序一样，已至少在理论上得到广泛应用。

格林伯格和里德尔插入T细胞的开关是编码胸苷激酶的基因片段，胸苷激酶是激活前药更昔洛韦的分子结构。（具有讽刺意味的是，更昔洛韦是首个对巨细胞病毒产生疗效的药物，在巨细胞病毒实验结束两年后才获批。）

前药是指必须在人体内经过化学或酶反应激活的药物，其设计目的在于降低药物的毒性，或增强药物在激活因子集中部位的靶向性。简而言之，前药是一颗等待点燃引信的手榴弹。

格林伯格的T细胞开关在基因上复制了巨细胞病毒对更昔洛韦的弱点。“我们将病毒的胸苷激酶基因植入T细胞，再提供给艾滋病患者。如果患者产生强烈的炎症反应，我们可以杀死这些细胞。”

他小心谨慎，但是似乎没有必要。“好消息是，我们发现艾滋病患者出现了发烧和轻度不适，所以他们确实产生了炎症反应，但没有严重到需要采取细胞清除手段的程度。”

坏消息是，治疗没有效果。

注：这项实验中没有捐赠细胞，所有细胞均来自患者本人。艾滋病病毒选择性地感染CD4辅助性T细胞，不感染CD8杀伤性T细胞。格林伯格从患者血液中提取后者进行基因修改、扩增，并用于治疗。

“我们很快发现，患者对第二次注射的细胞产生了排斥反应，”格林伯格说，仍带着一丝难以置信的神情，“这相当耐人寻味，因为艾滋病患者体内只有不足50个CD4细胞，免疫系统几乎瘫痪，他们对表达外来蛋白质的自身T细胞竟产生如此强烈的免疫反应，简直令人吃惊。第二次注射的细胞通常维持不到一个小时。”

实验结果清晰地显示，这些细胞还没来得及攻击艾滋病病毒，便产生了类似疫苗的作用。注射后，患者的免疫系统对察觉到的外来物质做出反应：不是T细胞，而是开关。

这项研究与癌症无关，本书收录这段插曲的原因是，优秀的实验设计没有失败一说。这项实验表明，具有外来抗原的T细胞可以用作疫苗，并且效果显著。斯坦·里德尔（仍就职于哈金森中心）正在利用这项成果研制癌症疫苗。

格林伯格和团队在巨细胞病毒研究的基础上继续推进，将其应用于皮肤癌的治疗。此前的所有抗原都是病毒，并且抗原的分子特性已有详尽的研究。与此相对，皮肤癌细胞没有受到病毒感染，而是部分结构产生了变异，这种区别对免疫系统来说更加细微。我们必须了解相关的变异，才能利用过继细胞疗法攻击癌细胞。

“当时，布鲁塞尔的蒂里·布恩团队（见第24章：加耶夫斯基）已克隆出黑色素瘤特有的抗原。”格林伯格说。这种抗原就是Melan-A/MART-1。与此同时，国立卫生研究院的史蒂夫·罗森伯格团队（见第13章）也独立克隆出Melan-A/MART-1和黑色素瘤抗原gp100。格林伯格实验室的博士后研究人员卡西安·余（现就职于M. D. 安德森中心）利用两种抗原发现了黑色素瘤特异性T细胞，并借助巨细胞病毒实验中的技术研制出疗法。

结果成功了。

“2002年，我们在《美国国家科学院院刊》上发表论文，展示了通过抗原特异性克隆治愈黑色素瘤的可能性，结果令人振奋。”

注：由于各种原因，这种方法目前还不是治疗晚期黑色素瘤的标准方案（见第一、二部分）。尽管如此，格林伯格仍在研究。关于利用T细胞治疗巨细胞病毒、艾滋病病毒和白血病的研究也在继续。

至此，各位想必已经明了，癌症免疫学群体是一个大家庭。它像所有家庭一样存在问题，但依然十分亲密。菲利普·格林伯格的好友之一是詹姆斯·艾利森（见第1章），两人曾同在圣地亚哥进行博士后研究。

“我们在夏威夷的茂宜岛参加会议，恰巧威利·纳尔逊在茂宜岛有个场地，正在为蒙特梭利学校举行慈善演出，那是着装正式的场合。不出所料，詹姆斯说：‘我们去看看。’

“我们开着敞篷车，到酒店门前停下来。你知道，那是正式场合，而我们穿着牛仔裤，不修边幅。我们停下车来，代客泊车的服务生问：‘你们是乐队的吗？’我们说：‘是。’他说好吧，然后接过钥匙，告诉我们去哪儿。我们就大摇大摆地进去了。

“简直难以置信，那是正式着装的场合，而我们显然不大正式。现场有开放式吧台，我们就喝起酒来。我们找了张桌子坐下，没人注意我们。然后威利和他的妹妹开始表演。表演结束后，他们来到场下，我们和他聊了一会儿。他表现出一副认得詹姆斯的样子，但说实话，他醉得那么厉害，根本谁也认不出。”

有人给三人照了张相。

格林伯格还保留着这张合影。

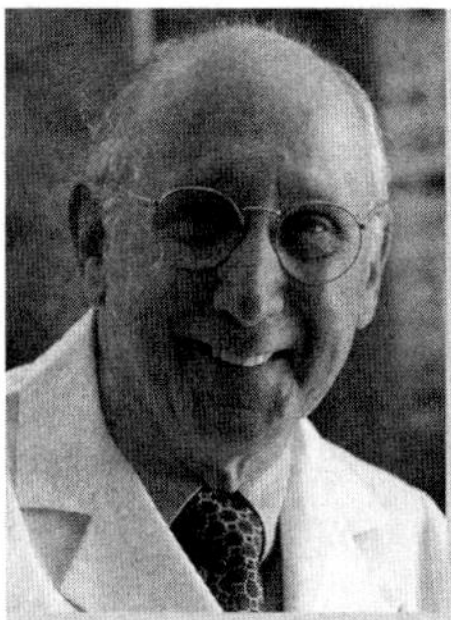

13. 史蒂夫·罗森伯格
(Steven Rosenberg)

首席外科医师
肿瘤免疫学部门负责人
国立癌症研究所
国立卫生研究院
华盛顿特区

白细胞介素-2(IL-2)

在我开始研究时，肿瘤抗原的概念还没有出现。

——史蒂夫·罗森伯格

史蒂夫·罗森伯格（没人叫他史蒂文）1940年生于纽约布朗克斯区。“大约在布朗克斯中部，大广场附近，如今人们可能会选择绕道而行。”罗森伯格的父母在少年时期分别从波兰移民美国，在那里安顿下来。

“他们没能完成学业，”罗森伯格说，“但他们很聪明，总有刨根问底的精神。”两个儿子和一个女儿怀揣好奇心，以父母为榜样学会了生活：勤于提问，努力工作。

罗森伯格对科学产生兴趣的时间很早，这同样源于榜样的力量。

“大概六七岁时，我不再向往当牛仔，从那时起我就知道，自己要成为一名医生，要做研究。”他的首位导师就和他住在同一屋檐下。“哥哥比我大12岁，后来也成为外科医生。”哥哥和姐姐总让年幼的罗森伯格拥有必要的书籍，培养他对一切科学萌生的兴趣。

周围环境也发挥了重要作用。

“我很幸运，我就读的布朗克斯科学高中是一所优秀的学校，从全市招生，那也是我第一次遭遇挑战。”第一个挑战就是入学。“我有很多朋友，但我是唯一进入科学高中的人。我必须参加各种考试和其他选拔。”入学后，罗森伯格很快发现，学校里会聚了全纽约市的聪明孩子，有些甚至在他之上。此外，“要想取得成绩，就必须非常刻苦”。

注：布朗克斯科学高中培养出过八位诺贝尔奖得主，根据学校网站记载，这个数字“超过世界上任何其他中学”。其他杰出校友包括天文学家和科普工作者尼尔·德格拉斯·泰森（76级）、穆格合成器的发明者罗伯特·A. 穆格（52级）。穆格合成器在史蒂夫·旺德的音乐中得到了广泛使用。

除了相互支持、爱好钻研的家人和优秀的学校，历史因素也是罗森伯格的主要动力，那段历史并不久远。“我生于1940年，”罗森伯格解释，“战争结束时，父母的所有家人几乎都在大屠杀中遇难了。”家人离去的噩耗通过明信片传来。“我记得六岁时，我们接二连三地收到明信片，告知我们又有人在布痕瓦尔德或奥斯维辛集中营遇难了。”兄弟、表亲、姑母、外甥都已不在人世。可怕的信件越堆越高，幼小的罗森伯格试图理解其中的含义。“人类竟然对同胞如此残忍，让我不寒而栗。人们应该彼此帮助，不是吗？所以我在六七岁时就知道这是自己想做的事。”医生是显而易见的选择：从事科研，治病救人。“我之所以在过去的41年中，每周工作六七天，这是我能想到的最主要的原因。”

高中毕业后，罗森伯格升入大学，又进入位于巴尔的摩的约翰·霍普金斯医学院，随后在波士顿布莱根和妇女医院进行外科住院实习。“实习一年后，我花四年时间拿到了哈佛大学的生物物理学博士。”

埋头苦读四载，钻研最艰深的公式，似乎没有什么原因。

其实，生物物理学是个很精明的选择。剥去生命的层层血肉，你会发现支撑它的是数学：数学可以解释眼睛为何聚光，血管中流动的液体如何产生血压。

“我学习生物物理学，因为那时的我想尽可能掌握一切知识。”罗森伯格说，“对于希望创新的人来说，这未尝不是一个好的模式，不只创造已知事物的变体，也去开拓新的方向。”

有些人也许认为做这些额外功课多此一举，或对这门学科望而生畏，但罗森伯格坚持正面迎击自己的无知。“在我看来，教育就是消除对未知的恐惧。”他希望充分积累知识，今后遇到未知难题时可以迎难而上，而非一筹莫展。

扫除生物物理学的障碍后，罗森伯格在1974年完成住院实习。次日，国立癌症研究所任命罗森伯格为首席外科医师，他至今仍担任此职位。

进入肿瘤免疫学

这是一个有趣的故事。

“我在西罗克斯伯里退伍军人医院担任初级住院医师时，遇到一位右上腹疼痛的患者。”罗森伯格回忆，“我们怀疑是急性胆囊炎。”胆囊造影的结果确认了诊断，治疗方案确定为胆囊摘除，手术十分简单。然而，患者腹部的疤痕显示，他之前经历过一次大型手术。当问及相关情况时，患者轻描淡写地说，他之前通过手术切除了恶性肿瘤，那是多年前的事了，毫无特别之处。

罗森伯格调出他的病例。“病例显示，12年前他曾因消化道癌住院，胃部肿瘤已扩散至肝脏。”当时医生尽可能地摘除了他的肿瘤组织，但仍有部分转移瘤无法切除。患者最终（可能很快）会被疾病打倒。在没有其他治疗手段的情况下，医院让患者出院，回家等待死亡。

“然而当我翻开下一页时，我发现他三个月后回来复检，六个月后再次复检，一年后这个人已经重新开始工作了。”

只有两种解释：要么最初的诊断彻底错误（可能性很低，但仍然存在），要么患者经历了癌症的自发性消退。后者如天方夜谭，被认为绝无可能。当时，医学史上只有四例自发性癌症消退。四例。在现代医学诊断的数百万癌症病例中，只有区区四例。

罗森伯格重新研究了原始化验报告和组织样本，排除了第一种可能性。剩下的是难以置信的第二种可能性。“他经历了医学中最罕见的情况——自发性癌症消退。这深深吸引了当时作为住院医师的我。”

简直如魔法一般。

> 他经历了医学中最罕见的情况——自发性癌症消退。这深深吸引了当时作为住院医师的我。

罗森伯格希望利用这种魔法。他进行了一个简单的实验：“当时，医院有另一位血型相同的患者同样患有胃癌。我取得了许可，为这位患者输入出现自发性癌症消退的患者的血液。也许他的血液免疫系统中存在某种物质，能够造成癌症消退。”

这是一个大胆的举措，也是罗森伯格职业生涯所有实验中非常典型的实验。

“当然，没有任何效果。”罗森伯格说。接受输血的患者病情依然逐渐恶化并最终死亡。“但我因此开始对免疫疗法和癌症产生兴趣。”为此，罗森伯格暂停外科学习一年，在哈佛大学钻研免疫系统的奥妙。

白板上的少量注释

1974年罗森伯格到国立癌症研究所赴任时，人们对免疫反应和癌症知之甚少。20世纪初纽约外科医生威廉·科利的研究表明，在人体中，特定的细菌感染可以唤醒免疫系统，使其察觉肿瘤的存在。然而，这种现象的具体原理始终不明，因为科利只进行手术，不进行对照研究。

多年后，多位学者（包括卡尔和英厄德·赫尔斯特伦夫妇）的动物实验显示，他们可在实验室环境下人工诱发癌症免疫反应，并且提出这种免疫反应源自T淋巴细胞。这是了不起的研究，然而肿瘤免疫学家普遍对此不屑一顾。

“要知道，在我开始研究时，肿瘤抗原的概念还没有出现，”罗森伯格说，“事实上，人们不相信免疫系统会对癌症产生反应。”1957年之前，《免疫学期刊》甚至未将“淋巴细胞”一词列入索引。

尽管如此，T细胞的想法对罗森伯格来说却完全可行。毕竟在器官移植的过程中，免疫抑制剂的目标是免疫系统中的T细胞（而非产生抗体的B细胞），T细胞负责摧毁外来入侵细胞。在此基础上，罗森伯格提炼出了“外来”的概念。在他看来，癌细胞与健康细胞之间的差异足以让免疫系统中的T细胞识别并攻击癌细胞。T细胞成为他的研究重点，至今依然如此。

不断尝试

“我在研究初期做了很多幼稚的事。”罗森伯格承认。首先，如上文所述，他对输血导入神秘免疫成分寄予厚望。之后，在国立卫生研究院期间，罗森伯格开始向癌症患者注射猪淋巴细胞。当时人们已知，如果向兔子、猪等动物注射某种抗原（如肿瘤组织中的抗原），动物的免疫系统将对其发起攻击。有鉴于此，无论免疫系统的哪个部分发起了攻击，我们都可以将之从动物血液中加以分离，作为研究工具或治疗手段，这样的构想是合理的。

罗森伯格的想法是将患者的肿瘤组织注射到猪的体内，使其产生免疫反应，然后提取猪的淋巴细胞（即T细胞），导入患者体内。理论上讲，这些淋巴细胞能够识别并攻击任何表达相关肿瘤抗原的细胞。

基于小鼠的大量初步研究显示，这种方法在人体中理应有效。

但事实并非如此。

“我让猪对人类肿瘤产生免疫反应，然后将猪细胞移植到患者体内，结果没有任何效果。”罗森伯格承认。再多的“理应”也无济于事，两年的准备工作付诸东流。

言及此事，这些付诸东流的研究在如今严格的临床研究监管环境下根本不会被批准。这种变化对科学是利是弊，各人观点不一。“在我开始研究时，监管环境与今天大不相同。”罗森伯格说，“我想在两名患者之间输血，于是就给西罗克斯伯里退伍军人医院外科主任布朗尼·惠勒打了个电话：‘我想这么做。’他说：‘好，给我写两段说明。’我写了，我们就进行了实验。”罗森伯格想向人体注射猪淋巴细胞，这在今天难以想象，因为猪的组织中可能存在意料之外的病毒，然而当时的方案审批同样是走个过场。写几页说明，国立卫生研究院高层就签字放行。“我有极大的自由去尝试新事物。”罗森伯格说。

罗森伯格的临床想法并非从未遭遇任何阻力，他面临的异议来自两个截然不同的阵营。在第一个阵营中，罗森伯格的临床同事认为整个研究方向在理论上站不住脚。“他们根本不认为免疫系统能够对抗癌症。”

在第二个阵营中，监管部门的反对完全源自对相关科学的无知。“（食品药品监督管理局）早期监管我研究的人中，有一位电子显微镜学博士。”罗森伯格说。他显然十分聪明，但对免疫学一无所知。“这是一个双向教育的过程，我了解了食品药品监督管理局，他们也了解了我。”两位专家增进了对彼此的了解。

（食品药品监督管理局）早期监管我研究的人中，有一位电子显微镜学博士。

轰动的IL–2

这种早期双向教育的课题之一是如何理解白细胞介素–2（IL–2）深远的临床意义。IL–2是一种强大的细胞信号因子，由加洛等人于1976年在人类细胞系中意外发现（Morgan et al., *Science* 193: 1007［1976］）。另一个团队（Gillis and Smith, *Nature* 268: 154［1977］）在之后一年内实现了小鼠IL–2的分离，科学家从而可以在不依赖小鼠的情况下批量生产IL–2。这项进展使无数小鼠T细胞实验变为现实，因为人们发现IL-2可促进T细胞增殖：加入一点儿IL-2，便可获得大量T细胞。

罗森伯格希望利用这项发现，于是尝试通过加入IL-2来对一万个小鼠T细胞进行增殖。五天后，最初的一万个细胞扩增到三十万个。这是重要的概念验证。IL-2这种科研工具、药物和T细胞增殖因子，正是罗森伯格所需要的。他关于癌症免疫疗法的下一项创举是：从癌症患者体内提取T细胞，在实验室中以IL-2培养至十亿个左右，再将T细胞导入患者体内。其背后的假设是：从患者体内提取的T细胞中，总有个别能够识别癌症的细胞。如果这些细胞得到大量扩增，便可对肿瘤产生有效攻击。癌症将受到围攻、压制和消灭。这个课题并非空想。罗森伯格等人此前已经证明，如果在体外培养肿瘤细胞，然后使其接触同一患者的免疫细胞，这些免疫细胞确实可以杀灭癌症——只是这一切发生在培养皿中。

在进行这些细胞研究的同时，罗森伯格实验室证明了IL-2本身可抑制小鼠体内肿瘤的生长。利用IL-2培养细胞和直接注射IL-2这两种方案随后在人体中进行了验证。

最终，二者均无效果。IL-2甚至产生了难以置信的毒性：所有接受IL-2治疗的患者都被送往重症监护室（ICU），有的甚至险些丧命。最终，无论采用哪种疗法，所有患者都死于癌症。

癌症免疫疗法没有效果。

然而，罗森伯格仍在尝试。他向美国食品药品监督管理局一再要求，终于取得将实验合二为一的许可：向患者注射十亿个实验室培养的T细胞，同时系统性地大剂量注射IL-2。通过这种方法，罗森伯格推测，大量T细胞和加速器IL-2的合力将摧毁癌细胞的任何抵抗。这近似于将希望寄托上苍。罗森伯格变得沮丧起来，患者慕名来到国立卫生研究院，祈求奇迹出现，然而多年来他却未能实现奇迹。

1984年，事情出现了转机。

“1984年，”罗森伯格说，“在连续治疗了76名患者，尝试了猪细胞、其他患者细胞、自然提取IL–2、重组IL–2后，我们开始使用大剂量IL–2结合T细胞的方法。首位采用这种疗法的患者琳达·泰勒实现了黑色素瘤的完全消退。”琳达不只是有所好转，她痊愈了。在本书写作之时，琳达·泰勒在治疗32年后依然健康地活着。

最初的报道轰动一时。“当时她的照片登上了报纸头版。”罗森伯格本人也登上了《新闻周刊》封面。记录IL–2突破的期刊文章成为医学史上引用次数最多的论文之一。论文的标题（Rosenberg et al., *New Engl J Med* 313: 1485［1985］）《关于通过系统性注射自身淋巴因子激活杀伤细胞和重组白细胞介素–2治疗转移性癌症的观察》可以简单地概括为“癌症免疫疗法成功了”！

日暮遐思

“你如何放松自己？有什么爱好吗？”

“我没有爱好，如果有人来我的实验室应聘，在简历上列出各种爱好，我会把他的简历放到一边。我太太会告诉你，在过去30年中，除去出差的时候，我不在医院的日子大概只有30天。我几乎每天都去医院，周末可能不会待一整天，但就像我对其他同事说的：如果你想进步，想尝试新的事物，就需要具备两种品质。第一，你必须对事业极度热爱。你必须沉浸其中，随时保持思考，无论是在车里等红灯、洗澡，还是在做任何事的时候，都必须想着实验，想着如何攻克它。科学必须时刻萦绕在脑海当中。

“第二，你必须对目标极度专注。为什么？在探索新科学时，有趣的事物会随时出现。也许你可以用布朗运动解释前进道路的曲折，但除非你始终关注目标、极度专注，否则取得进展的人不会是你。

“那么，我怎么放松呢？在治疗癌症患者时很难放松。我总有十来个治疗中的患者，他们生命垂危，来这里寻求最后的希望。有人将国立卫生研究院（National Institute of Health）称为国立希望研究院（National Institute of Hope）。在难以入眠的夜晚，我多希望自己想起的是那些成功被治愈的患者，但事与愿违，我想起的总是那些没有被治愈的患者，那些我们辜负了的患者。你不能让自己忘记，也许有时可以稍稍释怀，但一定不能忘记，否则就会失去取得进步所需的状态。”

* * *

最后三点：

●对部分读者，尤其是具有科学和免疫学背景的读者来说，本书中关于IL-2的故事篇幅过于短小。的确如此，IL-2的故事引人入胜、峰回路转、漫长曲折，值得单独著述。其实，市面上已有这样的书籍：史蒂夫·A. 罗森伯格的《改造细胞：揭秘癌症》（普特南出版社1992年出版）。

这是一本好书。

●史蒂夫·罗森伯格的研究没有止步于IL-2。此后不久，罗森伯格领导实验室的学生进行了肿瘤浸润淋巴细胞（见第15章：胡）、检查点抑制剂（见第6章：托帕利恩）、CAR-T细胞（见第14章：伊萨哈）和许多其他方向的研究（见第25章：齐特沃格尔）。这些杰出的科学家和无数学者都曾在史蒂夫·罗森伯格的实验室中学习。

如今，罗森伯格的研究焦点是肿瘤新抗原，通过新一代DNA测序技术和在分子库中搜索迷你基因串联体进行研究。

●史蒂夫·罗森伯格担任国立卫生研究院外科主任长达40年，说他是一位在学界和政界具有重要地位和影响力的人物，是粗略又保守的说法。最后，给大家举两个例子。

没人能够公开反对史蒂夫。

——匿名

一位同事请我做CAR-T细胞和双链的讲座，史蒂夫·罗森伯格也在讲座现场。会后，他在门口拉住我说："齐利格，你有什么打算？"我告诉他："杰夫给我提供了职位。"他说："你就留在这儿。"我说："我决心已定，我们已经讨论了项目。""不，你就留在这儿。"（大笑。）所以我就留下了。他带我进入项目组，给我所有的设施和支持。他给了我半层楼。其他研究员都很羡慕我，从那以后我们关系一直很好。

——齐利格·伊萨哈（见第14章）

第六部分

嵌合抗原受体 T 细胞（CAR-T）

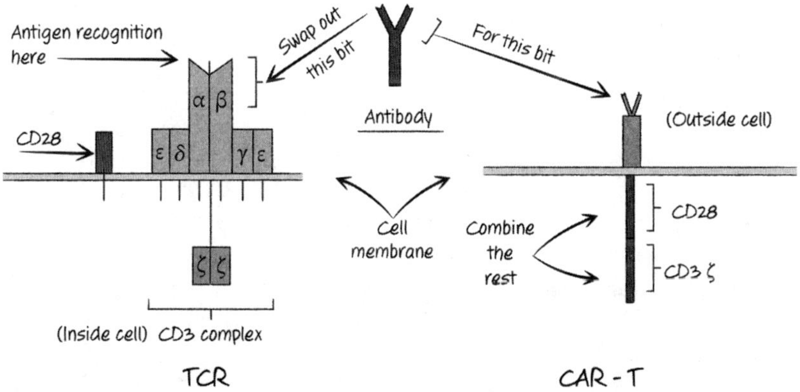

准确来说，图表中所展示的成分“替换”实际上是在基因层面完成的。它不是对蛋白质成分进行简单的复制粘贴，而是通过复制并粘贴基因蓝图中的成分，制造出“重组”过的新蛋白质，如 CAR

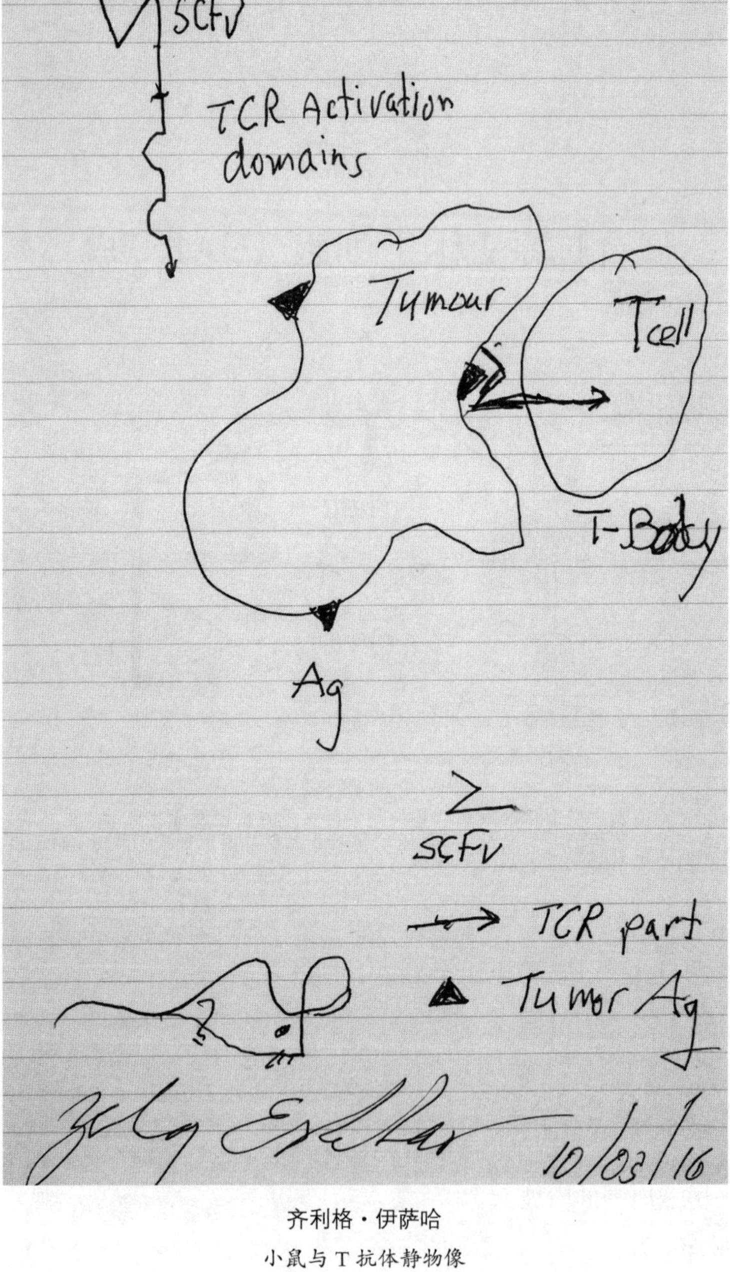

齐利格·伊萨哈

小鼠与 T 抗体静物像

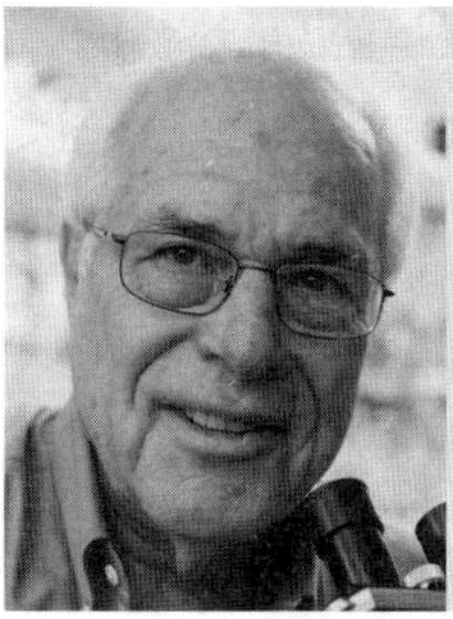

14. 齐利格·伊萨哈

(Zelig Eshhar)

化学与细胞免疫学教授
魏茨曼科学研究院
雷霍沃特，以色列

我们把沙袋堆在窗口来阻挡狙击手。

——齐利格·伊萨哈

齐利格·伊萨哈1941年生于小城雷霍沃特，那里曾是英国托管地。

“那是以色列建国前的战争年代。”伊萨哈说。这一点从他的以色列身份证号便可得知。“我的身份证号刚过50万，我大约是第50万名公民。”

他的父母是坚定的锡安主义者（犹太复国主义者），战前由波兰移民至此。“我的父母就是通常所称的拓荒者。”伊萨哈说。他们定居的地方为初露头角的小小自然学家提供了绝佳环境，那里有树，有山，有小动物。

“我永远不会忘记母亲的一段话。她对我说：‘齐利格，我知道你会成为一名科学家。’我问她：‘为什么？’她说：‘你一有空就去房子周围的山坡上。’我去做什么呢？捉乌龟、蜗牛，观察小鸟……”他甚至在山坡漫步时构思了第一个试验设计。

“我心中有疑问，”伊萨哈说，“例如，有一种鸟巢是这样的。”他捧起双手，拇指和食指做出一个小孔。“我不知道用英语怎么说，这个鸟巢挂在树枝上，有一个鸟儿进出的小洞。”年幼的伊萨哈推断，鸟巢的位置和小小的入口是为了躲避捕食者。

他想不通的是，这一切是如何形成的。“小鸟怎么知道这样做的呢？”是后天习得吗？但伊萨哈从未见过鸟父母给孩子们上筑巢课。“我心想，如果我拿几颗鸟蛋，让鸡去孵蛋（伊萨哈家养了几只鸡），孵出来的小鸟会知道如何筑巢吗？”（特此说明，这个试验并未付诸实践，他也不记得原因了——也许他的资金申请被拒绝了？我们无从得知。）

他的成长还得益于其他影响，非比寻常的影响：树木、山坡、小动物，还有哈伊姆·魏茨曼。这是命运得天独厚的恩赐。哈伊姆·魏茨曼是著名科学家，以色列第一任总统，也是伊萨哈童年时的邻居。

“他是一名化学家，曾在英格兰工作，发明了无烟炸药的工业发酵技术。”这项创新是英国取得“一战”胜利的关键，也为魏茨曼带来了财富。

“他的房子在雷霍沃特，”伊萨哈回忆道，“是一幢果园环绕的豪宅。我记得小时候曾在他的房子四周散步。那里宽敞极了，养着羚羊、孔雀和其他动物，对我们来说就像私人动物园一样。”

科学家的生活在小男孩伊萨哈的心中留下深刻印象，也或多或少地引导他成为一名科学家，一名魏茨曼研究院的著名科学家。这座举世闻名的科研机构正是在这幢养着羚羊的豪宅中创立的。

蜜蜂之王

尽管坚定地踏上科学之路，但伊萨哈也绕了不少路。首先是两年的国家强制兵役。之后，伊萨哈加入了基布兹，那是一种从事农业生产的集体社区。莫迪凯基布兹以“二战”时期华沙犹太区起义领袖莫迪凯·阿涅莱维奇命名，从加沙地带步行就能到达。

“在基布兹，每人都要选择一个农业学科。”伊萨哈说。他选择了蜜蜂，首先因为养蜂对农业至关重要，其次因为蜜蜂无法驯服。“你无法驯服它们！它们自由行动。你要为它们服务，与它们共同生活，每天早晨醒来，闻着空气中的花香，把蜂巢带到那里。”蜜蜂的魅力就在于你必须了解它们。

“我开始阅读关于蜜蜂的书籍，掌握了大量知识，即使现在也称得上蜜蜂专家。”这是他所热爱的第一个领域。“我喜欢蜜蜂，想要了解更多。最后，我从养蜂书中发现，自己比这些专家知道的还多。”

基布兹的活动并不限于养蜂。在这里，伊萨哈参加了一位客座科学家的讲座。“他介绍了生物化学的黄金时期，人们在此期间发现了DNA、RNA、蛋白质等物质。”伊萨哈着了迷，立即向其他基布兹成员宣布自己要申请大学。

他们并不乐意，让他等待，劝他留下。“我不想等待。”伊萨哈认识希伯来大学（由魏茨曼创立）农业系的教员，想办法进入了农学院。学校恰巧在雷霍沃特，伊萨哈的家乡。

在等待开学期间，伊萨哈的蜜蜂研究变得更加复杂精深。“我和一组在基布兹进行野外研究的科学家合作，开始体验真正的生物化学家如何工作。解剖蜜蜂，提取各种体液……真是引人入胜。而且我做得很好。”

每个科学家都会遇到挫折。“有件事让我心有余悸。我的导师决定研究黄蜂，我告诉他：‘我们去莫迪凯基布兹吧，我知道黄蜂在哪里，它们猎食蜜蜂，是我们的敌人。’”

他们来到基布兹，麻醉、收集了一些黄蜂，带回雷霍沃特的实验室。一切都很顺利，不料黄蜂突然醒来了。“它们瞄准的是谁？自然是我。我回到家，母亲看见我，以为我去打架了。我的头肿成这样。”（篮球大小。）“所幸性命无碍。”

伊萨哈产生了严重的免疫反应，由于这次遭遇和其他经历，他希望了解各种原因。为此，他将专业从生物转到生物化学，最终转到免疫学。这个决定带他来到耶路撒冷。

战争与独立

学术生涯中的另一段弯路名为六日战争。

伊萨哈受过伞兵训练。“在耶路撒冷的实验室开始研究生学习后不久，我们得知战争爆发了。一边是阿拉伯人控制下的耶路撒冷，一边是我们。我们把沙袋堆在窗口来阻挡狙击手。”很快，伊萨哈应征入伍。

“我在戈兰高地作战，对此我没什么可说的，也不想讲故事。我们有俘虏，我给他们水喝。上面让我打扫厕所，我就打扫。夜里，我们在叙利亚人留下的战壕中睡觉，我们因为被直升机空投到这里，所以几乎没有装备。我们觉得孤单，却并非独自一人，只是必须依靠自己。”

回顾战争经历时，伊萨哈博士语气缓慢，不时停顿，仿佛在描述脑海中最微小的记忆碎片。

“战争结束后，妻子问我：‘齐利格，你杀了阿拉伯人吗？’我告诉她，我不知道。但愿没有。”

肿瘤免疫学

伊萨哈取得了硕士学位，正在考虑选择哪条道路。“我有几个在耶路撒冷的工作机会，但恰巧接到了魏茨曼研究院朋友的电话。他说，有人在招博士生。我问，谁能认识我啊？他说，是迈克尔·塞拉。”塞拉博士是一名免疫学家，是免疫化学领域的奠基人之一。“我去了。我说，迈克尔你好，我是齐利格。”那年他28岁。

塞拉立即让他开始撰写博士开题报告。“我按迈克尔的建议写了，委员会读过之后，说我太自以为是。”内容太多，野心太大。他们让我重写，不要目标过高。“我怎么办呢？只好重写。他们说，可以了。但我在博士毕业时不仅完成了原先的计划，甚至还做了更多。”

这个课题是他第一次深入研究免疫学，以及免疫系统的两种关键物质：B细胞和T细胞。“我的课题是研制抗淋巴细胞血清，这是一种针对T细胞的抗血清，用于抑制T细胞，避免移植排斥反应。这就是我的工作。”

对于博士生来说，这是一项重大工程。如何避免移植排斥反应，这至今仍然是临床上的难题。“但是我成功了，我给马和羊注射了疫苗，提取出T细胞……”正如对待蜜蜂一样，他彻底沉浸在这个系统之中。

他完成了项目和报告。“迈克尔说：‘给我看看。’我便把报告留在了那里。第二天，他说：‘很好。’我问：‘你要署名吗？’（第一研究员或导师在博士生论文上共同署名是惯例。）他说：‘不，你自己发表就行。’因为他不了解我的研究！我们至今仍是好友。”

伊萨哈完成了博士学位，到了博士后研究阶段。“塞拉问我：‘年轻人，你想去哪里做博士后研究？’我告诉他：‘我知道美国有人在研究如何合并两个细胞（杂交瘤细胞），看哪个是显性，哪个是隐性。’”

注：杂交瘤细胞是一种制备大量单克隆抗体的方法，在科研和治疗方面有多种应用。发明杂交瘤技术的尼尔斯·K. 杰尼、塞萨尔·米尔斯坦和乔治·克勒因此获得1984年的诺贝尔生理学或医学奖。

"塞拉看着我说：'齐利格，你有三个孩子，纽约不适合他们。'然后他又说：'我有个好主意。'"

塞拉给哈佛大学的朋友打电话，为伊萨哈在实验室谋了一个职位。这位朋友是病理学科的负责人巴鲁赫·贝纳塞拉夫（1980年的诺贝尔奖得主）。"于是，我在对英语一窍不通的情况下去了波士顿。比如，人家问我：'你好吗？'我就会一五一十地告诉对方我的状况。完全答非所问。老天，我那时太天真了。"

伊萨哈在波士顿度过了三年时间，剖析各种类型的T细胞，根据分子量定义每个部分。"我参与了另一个项目，同样研究自体免疫疾病。癌症抗体、自体免疫疾病、免疫抑制、过敏等，我接触了各种内容。我的工作十分出色，在离开波士顿、回到魏茨曼研究院后，贝纳塞拉夫打电话给我。"（说到这里，他得意地微笑和停顿。）"他说：'齐利格，这个实验你是怎么做的？'"伊萨哈在哈佛大学的表现为他赢得了技术专家的美名，而他最华丽的技巧即将上演。

"后来有人问我：'你是怎么得出这个想法的？'其实我读了本书。"这本书是著名细胞遗传学家芭芭拉·麦克林托克所著的《对有机体的感情》。"她只是观察黑色、棕色和其他颜色的玉米粒，就得出了其中的基因规律。"这本书让伊萨哈重新发现了自己已经拥有的能力（他在整体观察方面天赋异禀）。"我开始思考T细胞，就像蜂巢那样。一切都在我的脑海中，闭上眼睛就能看到。"

"我把T细胞当作生物来研究，去了解所有组成部分的名称和功能，然后就能掌握系统运作的方式。"之后还要测试系统，扰乱系统，用某种方法刺激系统，看它是否如预期一样反应。这就是学习的方法，这样一点点增进对全局的理解。“我甚至做梦都是这个系统，不停思考。如果你问我是怎么想到的，我真的不知道，就是自然而然出现的。”

> 我甚至做梦都是这个系统，不停思考。

伊萨哈脑海中出现的是一种通过直接对T细胞进行生物工程改造来对抗癌症的全新方法，他称之为“T抗体”。

T抗体：首个嵌合抗原受体T细胞

T抗体是一个大胆的想法，它为嵌合抗原受体T细胞（CAR-T cell）的诞生提供了概念验证，或者说原型。如今，越来越多的生物技术公司开始关注这项癌症治疗技术，加入这场价值数十亿美元的竞速赛，力争研制出首个由美国食品药品监督管理局批准的嵌合抗原受体T细胞。

原理是这样的：人体内的每个T细胞都配有T细胞受体（TCR，见第11章：麦德华）。受体可以识别并破坏任何外来物质（即具有特定标靶的物质，称为抗原）。例如，当流感病毒感染人体细胞，将它们转化为生产流感病毒的工厂时，受到正确指示的T细胞能够识别并终结这些受感染细胞。这些“正确指示”的本质是细胞所具有的分子识别模式。其产生方式可以是T细胞曾见过并成功消灭了某种外来感染抗原，或是通过每年注射的流感疫苗等告诉T细胞应该识别哪种抗原。这种训练或T细胞记忆非常有效，可以持续终生。

那么人类为何会死于癌症？因为癌症不是外来的，而是人体的一部分，在分子层面，免疫系统很难识别两种细胞的区别。此外，癌细胞还会进行反击（见其他章节）。

伊萨哈在研究T细胞受体（为T细胞指明攻击目标的结构）的组成部分时，发现T细胞受体在很多方面与抗体的结构和功能相似。抗体由免疫系统中的B细胞产生，同样针对某种独特的差异性，与特定抗原结合并标记摧毁。例如，流感疫苗不仅为T细胞反应奠定基础，还能诱导B细胞生成针对流感的抗体。

抗体和T细胞受体的主要结构区别在于，B细胞产生并释放抗体，而T细胞受体则牢牢固定在T细胞膜上。

“很简单，你知道的。”（伊萨哈习惯这样描述异常艰深的事物。）“T细胞受体能识别抗原。所以我提出，既然抗体和T细胞受体属于同一基因家族、同一亚单位、同一规则，那么很简单，就用抗体替换T细胞中的差异部分。”这样靶向系统将更加精准地攻击敌人。1985年，T抗体应运而生。

这项研究的初衷只是了解T细胞的攻击行为能否人为改变，将T细胞用于癌症治疗的想法后来才出现。“因为我知道抗体可用于治疗癌症，才有了灵光乍现的时刻。”伊萨哈说。如今市面上有许多基于抗体的癌症治疗药物（如利妥昔单抗对部分血液癌症具有良好疗效）。伊萨哈想到，他或许可以用抗体取代T细胞受体的部分，从而克服T细胞受体无法识别癌细胞抗原的缺陷。卸下T细胞受体的失灵部件，换上针对肿瘤抗原的抗体。

因为我知道抗体可用于治疗癌症，才有了灵光乍现的时刻。

这是极其复杂的科学，涉及T细胞受体的基因改造。这在1985年是难以想象的，除非你是齐利格·伊萨哈。“因为我们已知所有组成部分，就像乐高积木一样。拼在一起，很简单。”

导师的影响

“我的导师是迈克尔·塞拉。他会因为一个好的项目激动不已。如果你有能力，他会给你一切自由。我自己都不知道自己在做什么，但他放手让我做。这就是好的导师。”

然而在导师方面却并不一帆风顺。伊萨哈与他在哈佛大学的第一研究员贝纳塞拉夫的关系并不融洽，甚至争吵不断。出于职业尊重，我们在此不便透露，姑且称之为性格不合吧。伊萨哈采取了必要的变通手段，并且尽快离开了那里。

另一位导师给伊萨哈造成了意想不到的难题，但他从中获益，就像人因溺水而学会游泳。出于职业礼节，这位导师的姓名暂且不提，他在伊萨哈读书期间离校休假，让伊萨哈陷入漫漫长夜。“我当时想：天啊，我该怎么做下去？我不知道自己能不能胜任，现在连后援都没有了。”然而，伊萨哈化危机为动力，通过掌握一项技术攻克了项目。这个项目是研究多聚磷酸盐颗粒的特性，这项技术是电子显微学，一种将极其微小的物质成像的技术。

“我找到有电子显微镜的人。”然后伊萨哈学习了如何识别多聚磷酸盐颗粒，并学会了使用电子显微镜。“同时，我和实验室的所有人成了朋友，我提出问题，他们支持我。当我得知导师不再回来时，其实并不在乎，因为我后来发现，这件事教会了我如何独立。”

* * *

结语：本章不涉及任何获批药物。伊萨哈的CAR-T研究是重要的概念验证，但缺乏临床效果。即使是乐高积木，在缺少部件的情况下也难以成形。伊萨哈正是少了一块积木（见第16章：朱恩）。

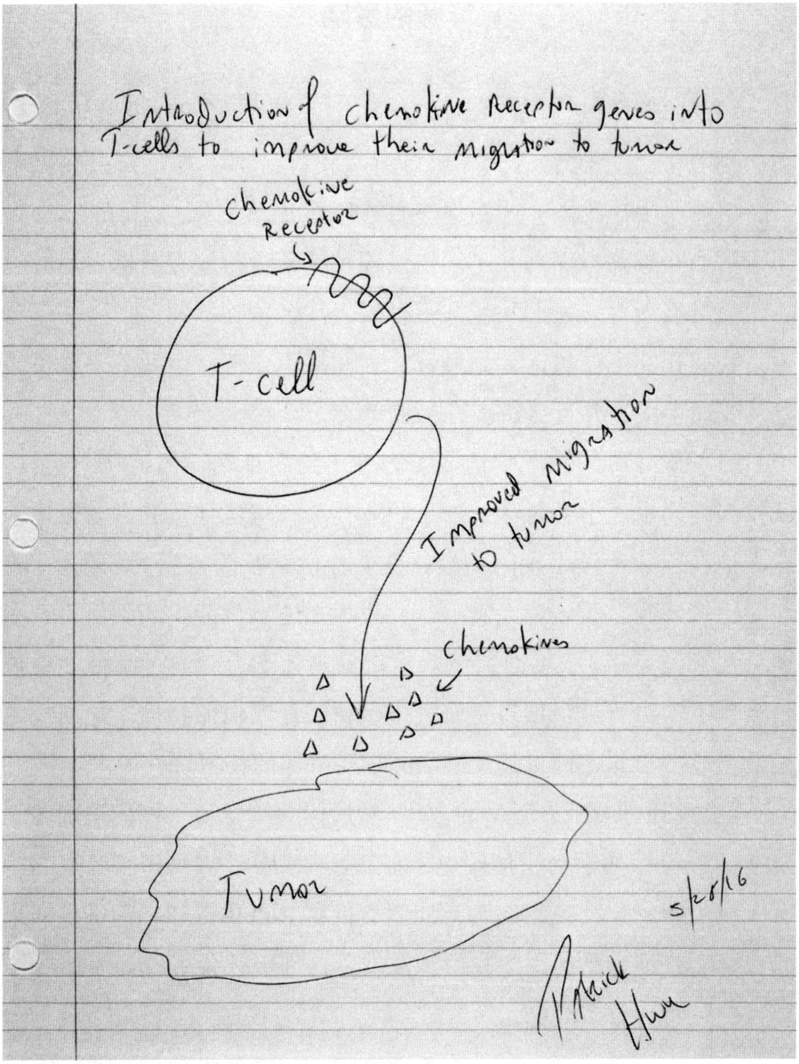
Introduction of chemokine receptor genes into T-cells to improve their migration to tumor
Chemokine Receptor
T-cell
Improved migration to tumor
chemokines
Tumor
Patrick Hwu

帕特里克·胡

改造 T 细胞

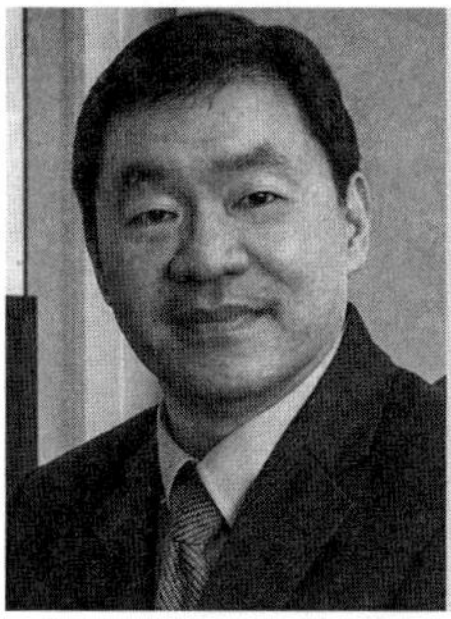

15. 帕特里克 · 胡
（Patrick Hwu）

肿瘤药物部门负责人
得克萨斯大学 M. D. 安德森癌症中心
休斯顿，得克萨斯州

你干脆注射泥土得了。

——帕特里克 · 胡，引用一位化疗专家的话

帕特里克 · 胡1963年生于小镇圣奥尔本斯，查尔斯顿城郊一个鲜为人知的地方。查尔斯顿本身也经常被人混淆。这里不是人们熟知的南卡罗来纳州的查尔斯顿，而是西弗吉尼亚州—— 一个同样缺乏存在感的地方——的一个城市。

“没人知道西弗吉尼亚是一个州，”帕特里克说，“很多人以为西弗吉尼亚就是弗吉尼亚州的西部，他们也不知道查尔斯顿是那里的城市。”尽管它是州府。圣奥尔本斯呢？更不用说了。“这么说吧，我来自西弗吉尼亚州南部的一个无名小镇。”

* * *

帕特里克 · 胡来自西弗吉尼亚州南部的一个无名小镇，这让他的少年成长经历与众不同，种族背景更为他平增几分独特。“那是一个适宜成长的地方，但我可能是当时全州唯一的亚裔男孩。”

这个亚裔男孩长大后想做什么呢?

“在高中时，我考虑过法律、新闻和医学。”帕特里克说。他轻松地靠在座椅上，带着永远略带疲惫的愉悦神情，回忆着那些失之交臂的职业。“我当过高中校报的编辑，也在《查尔斯顿报》短暂实习过，写了很多非常微不足道的短篇报道。”这段新闻行业的淬炼让帕特里克掌握了美联社的写作风格，也让他收获了几篇自我欣赏的“剪报”——由他署名的文章。

“没错，剪报……”作家们对此十分珍视。尽管这些零星的认可让人欣喜，但帕特里克对于如何利用自己不断成长的技能仍然不很确定。他与报社的前辈讨论未来，他们都十分支持。“我告诉其他记者，我正在考虑是选择新闻还是医学。他们都说：‘绝不能选新闻！’我的意思是，大家异口同声。所以我就成了医生。”

胡医生

决定成为医生后，帕特里克先后就读于理海大学和宾夕法尼亚医学院，在约翰·霍普金斯大学完成住院实习后，来到国立癌症研究所。

“我在国立癌症研究所就读速成项目，专业是肿瘤学。”帕特里克说。他曾认真考虑是否攻读研究型博士学位，因为他的兴趣主要在于科研。“但我最终选择了医学博士学位，因为这样既可以在实验室工作，又可以治病救人。”他当时已经明确癌症免疫学的方向。

“我只是觉得这个领域有意思，也行得通。”帕特里克说。毕竟，免疫系统抗击其他疾病的效果往往远好于药物。“事实上，如果计算一下，我们通过疫苗（一种免疫疗法）能预防的传染病和死亡很可能超过使用所有抗生素治疗结果的总和。”

当时，最符合他兴趣的途径莫过于师从肿瘤免疫学领域的泰斗之一史蒂夫·罗森伯格（见第13章）。罗森伯格对肿瘤免疫学贡献巨大，可谓理想的导师。有罗森伯格的指导，以免疫系统为工具，攻克癌症有何不可？

师恩深重

在肿瘤免疫学研究人员的履历中，最常出现的两个名字是已故的劳埃德·奥尔德和健在的国立癌症研究所外科主任史蒂夫·罗森伯格。帕特里克说："史蒂夫培养了一支令人难以置信的团队，专攻癌症免疫疗法。他的一切工作都围绕这个目标。"他树立了强大的榜样。

攻克癌症是目标，实验室的名气和研究员的职业发展是附带结果，严格的资源管理是实现这个目标的关键。"人与人之间总会产生摩擦或其他干扰，但史蒂夫能让所有人心往一处想。"帕特里克说。他的方法之一是包容团队成员的优势与劣势。"他不拘一格地任用人才，让他们共事，认可彼此的独特才能。"这种方式让个人得以发展，团队从中获益，最终为科学做出贡献。

即使在发表实验室研究成果时，罗森伯格也依然以攻克癌症为首要目标。这在科学界称得上冒险行为，因为研究成果的发表事关重大。在权威期刊发表重要论文，意味着有机会获得终身职位和研究经费。"他对于科研的标准很高，"帕特里克说，"这一点非常明确，史蒂夫总要确保结论滴水不漏才会公布，哪怕因此错失先机也在所不惜。"

在国立癌症研究所的经历为帕特里克在M. D. 安德森中心的实验室打下了印记：以专注的目标为第一要义，同时利用与他人的良好合作。还有无门政策："史蒂夫反对个人实验室，没人能锁上门说：

'这是我的实验室和仪器。'和史蒂夫一样，我们只有'大实验室'，所有人一起工作、分享。"

在帕特里克的实验室中，知识和科研仪器共享是核心原则之一，经常受到强调。"我今早才跟团队谈到这点。"帕特里克说。有个博士后研究员希望在科学会议上演讲，但不愿介绍研究的关键细节，害怕被人窃取。"我告诉他，同时也告诉团队中的每个人：'允许公开，主动公开。如果有人抢先攻克了癌症，这是天大的好事。如果你在占领先机的情况下被人捷足先登，你应该以此为耻，对吧？'不要遮掩，主动公开。这是我从史蒂夫身上学到的重要一课。"

> 如果有人抢先攻克了癌症，这是天大的好事。

只有坚信"付出必有回报"，才能理解他的想法。"如果你保持开放态度，猪会长得更壮，人人都有所得。"帕特里克说。那些因害怕被人抢先而保守秘密的科学家，"没有对社会做出太大贡献"。

那么经费呢？难道不需要为此保护研究成果吗？在帕特里克的经验中，越是对自己的研究和技术保持开放态度的人，竞争力就越强。"他们有更广泛的人际关系和接触面。"开放合作的网络自然覆盖更广。

例如，PMEL小鼠是国立癌症研究所的尼克·雷斯蒂福（仍就职于国立癌症研究所）和威廉·奥弗韦克（现就职于M. D. 安德森癌症中心）研发的实验动物。这种小鼠具有独特的免疫系统，能够识别人类黑色素瘤。雷斯蒂福和奥弗韦克本可将这种独一无二、极其重要的科研工具据为己用，因为他们没有共享的义务，但二人却免费分送小鼠。"他们四处提供小鼠，"帕特里克说，"而首篇基于PMEL小鼠模型的论文至少两年后才发表。他们完全没有吃亏，事实上还得益于此。因为他们的慷慨赠予，这种小鼠已经成为人人使用的标准模型。”

帕特里克并非空谈理念，而是以身作则。“当我们在2000年左右发表IL-21论文时，谁要质粒，我就提供。我的博士后研究员恨不得杀了我，他们险些被人抢先一步，结果虚惊一场。话说回来，假如有人捷足先登，那是我们的耻辱。所以，应当向他人提供，与他人合作。分享让社会进步更快。记住，癌症才是罪魁祸首。”

TIL和灵光乍现

帕特里克1989年来到史蒂夫·罗森伯格的实验室，当时他们正在研究名为IL-2的药物。不过，细胞疗法也逐渐进入视野，这其中也包括肿瘤浸润淋巴细胞（TIL）。这些进入肿瘤组织的免疫系统细胞理应攻击肿瘤，但问题是淋巴细胞进入后，肿瘤细胞会发出信号（如PD-L1、IL-10等），告诉T细胞停止攻击、袖手旁观，而T细胞则会服从指令，最终酿成大祸。罗森伯格和帕特里克等人识别并提取出这些细胞，开始尝试恢复其功能。

简而言之，治疗方案包括从患者体内提取失效的TIL细胞，以某种方式使其活化，在实验室中大量扩增，然后注射回患者体内。其目的是从物理上抵消肿瘤发出的抑制信号。

第一步是解决基本问题：保持TIL细胞存活。“我最初加入时的一项工作便是对这些T细胞进行标记，看它们能存活多久。”这是将T细胞作为治疗药物所必须了解的信息。T细胞不是药片，它们会疲劳或死亡。为了在样本中检测存活的T细胞，帕特里克在T细胞中导入了编码新霉素磷酸转移酶的基因。这段基因能够保护转染细胞不被新霉素杀死。接下来帕特里克向实验对象（人或小鼠）注射经过转导的TIL细胞，等待数日或数周后，从实验对象体内提取细胞样本，加入新霉素，然后确认存活的T细胞。“你猜T细胞在体内存活了多久？”帕特里克问。“三周。”仅此而已。普通T细胞的寿命应长达数年。难怪TIL疗法没有效果：移植的T细胞在发挥作用之前就死亡了。

这些T细胞的衰亡有多重原因，但通俗来说，淋巴细胞生存的环境非常拥挤，而且这个群体总的来说不太友好。“这究竟是物理空间问题，还是其他因素所致，我们仍不清楚。”帕特里克说。

为延长TIL细胞的存活时间，帕特里克和同事借鉴了干细胞移植领域的技术。这种预处理方案的原理是破坏患者产生癌症（如淋巴癌、白血病）的现有免疫系统，以健康的干细胞取而代之，最终重建整个免疫系统。

有种清除淋巴细胞的方案使用了化疗药物氟达拉滨和环磷酰胺（flu/cy）。理论上讲，在TIL治疗中借鉴这一方法符合逻辑，但帕特里克对此有所保留。“我是研究组中唯一的药物肿瘤学家，其他人都是外科医生，只有我曾经大量应用化疗。我知道这种方法毒性巨大，后果严重……但我们必须一试。”他的患者正在死亡边缘，他们不得不采取措施。

“结果氟达拉滨和环磷酰胺的接受度竟然很好。”帕特里克承认。TIL疗法中包含本身具有严重毒性的T细胞生长因子IL-2，对接受氟达拉滨和环磷酰胺淋巴细胞清除的患者来说，毒性大幅降低了。“我们现在知道，药物清除了大量CD4细胞，这是毒性的实际来源。”帕特里克说。IL-2生长因子能够强烈刺激CD4细胞，让这些细胞从驯服的家犬变成疯狂的斗狗。此外，淋巴清除程序杀死了抑制T细胞活动的调节性T细胞（Treg，见第20章：坂口志文）和其他骨髓来源的抑制性细胞（MDSC，见第23章：加布里洛维奇）。

“患者开始明显好转，”帕特里克不得不转变想法，“我最初以为TIL不可能有效，就算前三周效果显著，TIL细胞死亡后癌症还是会复发。使用氟达拉滨和环磷酰胺是灵光乍现的瞬间，从此我们开始对TIL寄以厚望。”帕特里克补充道：“如今所有过继细胞疗法都使用淋巴细胞清除程序。”

CAR的故事

TIL过继细胞疗法仍在进一步研究，但在帕特里克进行以上研究之时，实施TIL疗法并非易事。TIL难以培养、存活，且当时对黑色素瘤以外的病症均无疗效。“我们知道T细胞疗法对黑色素瘤有效，问题是为什么无法应用于其他癌症？”

帕特里克的TIL研究极大促进了下一项T细胞技术的诞生：嵌合抗原受体T细胞（CAR-T）。（嵌合体是指拥有两种或两种以上细胞来源的机体，希腊神话中的飞马珀加索斯就是一个嵌合体。）“我作为研究员的首个项目是在TIL细胞中导入肿瘤坏死因子（TNF）基因，让TIL细胞转移，然后在肿瘤所处位置释放信号。”帕特里克解释。然而进展十分缓慢。淋巴细胞不像其他细胞类型那样乐于表达外来基因，且提高这个过程成功率的高科技手段很少。“那是很久以前，载体系统尚不完善，当时淋巴细胞的转导非常困难。”

载体：想象一辆生物客车，乘客是构成基因的一系列指令(DNA或RNA)，终点站是这些基因需要发挥作用的其他细胞。在帕特里克进行早期研究之时，用于运载基因的客车极不可靠，好比借用朋友的破旧货车运送新沙发——肮脏，拥挤，缺乏定数。

肿瘤坏死因子（TNF）：免疫细胞不可能同时遍布每个角落，因为人体太大而细胞太小。为应对这种情况，免疫系统利用细胞因子家族中的一员——“入侵者警报”分子。当免疫细胞遭遇病毒、细菌、癌细胞或其他不良分子时，将释放向整个免疫系统发出警报的细胞因子，TNF便是其中之一。然而TNF的急性反应可导致败血症休克、严重器官损伤甚至死亡。此外，TNF信号失调与一系列自体免疫疾病有关，如牛皮癣、类风湿性关节炎和强直性脊柱炎。治疗这些疾病的药物（如依那西普）专门阻断TNF功能。TNF如同一把双刃剑，有时可治疗癌症，有时可造成自体免疫疾病，因此引起了生物学家的关注。

最终，TNF研究的理论价值超过了医学应用，实验室决定转向其他课题。那时，帕特里克对在T细胞中导入新基因已驾轻就熟。他的技术对顺利通过CAR竞赛的下个弯道具有重要意义，他的搭档正是CAR领域的亨利·福特——齐利格·伊萨哈（见第14章）。

“齐利格邀请我们合作进行CAR项目。他已经以TNP抗原为模型完成了首个CAR。”帕特里克解释。研究目的是观察经基因工程改造的T细胞CAR能否识别特定目标，即三硝基苯（TNP）。实验将TNP基因导入自然情况下不含任何内源性真菌肽的正常哺乳动物细胞，并观察CAR能否识别TNP。结果成功了。这样的实验称为“概念验证”，实验验证了CAR可以被操纵。下一步是操纵CAR驶向目的地——治疗肿瘤。

“我开始与齐利格的团队合作，他们在原代T细胞中插入基因时遇到瓶颈。”帕特里克并不吃惊。伊萨哈使用的尤尔卡特细胞（Jurkat）是一种用于实验的永生化细胞系，无法稳定表达转导基因。“这非常具有挑战性。但因为我在TNF项目中熟悉了这项操作，便开始与他合作，将CAR导入T细胞。”

正常细胞经过一定次数的分裂后会停止复制，**永生化细胞系**经过科学改造，能够无限分裂。许多实验室使用的细胞来自多年前死亡的捐赠者。海拉细胞就是最著名的例子。“海拉”是海莉耶塔·拉克斯的缩写，这位宫颈癌患者死于1951年，但她的数十亿细胞依然活着，为世界各地的研究做出贡献。

帕特里克和同事设计出针对乳腺癌、直肠癌和卵巢癌的三种靶向CAR。他们将这些靶向系统导入针对黑色素瘤的TIL细胞中。换句话说，这些T细胞已经启动，它们只是更换了方向盘。

“卵巢癌的实验非常成功，”帕特里克说，“回顾起来，我不知道为什么只有卵巢癌实验成功，其他却失败了。我们没有对分子、分子桥或间隔进行探索。或许是亲和性的原因，我们还不清楚。但我们证明了，黑色素瘤TIL可以导向卵巢癌细胞。这是真正灵光乍现的时刻。”

这是科学合作的甜蜜果实。“我们合作愉快。”帕特里克说，“齐利格聪明过人，他推动了整个CAR概念的发展。”当时，领域中的竞争已经激烈起来。“多个团队在进行研究，竞争很激烈。我想如果没有我的帮助……”但他伸出了援手。帕特里克得到的回报是成为CAR领域一篇重要论文的第一作者（Hwu P, et al., *J Exp Med* 178: 361［1993］），这篇1993年发表的论文是CAR癌症免疫疗法领域的里程碑。帕特里克和同事成功地向T细胞发出指令，告诉它们去哪里、攻击什么，而T细胞完全照做。这是一个伟大设想孕育出的杰出成就：利用免疫系统。

"疗法很受欢迎，"帕特里克说，"患者喜欢这个概念，因为他们认为化疗物质是毒素，而免疫系统是抗癌的天然工具。"癌症患者往往感到束手无策，觉得自己只是一个绝望的、可怜的物品，只能被动等待奇迹发生，然而免疫疗法颠覆了这种感觉，让患者有了主动参与治疗的机会。

名望和公正

科研之路依然漫长。尽管已经证明安全有效，但卵巢CAR-T细胞还未能挽救任何患者，原因之一在于细胞似乎在前往肿瘤的途中迷了路。"因此我们决定转向其他方法，如趋化因子受体。"帕特里克说。

研究表明，只用CAR武装T细胞是不够的。为了尽可能发挥靶向性，T细胞必须靠近目标。在健康人体内，这个距离是由释放趋化因子来实现的。趋化因子会留下线索，引导T细胞前往目的地。在人体平衡紊乱，如出现感染、伤口或肿瘤时，多种细胞会同时释放这些信号。

问题是帕特里克的细胞似乎看不见这些线索。"如果你把训练精良的士兵放错战场，肯定打不了胜仗。"因此，帕特里克开始通过基因手段在T细胞中安装"线索感应器"（趋化因子受体）。本书写作之时，研究正在进行。"我们在多位患者身上使用了这种方法。如果有效，这种方法就可以广泛应用于TIL疗法、CAR疗法和TCR转导细胞疗法。"

展望未来的话暂且不提。在帕特里克发表首篇论文之时，CAR技术甚至免疫疗法领域尚未引起临床医学界的关注。不仅资金稀缺，展示成果、广而告之、消除疑虑的机会也寥寥无几。"我们在研讨会中总被分到最小的会场。”帕特里克回忆道。他记得有一次研讨会的场地比教室大不了多少。“德鲁·帕尔多尔（见第8章）也在场。我、德鲁、戴夫·卡蓬（俄亥俄州立大学医学中心）等人在这间小教室里举行了研讨会。”无奈的是，他们并不需要更多空间。这些研讨会总是同样的讲者、同样的听众。免疫疗法的展板总被放在会议大厅最黯淡、潮湿、狭窄的角落。

“很多人不屑一顾，不只生物科技公司，化疗专家也是如此，他们是肿瘤学界的主力。他们会问：‘你还在研究那个？真的？你干脆注射泥土得了。’这是他们的原话。”时隔多年，帕特里克依然摇着头，试图理解这种观点：“他们只是没有看到我们见证的事。”

> 他们只是没有看到我们见证的事。

帕特里克见证的是患者奇迹般地幸存，是持续的免疫反应。不是所有人，不是多数人，只是部分患者，却已经胜过其他方案。“想象一下患者就诊时的心情，”帕特里克说，“他们寻求的不是延长三个月的中位存活期。没有患者问过我：‘我的中位存活期能延长三个月吗？’”然而长期以来，（与现有治疗标准相比多出的）三个月的生命正是药物获批的关键。“你能拿到美国临床肿瘤学会的宝贵演讲机会，只因你的随机实验比现状好那么一点，但是最终依然无人幸存。”与此相比，帕特里克的患者延长了数年的生命。“这让我们充满信心，相信自己掌握了重要线索。”

漫漫长夜，光亮初现

发现真理是孤独的求索，证明真理更甚于此。“总的来说，搞科研是一种躁狂抑郁的体验。”帕特里克坦言。尽管如此，他的态度始终像刚结束一段疲惫而充实的假期。“实验结果无非成功或失败，有时更糟，先成功再失败……”

当T细胞无法接收CAR的基因指令时，帕特里克对此深有体会。“我们在TIL细胞实验时取得了成功，但始终无法提高浓度，无法将基因导入T细胞。”即使使用最好的载体，CAR的浓度也低得无法检测。

“我记得自己非常沮丧和抑郁，觉得一切都是徒劳。”但实验室的气氛让他坚持下来。“我们相互鼓励。我记得史蒂夫为我打气：‘我知道你能行，你有这种品质，绝对会成功。’这让我觉得自己能行。”这段回忆历历在目，帕特里克铭记在心。“好的领导要在他人还不自信的时候，就给予他们信任。”让他们看到你的愿景，去倾听，去支持，因为没人能独自成功。

加入乐队

帕特里克·胡的人生和经历有三个标签：他来自西弗吉尼亚州的不知名小镇，他是一名成功的科学家，他是乐队成员。这支乐队名为检查点，演奏摇滚和蓝调，所有成员都是著名免疫学者。

“有一次我在美国临床肿瘤学会和汤姆·加耶夫斯基（见第24章）聊天，发现我们有几乎相同的莱斯·保罗吉他。我们都热爱音乐，于是决定把大家召集起来。”帕特里克通知大家在下次科学会议时带上各自演奏的乐器，大家十分配合，甚至有人带了一把长号。“场面有趣极了，但就演出效果而言简直是灾难。于是汤姆和我决定认真对待此事。我知道艾利森（见第1章：詹姆斯·艾利森）会吹口琴，我们曾经在国立卫生研究院一起演奏，于是便邀请了他。在美国临床肿瘤学会的电梯上，我们遇到了蕾切尔·汉弗莱

（之前就职于百时美施贵宝，现任CytomX Therapeutics首席医疗官）。我和她是老相识，曾经一起住院实习。她说：‘我会唱歌。’我说：‘你会唱歌？我一点也不知道。’然后我们约定大家聚起来。我们的首次练习在密尔沃基，塔拉·威辛顿的办公室，一切从此开始。”

一切真的“从此开始”，在威斯康星州密尔沃基的免疫疗法学会塔拉·威辛顿办公室进行首次练习后，他们不断前进，最近还在芝加哥蓝调之屋进行了一场座无虚席的演出。

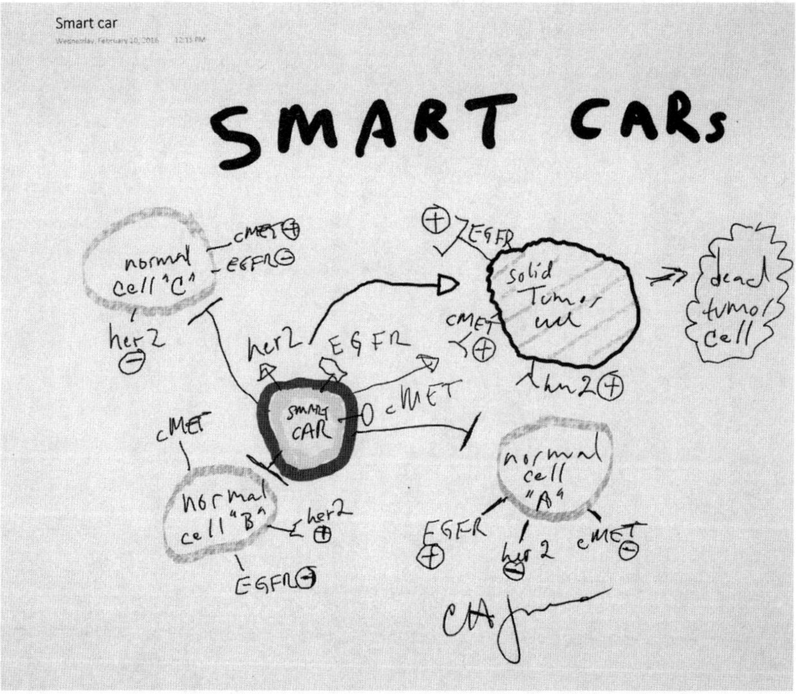
Smart car
Wednesday, February 10, 2016 12:15 PM
SMART CARs
normal cell "C"
cMET
EGFR
her2
solid Tumor cell
dead tumor cell
EGFR
cMET
her2
EGFR
SMART CAR
cMET
cMET
normal cell "B"
her2
EGFR
normal cell "A"
EGFR
her2
cMET

卡尔·朱恩

智能 CAR

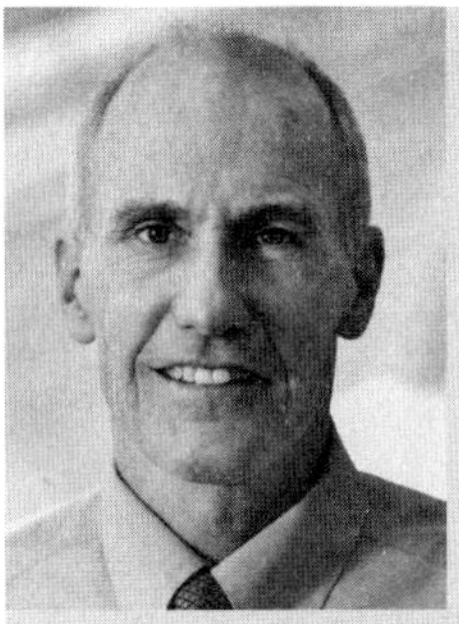

16. 卡尔·朱恩
（Carl June）

转录研究项目主任
佩雷尔曼医学院，阿布拉姆松癌症中心
宾夕法尼亚大学
费城，宾夕法尼亚州

我学到的教训是，T细胞可能比白血病使人更快丧命。

——卡尔·朱恩

卡尔·朱恩1953年生于科罗拉多州戈尔登，那里是雄伟的落基山脉前岭脚下一个拥有田园风光的地方。这片土地孕育出健壮的孩子（朱恩）和寡淡的啤酒（库尔斯）。

朱恩很小就接触科学。他的父亲曾在戈尔登市的科罗拉多矿产学校学习化学，之后于朝鲜战争兵役期间，在马里兰州的阿伯丁试验场研究芥子毒气。朱恩回忆道："他的手臂上有一道伤疤，是他为了证明氮芥的威力而亲身尝试的结果。"

注：氮芥气可造成极度痛苦、缓慢而残忍的死亡，第一次世界大战中，交战双方均大量使用这种毒气。多年后，人们发现氮芥类物质可有效治疗淋巴瘤，从而将其作为药物使用至今，这颇具讽刺意味。战争之剑今成耕耘之犁。

战争结束后，朱恩一家搬到加利福尼亚州爱莫利维尔市，朱恩的父亲在壳牌石油公司旗下的壳牌研发中心担任化学工程师。有趣的是，研发中心后来被西特斯公司（Cetus Corporation）收购，正是这家生物科技公司领导研发IL-2，即史蒂夫·罗森伯格博士在国立卫生研究院主持研究的药物，从而推动了癌症免疫疗法领域的发展（见第13章）。

“这就是我成长的地方，父亲在壳牌研发中心从事化工行业。1971年，我收到了斯坦福大学的录取通知书，准备像家里其他人一样成为工程师。”然而子从父业的计划并未实现。朱恩生不逢时，当时越南战争正处于白热化。“在那个年代，所有人的生日号码会被纳入抽签系统，抽签结果决定你是否要前往越南战场，”朱恩解释，“我的号码是50。”

每年的征兵抽签像游戏节目一样通过电视播出，可想而知，节目在18岁至24岁的目标人群中收视率极高。1971年，朱恩被分配到的抽签号码相对较小，这意味着他将前往战场。

“那一年，前150号差不多都入伍了，除非你跑去加拿大或体检不合格，而我身强体壮。”（朱恩至今还参加超级马拉松比赛。）与其等待命运来敲门，朱恩决定还不如主动进入海军学院。“我想，如果我不得不参军，那么至少不能成为越南稻田里的无名小卒，而是要当军官。”

朱恩选择海军，是希望能有机会追求工科方面的兴趣。“对我来说，军队里最好的职位莫过于在核潜艇中工作。我确实在珍珠港外的核潜艇上度过了一个夏天”，还有伤疤为证。“我当时18岁。”朱恩说。他满怀热情，精力充沛，是个瘦高的年轻人，身高超过一米八，习惯在执行任务时跑来跑去，这在潜艇上是个问题。“我在跑动时正好撞到头，把自己撞昏了过去。”所幸那是一次短途水下任务，朱恩的脑袋也没再次受到摧残。

之后，朱恩在贝塞斯达海军学院取得生命科学学士学位，接着在休斯顿的贝勒医学院攻读医学，以延长兵役作为交换，全部费用由海军支付。“从医学院毕业时，我欠海军12年兵役。”朱恩说。这意味着他的医学工作必须以海军的意向为重。因此，朱恩首先来到世界卫生组织在瑞士的实验室，在那里工作并发表了关于疟疾和艾滋病病毒的研究成果。

这段经历让朱恩对自己有了清醒的认知。“我发现自己渴望从事科研。”与此同时，他发现自己非常喜欢治疗患者。在双重因素的驱动下，他回到贝勒医学院，进一步学习传染病和肿瘤学。

“我还意外地因为地缘政治局势而得益，”朱恩解释道，“当时海军面临着一个政治难题。”海军的潜艇必须驻扎在敌人附近，即苏联海岸线周围，如日本海。由于核武器就停在日本岸边，日本政府向美国海军施加压力，要求为意外接触辐射的受害者制定应急预案。

“我们三名医生被派往西雅图的福瑞德·哈金森癌症研究中心，学习骨髓移植。”这是治疗重度辐射的唯一有效方法。海军派出的另外两名医生中包括克雷格·汤普森，现任纪念斯隆–凯特琳癌症中心院长。政府计划在马里兰州贝塞斯达的海军医院设立骨髓移植中心，因此派三人学习相应的技术和设施。

然而，政治再次改变了朱恩的命运。“1989年柏林墙倒塌，海军不再面临核威胁。”朱恩说。舰队规模由1200艘削减至500艘，骨髓移植中心从未启动。事实上，那些为骨髓移植患者设置的专业化病房——世界一流的无菌空气层流病房，被改为了海军牧师的房间。

T细胞专家

在西雅图掌握的知识至今对朱恩大有用处，那段经历也给他留下了深刻的印象。“我目睹了首批死于GvHD（移植物抗宿主病）的患者，”朱恩说，“太可怕了。”当时的治疗方案甚至为患者额外注射T细胞，增强免疫反应。“十位患者连续死于GvHD，我学到的教训是，T细胞可能比白血病更快使人丧命。”

这段经历并不只有残酷的现实，部分研究成果具有重要价值。“我很幸运地完成了一项实验。”朱恩说。他的幸运源于当时刚刚问世的杂交瘤技术，即利用活细胞生产抗体。“实验室想让我生产抗体，就像集邮那样越多越好。”这项技术确实是前沿科学，但很快就变成了小把戏——任何人都能胜任。重头戏在于使用抗体工具获取生物功能方面的信息，即T细胞的功能。

朱恩的实验涉及抗体、T细胞和一种名为环孢素的药物。环孢素1983年获批，“被视为治疗GvHD的神药，因为它不像其他疗法那样抑制全身免疫系统，也不会杀死T细胞”，他解释道。不破坏移植物是环孢素的一大优点。环孢素不杀灭细胞，只让T细胞停止攻击。“然而当我们将环孢素和抗体9.3激活的T细胞同时使用时，T细胞完全没有反应，”朱恩说，“它们继续正常生长。原来，我们使用的抗体（9.3）以CD28为标靶。”换言之，尽管环孢素告诉T细胞撤退，但CD28受体命令T细胞进攻的信号更强。朱恩意外发现的分子结构与詹姆斯·艾利森发现的CTLA-4（见第1章）作用相反：艾利森发现的是停止按钮，而朱恩和同事发现的则是前进按钮。

“我因此开始研究T细胞。”朱恩说。朱恩从那时起发表了超过一百篇有关CD28生物学原理的论文，其中许多篇都是他与海军时期的同事、现在的挚友克雷格·汤普森合著的。

艾滋病病毒优先，癌症靠后

回到贝塞斯达，朱恩将精力转而投入艾滋病病毒研究。这并非因为他对癌症失去兴趣，而是因为资金中断。“我能拿到资金的项目是艾滋病和疟疾。”这是因为联邦拨款机制在法律上是分离的。癌症研究资金由卫生与公众服务部直接向国立癌症研究所拨出。在仅仅一墙之隔的贝塞斯达海军研究院，资金却来自国防部，而国防部指定的研究重点是战争伤亡或传染性疾病的治疗。朱恩选择了后者，他利用CD28抗体的加速功能，迅速将其发展为活细胞培养系统的基础，进行大规模T细胞扩增。

这项创新提供了充足的研究材料，推动了关于艾滋病病毒的全新认识，并预示着一种潜在治疗方案：抗CD28加T细胞。“90年代，我们在《科学》上发表了两篇关于艾滋病病毒携带者T细胞培养的论文，并且发现了一些关于CD28通路的信息，非常值得关注。”例如，将CD28抗体通过物理方法控制在培养皿底部，用这种方式激活的T细胞对艾滋病病毒感染具有抵抗性。与此相反，在T细胞混合物中加入几滴可溶性CD28，T细胞就会变得极易感染艾滋病病毒。朱恩的实验室仍在研究这一现象。

朱恩探索的另一治疗途径是引导CD8 T细胞（杀手细胞）攻击CD4 T细胞（辅助T细胞，为杀手细胞提供各种支持），后者是艾滋病病毒的目标宿主。朱恩等人在这项研究中利用了CAR设计。“很多人都不知道，首个CAR试验其实是在艾滋病患者，而非癌症患者中进行的。”

> 很多人都不知道，首个CAR试验其实是在艾滋病患者，而非癌症患者中进行的。

事实上，共有三项临床试验使用了这一方法，它们都与一家名为Cell Genesys的生物科技公司合作。结果有力地证明，治疗方案具有安全性，艾滋病患者的免疫功能得到提升。然而治疗效果有限，Cell Genesys在方案得到优化之前就终止了项目。“1997年艾滋病病毒蛋白酶抑制剂问世后，我们的临床试验就被叫停了。”朱恩说，“没人在乎了。我们开始CAR研究时，艾滋病病毒是致命的，而蛋白酶抑制剂出现后，治疗艾滋病就像治疗高血压一样，只要按时吃药就没什么大碍。”

经历了事业转折的朱恩手中还留着一瓶瓶临床试验艾滋病患者的血样。“这些研究的一大优点在于，国立卫生研究院要求所有基因转移试验（CAR是基因转移的产物）必须对患者进行15年的长期跟踪。”朱恩说。长期监控的目的是防止高速发展的基因技术脱离正轨，产生不可预知的基因突变。

朱恩手中的血样没有出现异常突变，但奇怪的是，朱恩当年试探性地导入的CAR，如今依然存在。“我们打破细胞，对所有患者进行了分析，本想就此收尾，不再进一步研究，结果却发现这些CAR细胞依然存在。”进一步分析显示，这些细胞的半衰期长达17年。朱恩难以相信。“帕特里克·胡（见第15章）在国立卫生研究院与迈克尔·克肖和史蒂夫·罗森伯格（见第13章）进行首个CAR癌症试验时，使用了以叶酸受体α1为靶向的CAR-T细胞，那些细胞仅存活了不到一周……差异实在太大了。”

两种细胞截然不同的命运表明，细胞激活和增殖的方法十分重要，艾滋病与癌症的治疗环境同样重要。“这说明癌症对免疫系统的抑制甚于艾滋病病毒。”总而言之，艾滋病和癌症CAR研究让学界和华尔街认定CAR没有前景。仅有的资金枯竭了。

“只有少数人坚持了下来，”朱恩说，“大多数人都放弃了。”他和米歇尔·萨德莱恩（见第17章）——两位都是CAR技术构想和临床应用方面最权威的专家——都无法从国立卫生研究院挤出一分钱。“最终慈善捐赠救了我们。”一位宾大校友的慷慨捐赠让部分CAR试验得以维持，但资金依然稀缺。

朱恩本可选择放手，去研究更加成熟的技术。然而就在1996年，朱恩与癌症结下了私人恩怨：他的妻子辛西娅被确诊为卵巢癌。

“我为妻子制定了联合免疫治疗方案，实验室根据她的癌细胞制作出GVAX疫苗（见第8章）。我们为她注射了疫苗，我确信治疗产生了作用。”朱恩说。但这远远不够。辛西娅的癌症抑制了疫苗的免疫反应，她需要检查点抑制剂。

朱恩知道美达瑞克斯公司正在研发抗CTLA-4药物伊匹木单抗，他试着申请允许绝症患者使用未获批的实验性药物的特许。“我想尽办法，却四处碰壁……完全无计可施。”美国食品药品监督管理局终于在2011年批准了伊匹木单抗，而辛西娅·朱恩死于2001年。

“妻子的事情后，我开始全职进行这项工作。”他的目标是实现CAR技术的临床转化，治愈癌症。

CD19靶向CAR：明星女孩

在癌症免疫疗法的故事中，CAR技术占据了大量篇幅，这不仅因为它是一项异想天开的创举，通过对人类T细胞进行基因改造，让T细胞成为自我驱动的药物，还因为：

● CD19靶向CAR的疗效超过所有人的预期。

● 首批成功接受CD19靶向CAR治疗的患者中有一位可爱的小姑娘，名叫艾米丽（Emily）。CD19靶向CAR将她从死亡边缘挽救回来，引起舆论轰动。

选择CD19作为CAR靶向介于孤注一掷和十拿九稳之间。CAR在癌症领域功效甚微（孤注一掷），但如果CAR生效，即使所有B细胞（包括恶性增殖和健康B细胞）都遭到清除，人体也可以在缺少B细胞的情况下存活（十拿九稳）。

主要的顾虑与“靶向/非靶向肿瘤”效应有关。朱恩解释：“荷兰的乔尔·拉莫斯领导的CAR试验以碳酸酐酶-9（CAIX）为靶向，这是一种在肾癌中高度表达的重碳酸盐调节蛋白。”碳酸酐酶-9也在其他组织中表达，但程度远低于肿瘤细胞。根据单克隆抗体疗法的前期经验，该标靶在非肿瘤组织中的低表达量不会造成问题，这是合理的推断。“在抗体领域，制药行业已经积累了重组单克隆抗体的大量专业经验，细胞表面要有10万至100万个标靶，他们才会注意，”朱恩说，“如果标靶不到1000个，根本不值一提。”

这次他们错了。CAIX靶向的CAR细胞如预期一样直奔肾癌，却在肝脏发生车祸，造成了严重的毒性。“这件事对整个领域是一个教训，他们反思，自己虽然发现肝脏中有极低的CAIX表达量，却没有在意。”根据这次事件，美国食品药品监督管理局介入并规定，今后CAR试验只能基于CD19这样经过充分研究的标靶，以确保靶向安全性，消除技术上的缺陷，循序渐进地发展。

泽西法案

卡尔·朱恩等人移接的CD19靶向CAR被认为“相对安全”，可以用于已经生命垂危的癌症患者。该设计中有CD19靶向的嵌合T细胞受体和共刺激分子4-1BB。4-1BB与CD28相似，能够启动T细胞反应。

尽管人们对标靶已有充分认识，但在2010年，这项技术依然陌生。“只能祈求‘老天保佑’，”朱恩说，“我们也没有把握。”之前的CAR尽管无效，却也没有强烈的毒性，他们也不知道应该做何期待。“我们知道CAR命中标靶，是因为正常的B细胞不见了，白血病也在一个月后痊愈了。疗效如此之好，令人惊讶。”

这并不意味着没有并发症。患者比尔·卢德维格先生在康复后不久开始高烧，表明他出现了严重的感染，这在白血病患者身上并不罕见，许多人因此丧命。化验结果显示，卢德维格的体内出现极端免疫反应。免疫因何而起，朱恩和治疗团队无法确认。几周之后，难题不攻自破：令人担忧的症状消失了，肿瘤也随之而去。

朱恩事后进行了梳理。他对卢德维格出现高烧时的血样进行了后续分析，结果十分明显。“我们拿到了他的细胞因子水平，特别是IL-6和干扰素γ（T细胞活性的标志）。这些数字极高，且与高烧的时间吻合。其实做出判断并不难，只是当时的临床医生从未见过这样的症状，因为这史无前例。”不过，这种症状在其他接受CAR治疗的患者身上再次出现。“后来我们发现，只有治疗有效的患者才会出现这种症状。”

这种现象如今称为细胞因子释放综合征（CRS），是免疫系统试图以火救火，采用高烧和其他极端战术时产生的过激反应。当比尔·卢德维格体温升高时，朱恩没有想到CRS，也没有任何理由这样想，“因为CRS既没有在小鼠身上出现，也没有在临床前试验中出现”。朱恩设想了各种可能出现的副作用，如载体意外改变细胞，或T细胞无法停止增殖，或出现严重感染。“这些都没有发生。”朱恩说。比尔·卢德维格经历了CRS，并在缺乏有效干预的情况下自愈了。

首个接受CD19靶向CAR治疗的儿童也出现了CRS。

她几乎因此而死。

艾米丽

艾米丽活了下来，原因在于：（1）卡尔·朱恩是一名杰出的科学家，（2）卡尔·朱恩是一位父亲。

2010年，五岁的艾米丽·怀特海德被确诊患有急性淋巴性白血病（ALL）。她接受了化疗，但两次复发，医生告诉她的父母，所有获批的治疗方案都已用尽。

此时费城儿童医院的主治医生斯蒂芬·格鲁普和卡尔·朱恩出现了。作为临床试验的一部分，他们共同为艾米丽提供了CD19靶向CAR的试验疗法。尽管艾米丽是第一个接受这项新技术的儿童，且儿童对这种疗法的反应尚不清晰，但她别无选择。“如果患有急性淋巴性白血病的儿童在接受移植后复发，或无法接受移植，等待他们的只有死亡。”朱恩说。他们的存活时间比卢德维格这样的慢性淋巴细胞白血病患者更短。“其实治疗急性淋巴性白血病的需求更高。”

2010年4月，艾米丽对CD19靶向CAR治疗方案产生了强烈的免疫反应：她经历了严重的CRS。由于有了治疗比尔·卢德维格的经验，朱恩知道症结所在，但面对这种新的症状，他不知该采取什么手段。“我们首先试着大剂量地使用皮质类固醇来退烧”，朱恩回忆，然而收效甚微。“我们接着使用TNF阻断剂（TNF是一种细胞因子）”，依然无效。此时，艾米丽的状况急转直下：她出现了多器官衰竭，时间所剩无几。经她的父母同意，最后的指示为：放弃心肺复苏。

“我当时在西雅图演讲，收到迈克尔·卡洛斯（病理学家）的一份邮件。卡洛斯当时负责分析血清细胞因子等化验工作。”卡洛斯发来了艾米丽的细胞因子数据。“我研究了数据，结果难以置信。她的IL-6水平是基础值的上千倍。”仿佛免疫系统点燃了大火，所有细胞都在燃烧，试图消灭癌症。

“我给斯蒂芬·格鲁普（艾米丽的医生）打电话说：听着，斯蒂芬，情况是这样的。”艾米丽的两项指标达到天文数字水平：一项是干扰素γ，一项是IL-6。

此时，朱恩作为父亲的身份发挥了作用。这里还要介绍两项重要信息：一是朱恩的女儿患有幼年型类风湿关节炎，一种可能导致残疾的自体免疫疾病。二是朱恩2009年时担任临床免疫学会（CIS）主席。

2009年，卡尔·朱恩作为主席将临床免疫学会最高荣誉授予日本学者岸本忠三。岸本忠三发明了类风湿关节炎药物托珠单抗（tocilizumab），其标靶是造成炎症的细胞因子IL-6的受体。由于女儿的病情，朱恩一直对这项药品的研发有所关注，期待着美国食品药品监督管理局批准该药用于治疗类风湿关节炎，审批最终于2010年1月完成。

朱恩知道干扰素γ在临床上暂无控制方法，但因为女儿的情况，也因为数年前曾为岸本博士颁奖，朱恩知道托珠单抗——这种近期获批的类风湿关节炎药物的靶向正是IL-6。朱恩建议格鲁普试一试，格鲁普立刻同意了。他们为艾米丽使用了托珠单抗，不到一个小时，女孩儿就苏醒了。艾米丽安然无恙，随后还摆脱了癌症。

抗IL-6药物托珠单抗已成为缓解CRS的标准方案。“虔诚的教徒可能会说，这是神迹。”朱恩说。其他人可能会说，这是多个因素的结合：运气、时机和时刻在心的信念。

* * *

2017年8月本书写作之时，艾米丽·怀特海德依然健康地活着。如果你在网上搜索她的名字，会看到一张可爱的照片，摄于她与美国总统巴拉克·侯赛因·奥巴马聊天之后。艾米丽那天没有上学，于是总统先生为她写了请假条：

“请允许艾米丽请假，她与我在一起。”——巴拉克·奥巴马

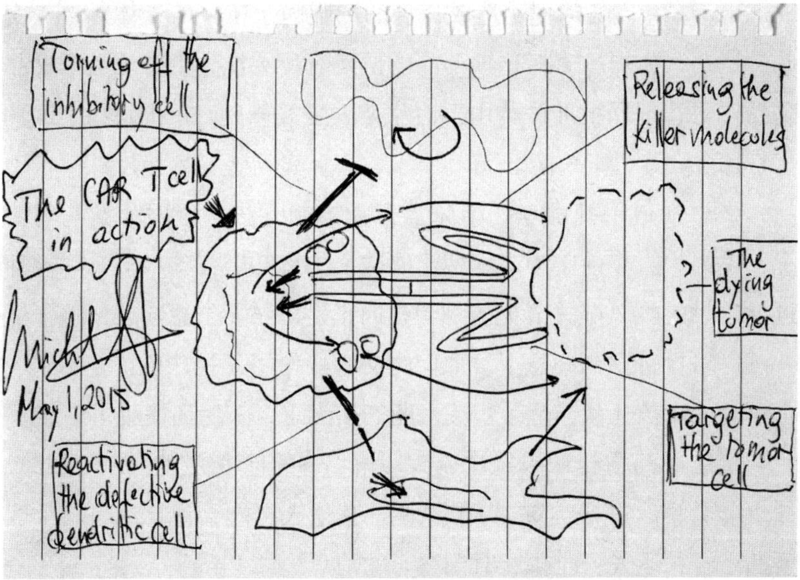

米歇尔·萨德莱恩

行动中的 CAR-T 细胞

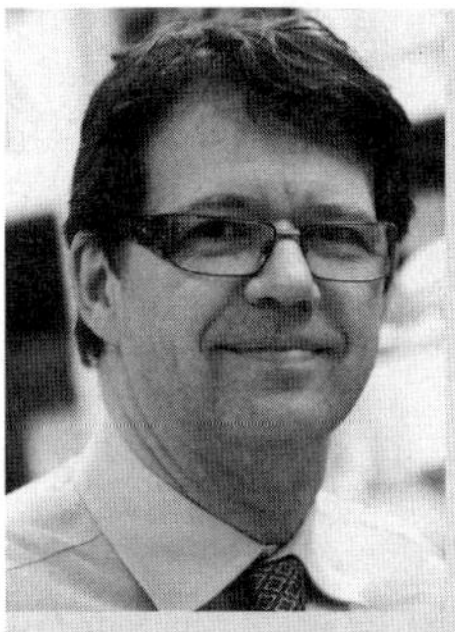

17. 米歇尔·萨德莱恩
（Michel Sadelain）

细胞工程与基因转移中心、基因表达
实验室负责人
斯蒂芬与芭芭拉·弗里德曼主席
纪念斯隆－凯特琳癌症中心
纽约，纽约州

我母亲说："哎，我跟你的一些朋友聊过，他们说你在捣鼓些奇怪的东西……"

——米歇尔·萨德莱恩

米歇尔·萨德莱恩1960年生于巴黎，但父母都不是法国人。"我母亲是加拿大人，父亲是波兰的政治难民，英国拒绝给他颁发签证，但法国批准了他的政治难民身份。"因为别无选择，萨德莱恩一家连法语都不会说，便在巴黎安顿下来。萨德莱恩夫妇尽力学会了法语，他们的儿子则更进一步，除了学会法语和一点拉丁语以外，还苦习数学，甚至获得了数学学术奖项。"说真的，我以前一身书呆子气。"

这并不难想见。萨德莱恩虽然高大健壮，行事风格却与外表不符。他的办公室里堆满了科学杂志和研究论文，与其说是办公场所，倒不如说是孵化思想家的鸟巢。这位科学家就端坐其中，透过深色的粗框眼镜审视思想的海洋。他的确有点书呆子气，却并非纯粹的理论派。比如，萨德莱恩对哲学感兴趣，但他喜欢的不是吹毛求疵的辩证哲学，而是思想起源的个中究竟。“我很喜欢哲学，但就个人来说，了解大脑的工作机制更有裨益，因此我便走上了学医的道路。”

如果哲学和医学相交，交点便是神经科学，萨德莱恩就这样定下了自己的职业方向。但另一门同样高深莫测、错综复杂的学科出现了。“我在求学时接触到免疫学，便喜欢上了。”听萨德莱恩的口气，似乎任何有知觉的生物都会和他一样。“我以为自己的职业方向是神经科学，但不知不觉就走上了免疫学的道路。”自然而然就这样了。生活少有横平竖直，往往是信手涂鸦。

优秀的创作者能在既定的空间内施展才华，而萨德莱恩有幸得到了一展拳脚的机会——他的母亲决定回到故乡，加拿大阿尔伯塔大学也爽快地接收了这位巴黎神童。

不管是研究免疫学还是打冰球，这个契机都堪称完美。

“我求学的四年半中，学校三次赢得斯坦利杯。”萨德莱恩自豪地笑道。这是冰球的黄金时期，韦恩·格雷茨基、贾里·库里、格兰特·福尔这些名人榜上的球星都效力于同一支球队。“我在埃德蒙顿的时机正好，真是挺幸运的。”

幸运女神不仅眷顾冰场，也福泽实验室，埃德蒙顿在这两方面都得天独厚：在冰球方面，学校拥有问鼎斯坦利杯的埃德蒙顿油工队；在科学方面，由顶尖免疫学家组成的免疫医学研究委员会也设立在这里，其中有不少美国学者。“有一批科学家因为越南战争而离开美国。”萨德莱恩解释道。他的博士导师就是其中之一：“汤姆·韦格曼……才华横溢。”

还有一小批美国学者因为科学界事件的波及而来到这里（见第20章：坂口志文）。这其中也包括另一位才气过人的教授道格·格林。他后来成为细胞凋亡方面的著名专家，现任职于孟菲斯的圣朱迪儿童研究医院。

总而言之，在这片孕育出冰球高手的沃土上，年轻的萨德莱恩培养着自己的才华和学术兴趣。他跟着韦格曼研究移植排斥机制，技术得到极大锤炼，而他广泛的学术兴趣则因读研期间的一次讲座而得以聚焦。这节课的讲师是史蒂夫·罗森伯格（见第13章），演讲主题是TIL（肿瘤浸润淋巴细胞，见第15章：胡）——一种作为药物使用的T细胞。

TIL令人着迷，但似乎固有的局限性稍强。萨德莱恩想要扩大TIL的应用范围，在分子层面对这一活体治疗物质进行调节。“我认为需要对T细胞进行改造。”

这无异于一盏指明灯，给占尽天时地利的萨德莱恩指明了前路：他此时有了一个明确的念头。完成博士学位后，萨德莱恩立即加入了麻省理工学院这所世界顶尖的工程学院的一个研究团队。这不是嬉笑玩闹，也不是直觉使然，而是方向注定如此。

麻省理工

麻省理工的项目负责人是理查德·马利根，此人荣膺麦克阿瑟基金会“天才奖”。如果本书写的是基因工程界的巨匠，他一定会出现在开篇的几章里。只可惜，马利根给新研究员制订的计划与萨德莱恩的抱负并不相符。萨德莱恩来到实验室没多久后就被告知：“哦，对了，我不希望你研究T细胞，这想法太蠢了。”

萨德莱恩被分派到的工作是将基因转移到造血干细胞中。这背后的想法是，既然某些遗传疾病的病因是缺乏一些蛋白质，何不试着给基因安装制造缺失的蛋白质的相关指令。地中海贫血是一种血红蛋白形成异常的遗传疾病，萨德莱恩的项目就是通过基因手段来改善造血细胞，从而治疗地中海贫血。

“我在那里就是干这个的。我的正式项目是研究地中海贫血（这一课题延续至今），但私底下真正在做的，是找出把基因放到T细胞里的办法。”他在不断被泼冷水的情况下仍然继续埋头苦干。“当时，大家仍在研究如何把基因放入造血干细胞”，萨德莱恩解释道，而这已经是公认的难题。对大多数人来说，T细胞似乎遥不可及，进行实验几年无果后，甚至连萨德莱恩的母亲都颇有微词。“我母亲说：‘哎，我跟你的一些朋友聊过，他们说你在捣鼓些奇怪的东西。’”

谢了啊，妈。

反对声的确令人心生畏怯。他试着向他敬爱、景仰的人还有敬重的科学家解释自己的想法，可大家无一例外，都满脸疑惑地歪着头。“连聪明人都用一副‘你干吗这么做？’的表情看着我。”听到这样的话，不够坚定的年轻学者可能会就此改变研究方向，脆弱一点的甚至可能改行，但认定一个想法的科学家却可能越挫越勇。

为寻求鼓励，年轻的萨德莱恩找到了戴维·巴尔的摩博士。巴尔的摩博士于1975年荣获诺贝尔生理学或医学奖，他不仅是分子生物学的巨擘，在整个科学界也是响当当的人物。20世纪90年代初时，巴尔的摩博士的实验室设在离麻省理工不到半英里的怀特海德研究所。“我跟他谈过几次，他觉得我的想法并非全是异想天开。”萨德莱恩说道。巴尔的摩甚至对该技术产生了兴趣。当时，艾滋病病毒刚刚克隆出来，临床学家也终于意识到它是导致艾滋病的病毒。萨德莱恩说：“当时迫切需要艾滋病动物模型”，但包括巴尔的摩的团队在内，所有人都无法将逆转录病毒载体放置到T细胞中（这对建立艾滋病模型十分必要，因为艾滋病病毒是感染T细胞的逆转录病毒）。“大家都试过，但就是办不到。”

萨德莱恩同样办不到（至今仍未有人类艾滋病病毒的模型），研究进展的停滞让唱衰声更加响亮。“项目失败了，”萨德莱恩直截了当地说道，“第一年、第二年都失败了，三年过后我才勉强能把基因放进T细胞里。正如我所说，只有戴维和他的团队不觉得我是精神失常，让我把这项工作继续做下去。”

长夜漫漫，白昼昏昏

连母亲都对你产生怀疑的时候，还怎么坚持下去呢？“我觉得你必须……你可能得有点痴狂或有点强迫症才能经受得住。”萨德莱恩一字一句地缓缓说道。这很符合他深思熟虑的行事风格。“你内心必须有一股力量，坚信自己身负伟大使命，无论如何都要去实现它。我觉得要与众不同就得有这样的品质。”但另一方面，“如果你要延续前人的工作，情况就完全相反”。这样的话倒不需要痴狂，只需做到吸收知识，然后整理、筹谋和计算，跟在敢于迈出第一步的人身后，把第二步该做的事都做好就可以了。“但那些踏出第一步的人，我觉得多少也得有点儿……”

或许有点儿不正常？

萨德莱恩没有把话说完，他把这种不具名的特质看作祝福还是诅咒，我们无从得知。也许二者兼有吧。

在麻省理工经历了种种煎熬后，萨德莱恩终于找到了给T细胞安装基因的办法，但这项伟大的成就却并未引起一丝波澜。“所有这些工作只化为一篇表现平平的文章，刊登在《美国国家科学院院刊》。”萨德莱恩说。这仍然是一篇关于地中海贫血的文章。稀少的刊发数量本应让雇主们绕道走，因为刊发数量是业内的通行证，许多年轻学者把发表文章看得比一日三餐还要重要。不过，关于他能力杰出和利用业余时间研究T细胞的故事不知怎么就流传了出去。“我离开麻省理工时申请了六份工作，也收到了六份聘书。”他选择在纽约市工作。“刚到（纪念）斯隆–凯特琳（癌症中心）工作时，我做的第一件事情就是掏钱雇了名技术人员，一起着手研究T细胞。”当时是1994年，这本应标志着走向成功的第一步，但实际情况并非如此。反对声仿佛在他身上留下了印记，他所渴望的职业支持似乎也被其破坏。

问题的症结是缺乏一位业界专家为这位初出茅庐的研究员给予扶持或保护。对萨德莱恩来说，这样的缺失主要是环境造成的。他读完博士没多久后，导师汤姆·韦格曼就去世了，而研习导师马利根觉得他的想法缺乏价值。巴尔的摩博士很赏识他，但未曾亲自教导过他；他在医学院的同学都是医生，不是研究员，而且人都在法国。缺乏师承和支援网络薄弱在萨德莱恩整个职业生涯中都造成了很大困扰。

“我在职业生涯中只能孤军奋战，后果也显而易见。”萨德莱恩承认道。他为此付出了代价。“如果你想知道为什么我没像别人那样获得奖项（和随之而来的经费支持），那是因为人确实需要一个支持和保护者。这个领域竞争很激烈。如果背后没有强大的势力，要达到某个高度是很困难的，这就是我的困境。”

不仅如此，萨德莱恩还觉得达到“某个高度”就意味着受人制约。比如同行评审，即由同行公正地审阅你的工作成果，从而决定是否值得发表。这种认可对于任何资历的科学家都十分重要，因此业内常说：“没文章，就灭亡。”“因为个人经历，我对同行评审的看法有点愤世嫉俗了——虽然名字叫同行评审，但真正含义却是‘报复的权力’。”萨德莱恩边说边露出忧郁的笑容，“意思就是，如果你不让我的论文通过，下次我就让你走着瞧。”

所以在科学界的某个层级上——我们现在说的就是这个层级——成功取决于三样东西：

你做了什么。拥有真知灼见十分关键，但别人也得真正明白你做的事情。好的科学家也必须善于推销，要推销就得会讲故事："很久很久以前，有一群T细胞……"

你是谁。在有名的实验室里受训就等于当上皇亲国戚（尽管这个王国不大）。

你背后有什么人。就像真人秀《幸存者》一样，如果想留在岛上，就得和别人结盟。不跟别人打好交道就会倒霉。

高级别（和高经费）的科学界并不总是阳光普照，也不总是一群聪明又活泼的人身着白大褂，围着本生灯高唱友谊之歌。"凡事都有阴暗面。"萨德莱恩说道。阴暗面确实存在：顶尖科学家之间围绕脸面、智力和地位展开博弈。到这种层次，此类事情不难想见。

不过时至今日，对萨德莱恩（以及CAR-T领域的很多其他人）来说，充斥着偏见的黑暗已渐渐为温暖的认可所取代。1992年，年轻的米歇尔·萨德莱恩在世界免疫学大会上发表了T细胞编程相关论文，论文摘要的最后一句写道："我们希望通过对原发淋巴细胞赋予新特异性、调节反应或细胞因子特征的这些基因改造，能在实验或治疗中提供控制抵抗力的方法。"

2013年，在向世界展示自己愚蠢想法的21年后，米歇尔·萨德莱恩、雷尼尔·布伦蒂安斯、菲利普·格林伯格（见第12章）、迈克尔·詹森、斯坦·里德尔和伊莎贝尔·里维埃（萨德莱恩的夫人，也是常与他合作的研究伙伴）共同成立了一家名为Juno Therapeutics的公司。公司商业计划的核心正是萨德莱恩编程的T细胞，其市值目前已达20亿美元左右。

CD28，CD19

目前，不少做CAR的公司（Novartis［见第16章：卡尔·朱恩］、Juno、Kite Pharma）都在争抢先机，第一种CAR-T疗法很可能在本书印刷前就能够获批。*无论谁在商业竞争中拔得头筹，都要归功于一系列关键创新：发现T细胞受体（TCR）（见第11章：麦德华）；用基因工程改造T细胞（萨德莱恩）；将TCR的各部分结合成单一遗传构建体，以此实现安装和靶向（见第14章：伊萨哈）；给CAR安装加速器（萨德莱恩）；给CAR设定容易到达的目的地（萨德莱恩）。

"对我而言，最后二者是CD19 CAR进程中的飞跃。"萨德莱恩解释道，"第一，必须创造出多功能合一的T细胞受体。像齐利格·伊萨哈一样仅仅仿制正常受体还不够，得做到更多。""做到更多"就是让卡尔·朱恩和手下研究的免疫刺激分子CD28进入稳定状态，即作为单一的基因融入CAR。

伊萨哈等人研制的第一代CAR未能成功。它们的确杀死了癌细胞，"但从医学角度来说仍有不足"。萨德莱恩说："你需要的T细胞不仅要能大杀四方，还得能分化和分泌出正确的细胞因子，能持久到足以消灭癌症。"简而言之，第一代的CAR动力不足。攻击一两次便会疲惫，然后停止运作，这种情况被称为"失能"。萨德莱恩说，这样一来，"这种药品就毫无用处了，因为如果T细胞只能运作几小时或几天，消灭掉几个肿瘤细胞，是无法成为有效疗法的"。

当萨德莱恩给T细胞受体结构加上免疫刺激分子CD28这个油门时，细胞失能的问题被克服了。（卡尔·朱恩使用的CAR-T细胞使用的是另一种名为4-1BB的加速器，由圣朱迪儿童研究医院的坎帕

---

* 目前已获批。——编注

纳等人研发）。按萨德莱恩的说法，第二代连环杀手CAR“是史上构成最为复杂的药物”。

> 第二代连环杀手CAR是史上构成最为复杂的药物。

第二次突破是找到合适的靶点，即CD19（见第16章：朱恩）。“回想起来，最触动科学家、患者、投资者和大制药公司的还是显而易见（实际上是前所未有）的临床效果，”萨德莱恩说道，“而这归功于更加复杂的（T细胞受体）融合类型被设计出来，也得益于拥有合适的靶点。”如果不幸选择了其他靶点，那么T细胞学派的研究成果也许不过几篇有趣的期刊文章。“但CD19再合适不过，这是我们做出的第二个贡献，它让整个疗法得以生效。”

人人都有CAR!（并非如此）

虽在医药界大受欢迎，但CAR-T细胞仍处于起步阶段，短期内的应用依然有限。截至目前，CAR-T确定能到达的靶点为数不多（如CD19靶点、名为BCMA的靶点以及名为CD22的靶点），因此临床应用也仅限于某些血液癌症（如白血病、淋巴瘤）。制造CAR-T同样很困难，只有几家癌症研究中心配有相关设施，药品本身具有自体同源性（即治疗患者的T细胞必须由患者自体细胞培养）。若将同一药品用于其他患者，则很可能因为移植物抗宿主病造成患者死亡，或是CAR-T被患者的免疫系统全部消灭。

对于第一个问题，萨德莱恩和其他很多人正在改造CAR-T细胞，令其攻击实体肿瘤（实体肿瘤的种类除了血液癌症外还包括多种其他癌症），他们对此信心满满。至于CAR-T制造技术的推广，则需要改进现有的T细胞培养技术，以此克服工程挑战。这方面的工作成果可能在数年内面世。要解决第三个问题，则需要树立信念，相信我们最终能学会如何制造同种异体（遗传不同基因，但同属一个物种）的T细胞，而无须使用癌症患者自体细胞培养的T细胞对其进行治疗。这意味着从健康的供体中提取T细胞，用CAR对其进行改造，然后将其安全地转导至毫无血缘关系的癌症患者体内。要将异体细胞进行改造，使其无须免疫抑制剂（这会破坏移植的目的）就能为受体的免疫系统所容，这令人难以置信，也少有人在尝试。但在法国，一家名为Cellectis的公司正通过基因操作让CAR-T可为任何患者所用。这一“随时可用”的方法（与目前主流的“量身定做”法相对应）正在临床试验当中，虽然初步结果稀少，但前景光明。

萨德莱恩和其他人仍不相信这种方法可广泛使用，因为无论对CAR-T进行何种操作，一旦其被患者的免疫系统视为异物，最终还是会被消灭。现在关于这些同种异体CAR-T用途的争议主要在两件事情上：（1）这些细胞与患者免疫系统的暂时兼容能够达到何种程度，（2）它们需要在患者体内循环多长时间才能消灭癌症。

与其等待答案揭晓，萨德莱恩决定放手一搏。他正在研究如何从零开始制造T细胞，对其进行全方位的控制：受体的免疫系统如何看待它们（是敌是友），它们对肿瘤又有何反应。他希望通过使用诱导性多能干细胞（iPSC）来实现这一目标。

干细胞是所有成熟分化细胞类型的祖细胞。干细胞一般分为两种，首先（按字面理解）是多能胚胎干细胞，所有后续的细胞类型，如心脏、肌肉、脑细胞都在胎儿发育时期由它演化而来。源自这原始种群的第二种干细胞类型是组织特异性成体干细胞，其在人的一生中源源不断地更新所有废旧或受损的细胞。

> **诱导性多能干细胞**（iPSC）是通过实验手段去成熟化的成体干细胞：通过引入四个关键基因，让它表现得如同胚胎干细胞。从理论上讲，将iPSC细胞改编，可让其分化成任何类型的细胞（如T细胞），然后再大量生产。

萨德莱恩认为Cellectis的做法像是让老狗学会新把戏，而使用iPSC则像训练幼犬，更容易也更有效。萨德莱恩解释道："这就回到了我们之前说的，T细胞疗法从天然疗法（未改造T细胞）演变为合成疗法（CAR-T）。""如果在体外驱动这些细胞，并在选择捐助者基因的基础上，对这些细胞进一步进行基因编程，也许就可以制造出可供多个受体使用的细胞。"这虽然无法制造出为所有人提供同一疗法的普适细胞，但可以把它想象成一个药柜子，里面摆着适量的现成药瓶。这种做法在临床和商业上都行得通。

"要做到这一点，就必须克服之前提到的两个问题，要解释业内为何全盘关注自体研究。"最近，由于发现了一种名为CRISPR-Cas9、来源于细菌的分子，基因工程得到了极大变革，设计避免受体排斥的细胞的技术也大幅提升。至于CAR-T需要在体内循环多长时间，萨德莱恩说："我认为没人知道时长是多久，它很可能因癌症类别的不同而有所差异，不同患者也可能因为遗传差异而有所不同。所以这个问题或许并没有一个简单的答案，但总有数字能表明：'你看，如果（CAR-T结构）能够在这么长的时间内抵挡排斥，那这就是我作为医生必须干预的时段。'因此，我认为要制造能在更短的时间内达到更强效果的强效细胞。"

使用iPSC的同种异体方法并不是天马行空，萨德莱恩已经为此奠定了科学基础。"但是话说回来，我们进入的是不确定和未知的领域，可以说具备‘高风险’，因为明确的答案还未出现。”萨德莱恩提醒并总结道，“这些都不简单，我们是在迎难而上，但这也是我看好它的原因。”

> 这些都不简单，我们是在迎难而上，但这也是我看好它的原因。

汤姆·韦格曼

年轻的米歇尔·萨德莱恩克服艰难险阻，获得博士学位不久后，他的导师和护航人汤姆·韦格曼便因中风而去世，享年53岁。

“我非常喜欢汤姆。他天性快活，精力无限，也很愿意思考些不着边际的想法——当然，这些想法得有很好的论据才行。”

韦格曼在威斯康星州大学完成学业，师从诺贝尔得奖者奥利弗·史密斯。这位高才生在毕业后得到了不仅是一位而是两位诺贝尔获奖者的垂青，他们分别是戴维·巴尔的摩和詹姆斯·沃森，两人在哈佛共事时发现了DNA结构。“这两个人都想把这个优秀的年轻人纳入麾下。”萨德莱恩说，“但当时正值越战时期，他像不少科学家一样去了加拿大，到阿尔伯塔大学求学。”

韦格曼像是为此地而生。比如，他十分喜欢户外。“他会跟常来拜访（同是免疫学家、来自斯坦福）的欧文·韦斯曼一起去骑马。我猜他们可能是去猎河狸吧……真不太清楚他们老是跑到山里去做什么。”

韦格曼的探险精神也体现在他对免疫学的研究兴趣上。“他做了一些关于妊娠中同种异体反应作用的疯狂项目，这至今仍然是关于免疫反应在促进胎儿生长中作用的一个重要课题。”（见第22章：芒恩）。韦格曼想知道为什么母体的免疫系统会接受胎儿这种异物，毕竟，胎儿的基因只有一半与母体相同。这样的研究让韦格曼进入到颇为有趣的领域。“他要去沙特阿拉伯向国王提出建议，因为国王想培育出能赢得赛跑的骆驼，但他的骆驼却因过度近亲交配而不断流产。”韦格曼曾尝试阻止骆驼流产，他也曾研究过疟疾，试图通过改变蚊子基因来阻止疾病传播。

他还曾经把小鼠缝合到一起，萨德莱恩也为这个小项目出过力。“这叫连体共生，就是把两只小鼠的腰部通过皮肤缝在一起。”这种手术配对的生理结果是两只小鼠共享单个循环系统，基本上就成为啮齿动物的连体双胞胎。

问题是：为什么会有人做出如此奇怪的事情？

大多数小鼠未能存活，这不难想象，但令人惊讶的是，其中的一些存活了下来。该实验旨在探索移植耐受机制，即让免疫系统接受外来植入物的过程，而幸存的小鼠证明了实验意义。萨德莱恩解释道：“他们发现，在存活的小鼠中，其中一只把自身的骨髓完全植入到另外一只体内。将幸存小鼠重新分开后，就好像是一只获得了另一只的骨髓移植。”两只小鼠的免疫系统变得一模一样。

实验结果具有深远意义，韦格曼也努力揭开这一神秘现象的面纱。“他意识到，一只小鼠对另一只产生了抗体反应（一种免疫攻击）。如果抗体反应缓慢，两只小鼠将进入移植物与宿主的对抗模式，彼此互相残杀。但在一些配对中，其中一只小鼠会对另一只起反应，而这些（反应）是针对MHC的抗体（MHC是主要组织相容性复合物、涉及免疫系统识别“自我”的一个关键分子），一只小鼠的骨髓随即植入到另一只体内。”

一只小鼠消除了另一只的免疫原性反应。如果将其应用于人类，会颠覆整个移植界。萨德莱恩在这个项目上工作了一阵子，但后来去了麻省理工，之后韦格曼就去世了。时至今日，这一谜团仍未解开。不过，最近有两家公司成立了，它们将进一步拓展韦格曼的实验，还有可能将其付诸商业化。

“如果能做到，能找到答案，会带来深远的影响，”萨德莱恩说，“因为现有的移植使用化疗、放疗等手段。但是，如果能悄无声息地达成一样的效果，无须让患者住院，也不产生毒性，又将如何呢？这仍然只是梦想，但你看，汤姆的故事不也花了30年才刚被生物技术圈认同嘛。”

90年代初的时候，大家都说这是一个怪诞的想法。他们也是如此评价萨德莱恩的。“但汤姆·韦格曼和道格·格林不断鼓励我，也促使我申请去麻省理工做T细胞工程。这些都归功于一位非常疯狂，又无比聪明的导师。”

以下这句话摘自（由韦格曼联合创立的）《生殖免疫学杂志》上刊登的韦格曼讣告：“汤姆个性鲜明，源源不断迸发出刺激人思考而往往备受争议的想法，并以无限的热情传递给他的听众。无论是在演讲厅、实验室还是酒吧，汤姆都能同样自如地阐述他的观点。”

* * *

关于CAR-T细胞的潜力：

“米歇尔把我拉进他那间拥挤的会议室，向我展示了不断涌现的数据，我当时几乎从椅子上摔下来。我的第一反应是，数据也许有假——如果有人向你显示这样的数据，你也会是这个反应。但如果我们可以集体推动这一领域向前发展，开发出能够针对实体肿瘤患者的技术，那么这不仅是技术的更新换代，更将是医学史上最具颠覆性的技术之一。”

——何塞·巴塞尔加，纪念斯隆-凯特琳癌症中心首席医师和首席医疗官

第七部分

蛋白质与病毒

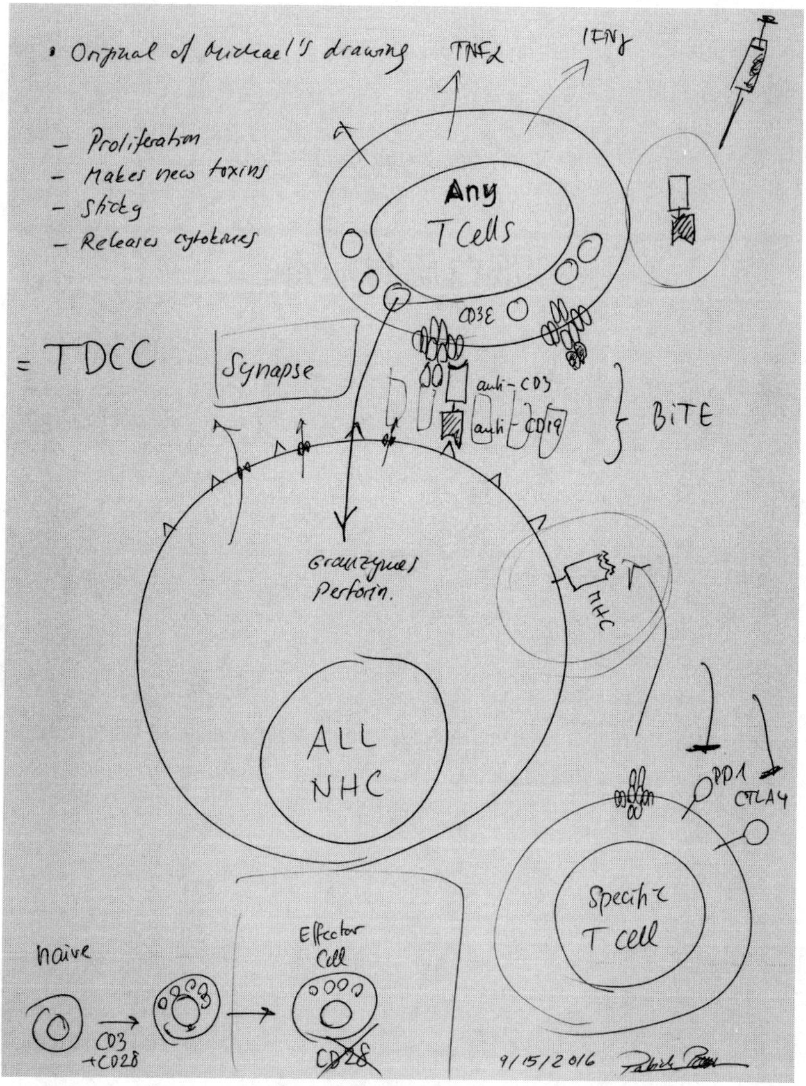

帕特里克·博伊尔勒

第一个 BiTE

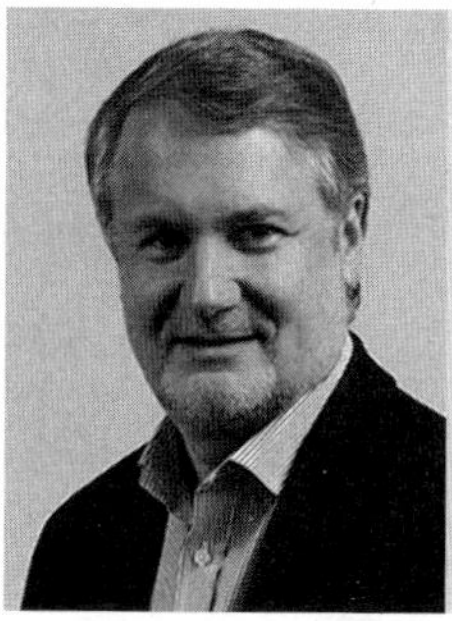

18. 帕特里克·博伊尔勒

(Patrick Baeuerle)

董事总经理

MPM 资本

波士顿，马萨诸塞州

双特异性抗体

NK细胞的杀伤力远不如T细胞。NK细胞就好比黑火药，而T细胞是炸弹。

——帕特里克·博伊尔勒

帕特里克·博伊尔勒1957年生于风景优美的康斯坦茨湖畔——德国腓特烈港。“那里很适合过退休生活，”博伊尔勒不失公允地评价道，“但并不适合有抱负的年轻人。我一找到机会就离开了。”

博伊尔勒到了申请大学的年龄，才找到离开的机会。在此之前，他像许多在这田园环境中长大的青年一样，全身心地追求个人爱好：首先是爱上了描绘周遭的自然世界，并想象自己也许有一天会成为艺术家，第二个便是充满热情地研究如何把东西炸掉。

“六七十年代的人并不真正了解生物学，”博伊尔勒解释道，生物学看起来错综复杂，令人费解，“但化学很简单，都是原子、分子。”化学也能给他带来满足感：放一克这个，再喷点那个，然后摇一摇烧瓶，“砰”的一声，就能发生明显的现象。

“放热反应尤其吸引我。”（吸热反应是像融冰这种吸收热量的反应，而放热反应则释放热量，比如那些会发出轰隆声的反应。）“放热就是说将一些东西混合起来后，出现火花、亮光、滴滴答答熔化掉的烧杯这样的现象。”到14岁时，博伊尔勒已经在父母的车库里搭建起实验室。

这些都很有趣，他也十分擅长，还借此认识了女孩子。“我给化学成绩不好的同学补习，尤其是喜欢这些化学反应的女生。大家都开怀大笑，兴奋地看着东西发出‘咻’的一声。”博伊尔勒是业余的魔术师，也是无师自通的炼金术士，他让附近的药店店主相信自己心里有数，然后从那儿买来粉末和药水。他心里也的确大体有数。

但有时候，他也只是一知半解。

“有一次我做出了一种炸药，只要加一滴水就能引爆。”博伊尔勒自豪地说。他花了一个下午制造出一堆，然后大步流星地走到外面，要做实地测试来验证成果。偏巧这时下起雨来。接下来，他忽闻“轰”的一声，“它炸开了，我手上直接掉了一层皮”。痛吗？痛死了。“但这太有趣了。”

最让博伊尔勒着迷的地方不是这种魔术戏法的潜在破坏力，而是它只需要区区几样材料就能办到：硫、氧、碳，再加上其他几个常见的元素。不过是一小把原子，却拥有如此巨大的力量，那既是毁灭的力量，也是创造的力量，是创造生命本身的力量。“比如说碳”，博伊尔勒说。太阳释放的能量能催动一种反应，将二氧化碳变成植物。经过几次迭代，一株植物可以转变成一条鱼、一只鸟、一头哺乳动物，或变成人。“所有重要生物分子的组成信息都来自一个星球所创造的碳原子，而制造出人类并不需要很多种原子。这简直太神奇了！”

> 所有重要生物分子的组成信息都来自一个星球所创造的碳原子……这简直太神奇了！

事实上，人体内的化学元素并不多，大致为：氧（65%）、碳（18%）、氢（10%）、氮（3%）、钙（1.5%）、磷（1%）和硫（0.3%）就占了98.8%。余下的1.2%是少量的钾、钠、氯、铜和镁。

离开故土

博伊尔勒对爆破艺术的着迷只是出于好奇，他无心研究热反应在战场上的应用。到了要接受军事训练时（德国当时强制推行兵役），他称自己出于道义原因不愿服兵役。为了免服短期兵役，他选择从事更为长期的公务员工作，被分派到了一所医院，在那里工作了两年。

“我的工作是帮忙将人拆开。”

是解剖吗？

“不是。我只是帮忙收拾干净他们掏出的东西。”大多是普通的尸体，但有时会遇到犯罪受害人。“那段经历挺有意思的。”

博伊尔勒证明了自己能适应这种可怕的环境（因为没有被吓到呕吐），偶尔还在外科手术的施行过程中兼任医院摄影师。“我得像医生一样穿上手术服站在那里，外科医生会骄傲地举起刚刚切除的肿瘤，我就负责给它拍照。”博伊尔勒也曾到放射科与核医科帮忙。

做公务员的经历让他决定从医。博伊尔勒从（也位于康斯坦茨湖畔的）康斯坦茨大学获得了本科学位，并终于逃离宁静的湖畔小城，到慕尼黑的马克斯·普朗克研究所攻读研究生。在那里，他得执行一项慎重的任务：选择自己的第一位导师。“我走到学院里四处张望，看到一个大招牌上写着：神经化学。”博伊尔勒回忆道，“我觉得这看来挺有意思的，就沿着走廊一直往前走，然后拐进第一个实验室，遇到一个看上去30岁左右的年轻人。他刚从耶鲁大学进修完博士后回来。”此人名叫维兰德·胡特纳（现任马克斯·普朗克分子细胞生物学和遗传学研究所所长）。“神经化学的理念与我不谋而合。”两人聊了一小会儿。“一个小时后，我就成了他的第一名学生。”

胡特纳的研究专题是一种名为激酶的酶和一种名为酪氨酸的氨基酸，这是蛋白质的化学构成单元之一。酪氨酸激酶将磷酸基团连接到蛋白质内的酪氨酸上，当蛋白质因此被磷酸化时，整团原子就充当起细胞信号的中继站。激酶的突变通常与癌症的出现有关，这项重要发现也获得了诺贝尔奖委员会的认可。1989年，诺贝尔生理学或医学奖被授予一个研究团队，他们发现原癌基因是名为“scr”的酪氨酸激酶。博伊尔勒的论文项目是要进一步阐明激酶和酪氨酸这些不同分子相互作用的过程。

这个项目花费三年时间，出产了众多成果，这正是得益于找到正确的项目和正确的导师。“（胡特纳）教给了我关于科学的一切，远远超过大学里能学到的。”博伊尔勒说道，“他教会我如何写论文、如何设计实验，真的是所有东西。”他们的关系也是互惠互利的：“我在学生时代就作为第一作者和他一起发表八篇论文，这是很罕见的。”

对激酶的研究也让实验室获得了关注，欧洲首屈一指的研究机构——欧洲分子生物学实验室（EMBL）对胡特纳抛出橄榄枝，他也欣然接受。不过，这给博伊尔勒造成了一些困扰，因为整个实验室都得搬迁到200英里以外，但他的妻子在慕尼黑工作，不能跟着搬过去。幸运的是，夫妻俩仅仅异地分居了短短一年，而这一年对博伊尔勒的职业发展来说十分宝贵。他在EMBL完成了论文，并在那里遇到了1975年的诺贝尔生理学或医学奖获奖者戴维·巴尔的摩。（一位初级研究员遇上戴维·巴尔的摩就相当于音乐初学者遇上了大卫·鲍伊，或者是刚掌握第一种纸牌魔术的人遇上了胡迪尼。）

博伊尔勒认为自己需要到美国继续深造，并希望与巴尔的摩相识能帮他达成心愿。他申请了五所机构的博士后，其中四所都拒绝了他。“唯一没有拒绝我的是戴维·巴尔的摩。他是唯一想要招我的人，世事真是奇妙。”博伊尔勒这时已经有了儿子，便拖家带口去了马萨诸塞州剑桥的怀特海德研究所。

博伊尔勒很快便注意到巴尔的摩深厚的洞察力。“他只需要几秒钟或一分钟就能理解一样东西。”博伊尔勒说，“他会到实验台前问你一些问题，立刻抓住重点，还能过目不忘。有时候，如果他对某样东西感到特别兴奋，就会跟你一起到暗室去，等胶片从机器里出来。他会拿起胶片，然后说：‘给我一张。’”

进军肿瘤免疫学

博伊尔勒在巴尔的摩手下的项目是了解有关NF-κB（发音：en-ef-kappa-Bee）的所有情况，这个蛋白质似乎与多个功能，尤其是免疫反应方面的功能相关，但没人知道这些效果是如何产生的。在博伊尔勒加入实验室前，巴尔的摩的团队用凝胶迁移实验（一种使用放射性DNA的技术）找到了一条潜在线索：NF-κB与高特异性的遗传斑块结合。

蛋白质与基因之间的关系并不独特：蛋白质常用于启动或关闭

基因，或调整其生产水平。NF-κB是名为“转录因子”的分子中的一种，负责启动DNA的内含指令。（如果将细胞比作一家商店，那么里面所有的商品都是定制的，即按需制造的。负责下单的就是转录因子。）但NF-κB的与众不同之处在于它似乎对很多重要的东西都有影响，因此要从最关键的问题着手：激活NF-κB的是什么？

“我从这个问题入手。”博伊尔勒说。两年后终于找到了NF-κB的激活器。“我发现，NF-κB存在于细胞质中。”（高阶生物体的细胞一般分成两个区室：一是细胞核，用于存储DNA；二是细胞质，内含所有根据遗传指令制造蛋白质的机制。）“我也发现，是I-κB（抑制性-κ-B）让NF-κB在细胞质中保持无活性状态。”只有当I-κB被磷酸化时，NF-κB才能从细胞质进入细胞核，给DNA发号施令。“NF-κB很特殊，它在细胞质中是无活性的前体。”博伊尔勒解释道。免疫系统发出警告信号（如检测到病毒）时，这种抑制剂会做出回应，让NF-κB脱离其束缚，进入细胞核来激活产生免疫反应所需要的基因。

去而复返

博伊尔勒在巴尔的摩手下做的博士后研究引起了不小的关注。他受邀回到马克斯·普朗克研究所，领导自己的实验室。“你可能不大能相信，但我在领导实验室仅仅三个月后，就向《细胞》期刊提交了第一篇论文，并且被接受了！”这篇论文被广泛传阅，他自此一发不可收拾。“我估计自己发了不下100篇论文，这些NF-κB领域的论文让我成为90年代最常被引用的德国科学家。你可能听说过。”

其他人当然有所耳闻，工作机会也因此接踵而至。博伊尔勒选择前往弗莱堡大学，担任生物化学系主任。“嚯！”博伊尔勒说，

"我当时34岁，是全体教职员工中最年轻的，跟我打交道的是44位开大型诊所、驾驶豪车、赚大钱的同事。"

那么，博伊尔勒的成功究竟源于实力，还是运气使然，为何他总能在合适的时间出现在合适的地点？"运气的成分很多，再加上机会来临时做出正确选择的直觉。有很多是靠直觉。"不过他也并不全靠直觉。简单来说，他追寻的是自己最感兴趣的东西。"其实背后没有太多逻辑，"至少博伊尔勒是这么说的，"我更多的是去创造机会，然后跟着直觉去追寻。但事后来看，一切都顺理成章。是不是很有意思？"

此时的博伊尔勒在事业上前途光明。就在这时，位于旧金山的生物技术公司杜拉瑞克（Tularik）邀请博伊尔勒前去展示他的数据。"我朋友租了辆敞篷车，横跨大桥时，雾气散去，蓝天露了出来，映着红色的悬索，海湾一览无余。"他被迷住了。第二天他在杜拉瑞克的演讲结束后，公司的首席执行官邀请他去工作，他便接受了。博伊尔勒离开了极具声望而且薪酬丰厚的学术职位，举家搬往"海湾之城"。年长的同事认为他是个傻瓜，年轻的同事则渴求这种自由。

博伊尔勒在杜拉瑞克的工作重点是寻找药物来控制NF-κB。虽然在这方面一无所获，但博伊尔勒却获得了宝贵的行业教育。"我从零开始学习生物技术，"博伊尔勒说，"从杜拉瑞克首席执行官戴夫·戈德那里学到了很多东西。"出于个人和职业原因，博伊尔勒于1998年离开杜拉瑞克，回到了德国，在一家名为Micromet的公司工作。

Micromet与BiTE

博伊尔勒加入Micromet时，公司只做两种化合物，且都是引入授权，而并非公司内部发现的。（这是常见的做法：通常在大学中，有人发现了一样东西，便可以有偿授权给别的公司来进行商业开发。）加入公司后不久，授权便被撤回了。“我毫无办法，只好去慕尼黑免疫学研究所洽谈。他们研发了一种叫衔接T细胞的双特异性抗体的物质。”博伊尔勒说。在绝望当中，他依然按直觉行事。“虽然这类分子的开发历史并不光彩，但我立刻发现这个分子非常有吸引力。”他将这些双特异性T细胞衔接器称为BiTE，并获得了授权。任何T细胞，无论之前是什么功能，都可以跟着这些特殊抗体的引导到达博伊尔勒选定的靶点。这一创举利用了T细胞的部分导向系统：T细胞受体（TCR）的靶向复合物有一个名为CD3的部分（由麦德华发现，见第11章），所有T细胞的这个部位都是完全相同的。

> 我毫无办法，只好去慕尼黑免疫学研究所洽谈。他们研发了一种叫衔接T细胞的双特异性抗体的物质。

“常规抗体实际上就是自然界的双特异性抗体。”博伊尔勒如此解释道：试想一下，抗体呈Y形，Y上端的双臂按设计与特定的靶抗原结合。结合后，各种类型的免疫细胞被Fc受体拴到Y的躯干上（Fc受体意即“可结晶的片段”，如此命名显然是为了说明这个片段可以结晶），抗体便可将免疫系统细胞引至靶细胞附近，促进消灭靶细胞。

然而，这种方法并不总是那么有效。它所聚集的免疫细胞通常都是自然杀伤（NK）细胞，但这种细胞缺乏抗癌所需的强度。“NK细胞的杀伤力远不如T细胞，”博伊尔勒说，“NK细胞就好比黑火药，而T细胞是炸弹。”

双特异性T细胞衔接器（BiTE）以及其他类似的双特异性构建体，是构建用于聚集T细胞的人工抗体样分子。其工作原理如下：

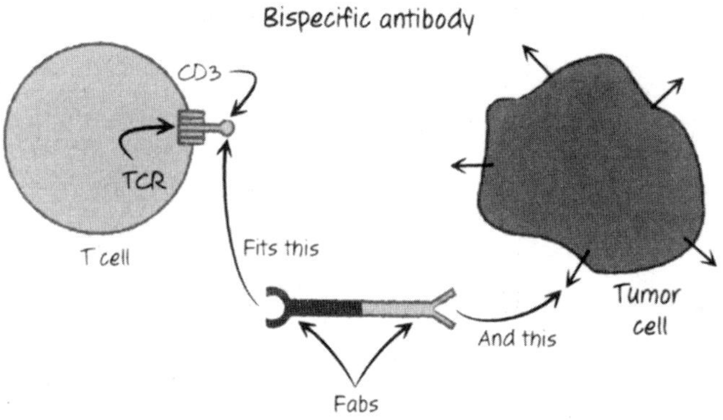

从识别肿瘤抗原（在本例中为CD19）的抗体的Y区中切断靶向双臂，然后将Y的躯干端对端（即躯干对躯干）地连接到另一个抗体上，该抗体的双臂靶向T细胞上的CD3分子。结果是得到一个带有黏性末端的短型适配器：一端黏附在肿瘤细胞上的抗原上，另一端黏附在T细胞上。

博伊尔勒的药物靶向T细胞上的CD3和癌性B细胞上的CD19（从而将两者结合在一起），是此类双特异性抗体中首个推向市场的。药名为博纳吐单抗，临床前测试显示该构建体非常有效。经过充分的实验室研究和随后进行的早期临床试验，生物技术巨头安进（Amgen）于2012年以11.6亿美元的价格收购了Micromet。

这种药物当时甚至还没有获批，博伊尔勒和他的团队中的大部分员工为此继续留任，但这也说明数据多么惊人。两年后，博纳吐单抗被美国食品药品监督管理局批准用于治疗B细胞急性淋巴细胞白血病患者。

“那天是我妻子60岁的生日，当时是晚上9点，我正准备为她举杯。”当时的情形仍然历历在目。“我手里正举着一杯香槟，手机响了，是安进的首席执行官，我心想：‘这家伙这个钟点打来电话要干什么？难不成我要被解雇了？’”博伊尔勒于是拿起电话：“‘你好，鲍勃，我是帕特里克。发生了什么事？’他说：‘帕特里克，我刚接到美国食品药品监督管理局的电话。你的药物刚刚获得批准，你是第一个得到消息的人。’”博伊尔勒几乎拿不住电话，香槟也洒了。“我不能自已，哭了出来。当晚，我就忙着打电话给同事告诉他们这个好消息。”此时距离药物提交只有两个半月，这是美国食品药品监督管理局批准速度最快的药物。

过了不到一年，在11月24日博伊尔勒的生日那天，博纳吐单抗在欧洲获批。“这真是太神奇了！”博伊尔勒叹道，看起来一如既往地快活，“有时候，事情自然而然地就水到渠成了。”

就像魔法一样。

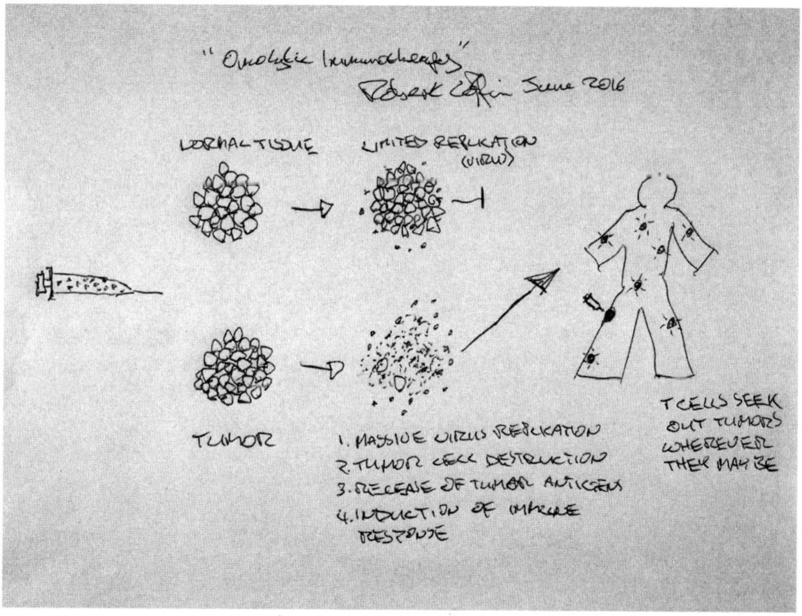

罗伯特·科芬

溶瘤 T-VEC 疗法

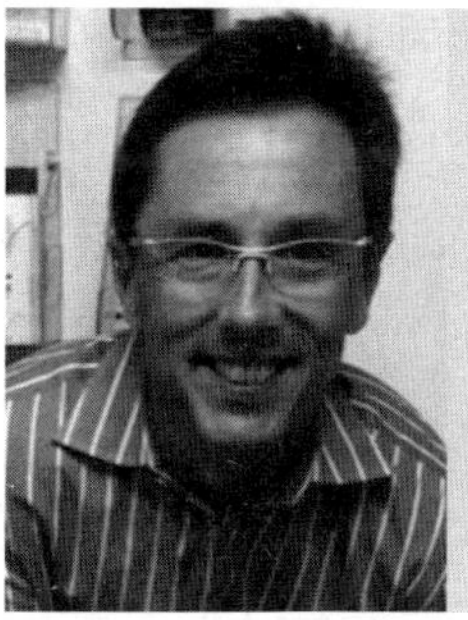

19. 罗伯特·科芬
(Robert Coffin)

联合创始人，首席执行官
Replimune 公司
沃本，马萨诸塞州

溶瘤疗法

知道什么时候放弃很重要。

——罗伯特·科芬

生于1965年的罗伯特·科芬在泰晤士河南岸的温莎镇长大，镇子不大，却坐落着一栋宏伟的建筑。“镇子主要得名于温莎城堡。”科芬这么说有理有据。温莎城堡是世界上仍有人居住的城堡中最大的一座，900多年以来一直是皇家避暑胜地。“我母亲小时候曾在城堡里的皇家图书馆工作，在那里出售印刷品。我也在那里打过工，在学校放假期间向美国游客出售明信片。”

温莎有时比较嘈杂，因为小镇正处于世界上最繁忙的机场之一——希思罗机场的航线的正下方。科芬对美国游客的印象尤为深刻，因为他们会对温莎的辉煌历史提出“见解深刻”的问题，例如：“为什么要把城堡建在飞往希思罗机场航线的正下方？”对此，科芬无法给出礼貌的回答。

科芬在温莎的早期教育平淡无奇。“我就读的温莎文法学校是一所男校。”镇上还有一所温莎女校，但相距不近，两校之间也没有任何正式交流。“上大学之前，我几乎没有认识过什么女孩子，真的。”没有让人分心的社交生活，科芬在温莎文法学校便专注于科学学习——生物、化学、物理学，最终在数年后获得了东英吉利大学的微生物学学位。

到此为止，科芬的人生故事中还未出现一位良师益友。虽说微生物学属于科学范畴，但这个学科的本科学位就好比英语文学学位。多读书总归有益处，但如果想自己写一本的话，就得定下一个主题。

“我不知道自己要往什么方向发展，”科芬坦言，“在开始读博之前，我基本上毫无头绪。”进入研究院前，他的成绩也只是马马虎虎。“我的成绩是2.2，这就相当于拿了个二流学位，正常情况下是没办法读博的。”

英国的评分系统分为一等荣誉学士学位（1）、高级二等荣誉学士学位（2.1）、普通二等学士学位（2.2）、三等学士学位（3）和“及格”。研究院的入学分数线一般在2.1以上。

注：这位成绩平平的人目前在市值数千万美元的生物技术公司Replimune担任首席执行官，此前曾任生物技术公司Biovex的联合创始人兼首席执行官。Biovex于2011年被安进公司以十亿美元收购。

无法想象，要是他成绩再好一点的话……

“我发现让别人来教挺无聊的，但自己动手就不同了……在开始读博后，我变得十分有干劲。”

他1988年开始在伦敦大学学院攻读博士学位，在这里，能力与态度胜于一切。“我的导师基本上放手让我自己去做，我也确实自己去做了。这是最棒的一点。”科芬不想也不需要导师的过度指导，而是希望有失败的自由。“在我看来，博士应该是一个自主研究的时期，自生自灭，沉浮全看自己。”这种“成进败退”的决策机制是典型的科芬做法，但与学校和院系的最终目标格格不入，他们认为任由学生自生自灭会让学院难以为继。

科芬对此坚持己见。“博士生经常像还没断奶一样，被看得太牢了。其实应该任他们自生自灭三年，如果成功了当然好，那些失败的人很可能本来就不适合做基础研究。”

科芬很适合做基础研究，并且开始自己探索起植物病毒学来，这是当时的热门课题。“当时，植物基因工程崭露头角，被视为拯救世界的技术，”科芬说，“这是一个新的前沿，发展十分迅速。”无数项目应运而生：从防治危害农作物的疾病，到对植物进行耐旱抗虫的基因改良，甚至用植物生产人类蛋白来进行治疗。

但大多数项目均告失败。“对某些植物进行转基因改造相对容易，但对其他植物就困难多了。”不仅如此，“可惜的是，植物基因工程的潜力被辜负了，它本可在提升全人类的生活、改善营养政策等方面大有用途”。科芬对此显然深感失望，可能还觉得有点儿讽刺。“我认为（这项技术）远未得到充分利用，背后的原因是人们对GMO（转基因生物体）的莫名畏惧。”

科芬的博士研究项目是黄瓜。“有一种奇怪的病毒叫甜菜伪黄化病毒，它给南欧和英国的葫芦科作物（黄瓜、葫芦、南瓜）生产带来很大困扰。”科芬说道，“我的博士课题就是给这种病毒加以表征。”

病毒十分微小。如果把一个典型的微生物比作篮球场，典型的病毒就好比篮球。所有病毒都依赖于其他细胞来繁殖。病毒可附着在（动物、植物或微生物的）细胞表面并将遗传物质（DNA或RNA）注入细胞，或者病毒颗粒在完整进入细胞后释放自己的遗传物质。无论通过哪种方式，受感染的细胞都被迫消耗自己的资源和分子机制来制造新的病毒颗粒所需的所有组件。这些组件会自动组装，并以两种方式从细胞中排出：要么是（让宿主继续存活的）溶原性方法，要么是像狂犬病毒一样的裂解过程，即宿主细胞在释放成熟病毒时被摧毁。

科芬的研究课题是一种基于RNA的线形病毒。解决这个小小的谜团大大提升了科芬的技术能力，也为科芬想做的下一个项目奠定了坚实基础：尝试使用另一种RNA病毒，即第一种被人类发现的病毒——烟草花叶病毒——来制造艾滋病病毒疫苗。

他的想法是，建立一个内含所有艾滋病病毒前体蛋白基因变异的烟草花叶病毒颗粒基因库，借此针对所有艾滋病病毒毒株实现免疫。“艾滋病病毒是一个准种，因此有许多基因变异，”科芬解释道，“这就是为什么它能轻易躲过免疫系统，并能快速（对干预）产生抵抗。”

前体蛋白是一种蛋白质，要在去掉一部分之后才起作用。这就如同中餐外卖的一次性筷子，为了方便制造，筷子一开始是连起来的，但必须掰开来才能使用。艾滋病病毒用来裂解前体蛋白的酶叫作蛋白酶，许多治疗艾滋病病毒感染的药物都是蛋白酶抑制剂。

生物库是DNA片段的合集，存储在标准化微生物的DNA里，便于随时为多种用途生产遗传物质，在这个例子中，生物库被应用于制造疫苗。理论上，研究人员可以诱导植物制造基因库内的所有艾滋病病毒组成蛋白，然后收割植物、纯化蛋白质，并将混合物作为疫苗使用。

科芬为此申请了研究经费，但被拒绝了。他次年再次递交了申请，却又一次遭拒。“也许第三年能拿到经费，但那时就太晚了。”科芬说，“我已经答应了伦敦大学学院，要回去研究单纯疱疹病毒，这其实是我至今一直从事的课题。”

疱疹带来的希望：治疗帕金森病和其他疾病

没人喜欢疱疹。但疱疹对科芬来说却是个好东西。“那个项目原本是研究单纯疱疹病毒的潜伏期，就是让病毒长期潜伏在个体中，却又时不时冒出来引起唇疱疹的机制。”科芬说道。他说的“冒出来”指的是单纯疱疹病毒生命周期的一部分：疱疹病毒DNA以高度稳定的环状在受感染细胞的细胞核内居留，并在宿主的DNA旁潜伏数月甚至数年都毫无动静。然后在宿主压力过大时，疱疹病毒DNA就会活跃起来，让宿主出现唇疱疹。

科芬将自己的研究通盘概括为DNA重启现象，他提出：“我们到现在还不了解DNA重启的机制。”由于在这方面缺乏进展，科芬的团队转而将精力投入能更快投入应用的研究当中：用单纯疱疹病毒来做基因治疗的载体。毕竟，既然单纯疱疹病毒能将自身DNA成功打包送入宿主细胞，为何不拿来运送我们指定的基因呢？

“我们考虑过用单纯疱疹病毒将基因导入神经系统，用于帕金森病和其他神经疾病的基因治疗。”这个想法不无道理，因为单纯疱疹病毒优先感染神经元，并能在细胞的整个生命周期中停留在神经元的细胞质里。“这就有了让基因实现长期表达的可能，”科芬说，“因此如果能在载体上利用这一点，就能对疾病产生长期（影响）。”为此，科芬获得了帕金森病学会的经费，利用一种单纯疱疹病毒变体，在移除了具有神经毒性的ICP34.5基因后，用它来输送DNA，治疗帕金森病。

“这听起来是个好主意，”科芬说，“听起来很有希望，但没过多久问题就显现出来了。虽然（这个变体）没有致病性，但对神经元仍有相当大的毒性，所以实际上神经元无法长期存活，也不能长期表达我们想要的基因。”

科芬和他的同侪还很快发现，把外源基因放入单纯疱疹病毒的基因池后，病毒常常会在感染细胞后进入潜伏期。“由于所有单纯疱疹病毒基因都关闭了，人为嵌入的基因也随之关闭了。”几乎总是如此。“只能激发出短期的表达，并不能有效治病。”

要克服的问题有两个：如何长期表达目的基因，以及如何造出无毒性的单纯疱疹病毒。“这两个问题都在一定程度上得到了解决，我们也申请了相关专利。”科芬和共同研究员大卫·拉奇曼将这些作为1999年成立新公司时的基础知识产权。公司名为BioVex，原名NeuroVax。

BioVex与单纯疱疹病毒

新公司的核心业务是对将DNA导入神经系统的单纯疱疹病毒载体进行优化。“我们最初的目标是帕金森病和其他神经退行性疾病、脊柱损伤修复、慢性疼痛之类的。”

虽然公司的主要项目是通过胶质细胞源性神经营养因子或酪氨酸羟化酶这样的有效靶蛋白来应对帕金森病，但科芬认为，先研究小儿遗传性神经元疾病对公司的发展更有利。“一些儿童因先天性新陈代谢疾病，神经系统受到影响，通常无法得到治愈。我们想，如果针对他们进行初步的治疗尝试，门槛可能更低。”科芬还提到，这些患者通常只能活到十几岁，因此该领域存在大量未满足的医疗需求。

科芬说：“我们拿着第一轮风投资金，朝着神经系统临床试验的方向努力，但做了大约一年就得出了结论：尽管这个项目非常有趣，也让人振奋，但完成临床试验的道路过于曲折漫长。于是，我们就往后退了一步。”

这条路行不通。

注：此处与其他相似案例里所说的“行不通”，并不一定意味着所提出的干预手段无效。有时这意味着：（1）证明疗效的成本过于高昂，因为需要大量患者参与临床试验才能让结果在统计学上有意义（毕竟公司的经营还是要兼顾成本）；（2）证明疗效需要的时间过长（毕竟公司的经营还是要兼顾成本，无法等上五年来观察药物是否有效）；（3）证明疗效需要测量的部分内容，用当前生物评估技术还难以检测。这些行不通的情况都与药物的实际效果无关。

T-VEC问世

虽然BioVex还未推出可行的治疗媒介，却开发了一些效率高、用途广的工具。“于是我们改变了公司的发展方向。”科芬以理所当然的语气说道。公司转而进入癌症治疗领域。

科芬说：“我认为，知道什么时候放弃很重要。”要做到这点，你得有勇气、有理智，尽快得出明确的数据，判断是否行得通。“很多人倾向于不做明确性的实验，这在临床试验中尤其常见。他们不把实验设计成能获得明确答案的模式，而宁愿搞一些假模假式的东西，好拿来当摇钱树。”

> 一家小公司能快速改变方向。

科芬显然对这样的研究嗤之以鼻；他不喜欢浪费时间，也从不游手好闲。手握方向盘开车时，如果前面横着一堵墙，就得降挡转弯。要是前方道路行不通，那就得刹车。“一家小公司能快速改变方向，而不需要让事情过于复杂。只要得到投资者的支持就可以，而我们做到了。”公司将神经疾病项目暂时向后排（项目最终停摆），把主要精力放在开发以单纯疱疹病毒为载体的溶瘤上面，并最终研发出名为T-VEC的疗法。

溶瘤（oncolytic）：顾名思义，“onco-”意为瘤，“-lytic”源自希腊语里的lyein，意为分开、溶解。因此，溶瘤疗法是溶解癌细胞的疗法。这种疗法多年来一直在研究当中，使用各种能在感染和复制后自动溶解靶细胞的病毒。

为什么单纯疱疹病毒优先靶向肿瘤细胞而不是健康细胞？其实病毒的靶向并非优先选择，而是自然形成的。癌细胞在本质上是出现故障的细胞，其故障部分包括正常的健康细胞用来抵抗病毒感染的天然防御系统。某些病毒——比如单纯疱疹病毒——对这些天然防御系统的反应就是以牙还牙地进化出克服这种系统的机制。为了保证T-VEC（全称Talimogene laherparepvec，科芬的单纯疱疹病毒介导疗法）绕过健康组织，疱疹进化出的原病毒感染策略被祛除了。通过这样的基因修改，同时利用癌细胞自身的功能障碍，T-VEC便能有效地、有选择性地针对肿瘤。

科芬知道溶瘤疗法以往效果平平，但他觉得自己有个更好的想法，可以增强治疗反应。为此，他利用了癌细胞被病毒感染并破裂后的一系列反应，从中发现疫苗的潜力。科芬说道，“多年来，人们一直在尝试开发癌症疫苗，但成效甚微”，但有一种手段似乎可行，那就是自体疫苗，这是一种从患者自身的肿瘤组织衍生出的疫苗。科芬指出，这种方案的代表是GVAX（见第8章；帕尔多尔）。

“于是，我们打算将具有局部杀灭效果的溶瘤方法与疫苗结合起来，合二为一，直接在患者体内形成自体疫苗，从而产生系统性疗效。”

为实现这一目标，疱疹病毒必须经过改造，表达一种增强免疫系统的药物（这里指GVAX中使用的粒细胞-巨噬细胞集落刺激因子，简称GM-CSF），然后将病毒直接注入肿瘤。受感染的肿瘤细胞随即破裂，内部的变异物质（包括肿瘤抗原）释放到周围的组织里，GM-CSF引来的免疫系统树突状细胞会把这些物质清理干净，并命令免疫系统在整个人体内搜寻并杀死任何含有这些物质的细胞。

这就是T-VEC，一种为个人定制的溶瘤疫苗。

“它和其他自体疫苗不同，不需要任何外部加工，”科芬解释道，“只需要将病毒注入肿瘤，就能把肿瘤溶解，（抗原和树突状细胞能）把它就地转化成疫苗。”与标准疫苗不同，这种方式让患者的免疫系统决定疫苗的成分。科芬说：“无须对患者的肿瘤有任何了解，T-VEC实质上提供了一种普适的疫苗。”临床试验清楚证

> 无须对患者的肿瘤有任何了解。

明了这一功效，就连并未直接注入T-VEC也没有被单纯疱疹病毒感染的转移性肿瘤也消失了。只有像疫苗一样的疗法才能产生这种效果。

根据这些扎实的临床试验结果，T-VEC于2015年获批用于黑色素瘤的治疗。

科芬的新公司Replimune正在优化单纯疱疹病毒在其他癌症治疗方面的应用。

* * *

最喜欢哪一本科学书籍?

“我推荐大家看看理查德·道金斯写的两本书,《自私的基因》和《上帝的错觉》。”第二本显然是哲学书籍。“我认为科学家没有笃信宗教的余地。科学应该是理性的。”

但也有弗兰西斯·柯林斯这样的著名科学家，他是美国国立卫生研究院的现任院长、人类基因组计划的首席科学家，他同时也是福音派基督徒。“我的确不太理解他的想法，但我建议所有人都读一读《上帝的错觉》。”

《自私的基因》则是一本纯科学书籍，它系统地介绍了进化论。“这是生物学的主要概念。”科芬说，“进化论是一切的基础，是一个容易理解的简单概念。学会从进化论的角度思考问题，对于生物学和癌症研究都大有裨益。”

尾注：对于科芬博士提出的科学和宗教如何结合的迷思，弗兰西斯·柯林斯的著作可以为读者带来另一种启发:《上帝的语言：一位科学家构筑的宗教与科学之间的桥梁》。

第八部分

调节性 T 细胞（Treg）

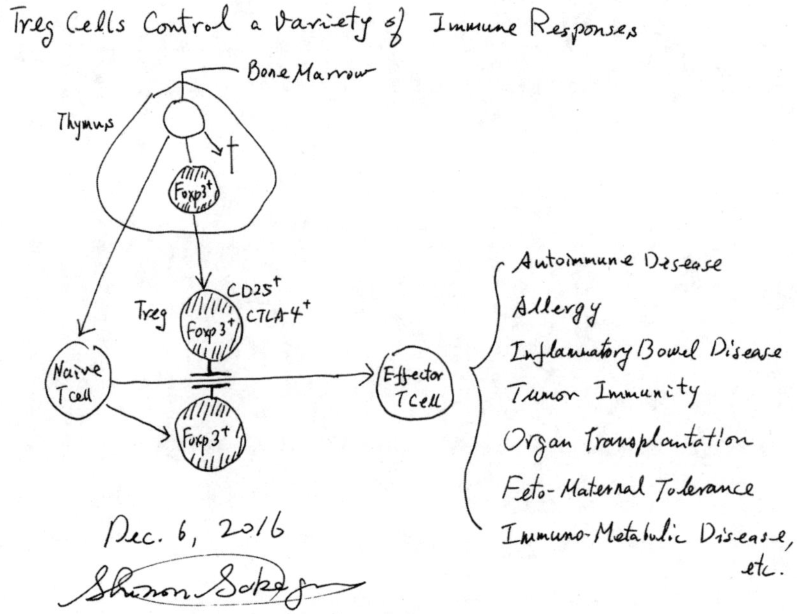

坂口志文

调节性 T 细胞的作用

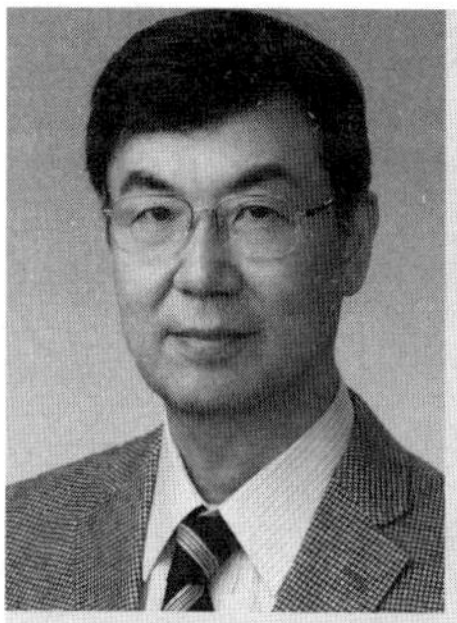

20. 坂口志文

(Shimon Sakaguchi)

杰出教授

实验免疫学系

大阪大学

大阪，日本

T细胞生物学完全崩溃，大家都对抑制T细胞的研究避之不及。这让人挺难过的，但这就是当时的情况。

——坂口志文

1951年，坂口志文出生于滋贺县的农村地区，那里位处京都以东，距京都乘火车车程一小时。

“我母亲还在那里，”他说，“所以那个地方对我来说有特殊意义。”母亲家族里有不少乡下郎中，也曾经打算让小志文走上类似的道路，但家族渊源却与他本人的兴趣不符。他更像父亲，父亲是一名哲学专业毕业、会讲法语的高中教师。“我父亲教人文学科，所以我更想学与人文有关的东西，比如文学、艺术之类。”事实上，小时候的坂口喜欢画画，梦想着成为一名艺术家，“当个画家，或者是从事某种浪漫的职业”。

要不是世界大战，这个梦想或许就成真了，但坂口父亲的人文背景——尤其是他的法语能力——却把他带到了法属印度支那前线。从残酷战争中幸存下来后，老坂口只想让儿子远离战场，他认定，学习医学以外的自然科学就能让儿子避免被征召入伍，至少不用上前线。“所以我选了一个折中方案。”坂口说道。他会成为医生，但却是一种更有趣的、类似心理学家那样的医生，“或是精神病理科之类的……这样就能让父亲满意，估计也能让母亲满意”。

于是他走上了学医的道路。他对心理学的兴趣逐渐消退，取而代之的是（当时）少人问津、神秘的免疫学。坂口并非失去了人文精神，他的生活里还是有艺术和哲学。

“这样说吧，我的爱好是逛博物馆。”坂口趁着到世界各地讲课之便，在当地的博物馆流连忘返。这倒并非因为他觉得自己很懂行，而是因为他有着敏锐的领悟力，知道如何以不同的视角去看待某些事物，并通过独到见解来拓展对世界的了解。“艺术家总能加入自己的见解，即便面前是同一片景色，他的所见也与旁人不同。”坂口如此说。而科学亦是如此。“不同科学家看到的东西是不一样的，这是艺术与科学的共通之处，也是科学家与艺术家的共通之处，我对此十分着迷。我去博物馆时，会边看油画边想象画家是如何着色的，他（她）会对一个静物、景观或人物有何看法。”真正的艺术品或深奥的科学成果所呈现的都是新的事物，是从前未曾为人所见的东西。

至于哲学方面，“我确实受到父亲在思维方式上的影响。免疫学中也存在哲理的一面”。一些形而上的东西，坂口认识已久、十分熟悉的概念——阴阳的平衡，用免疫学词汇，就是自我对非自我的歧视现象。“对一名医学生来说，这很有意思。”坂口说道，“我们学习身体如何在免疫系统的保护下免受病原微生物的侵袭，然后又了解到，有些疾病是因免疫系统攻击自身组织而引起。”

乍看之下有悖常理，但坂口很快就发现，这种现象并非孤例。“如果受伤了，血液应该在伤口处凝固并止血，这是没问题的。但这种机制肯定不简单。不，它必然十分精妙。

如果同一现象发生在血管内，成了凝血、血栓，就会出大问题。它如同双刃剑，好与坏同时兼具，那么它是如何形成、如何调节的，背后又有什么样的机制？”提及这些问题时，坂口露出了笑容，高兴得就像刚拿到新指南针的探险家。“这种机制肯定不简单。不，它必然十分精妙。”他知道必定如此。坂口志文在京都大学于1976年获得了医学博士学位，并于1982年获得了免疫学博士学位。

女士们和先生们：有请Treg!

Treg这个词听起来很适合给乐队命名，比如：Treg组合！但其实Treg（发音：tee-reg）指的是调节性T细胞。坂口发现它们之时并未想到癌症，他当时正努力研究自体免疫疾病及任何可能预防这种疾病的物质。“一位日本学者的特殊发现引起了我的兴趣。”坂口回忆道。这个发现来自一个特殊实验。“他们在小鼠出生三日后将其胸腺切除，发现小鼠的卵巢因此被破坏。”但如果在小鼠出生后的第七日切除胸腺，卵巢就能正常发育。

实验团队的成员都来自内分泌科，因此推测这一结果是因为缺乏胸腺产生的某种激素。但免疫科的坂口却不这么想，他认为失去卵巢的原因是自体免疫疾病的诱发。

“那是70年代早期，从免疫学的角度看，胸腺仍然是个神奇的器官，”坂口解释道，“因为它生产淋巴细胞，所以切除胸腺就意味着淋巴细胞不知受到何种影响，引起了自体免疫。为了解释这种现象，我们提出了调节性T细胞的概念（即存在于所有淋巴细胞里的一种抑制免疫反应的细胞）。”这一设想在后来被认为是有缺陷，甚至是愚蠢的。但既然提出来了，坂口就得为自己的假设找到证据并做出答辩。

追求精妙的机制

为证明这一设想，他花了很大工夫，又恰巧遭遇抑制T细胞领域最艰难的时候（详情见后文）。坂口确信最终答案与胸腺无关，因此若要解开这一谜团，合理的做法是先去除胸腺的影响。他做的实验很简单：给新生的小鼠移除胸腺和所有T细胞，取拥有相同基因的完整小鼠，用它的T细胞来取代移除的T细胞。结果就是：这只失去了胸腺和T细胞的小鼠在接受来自正常小鼠的T细胞的移植后，并未患上自体免疫疾病，也没有死亡。

下一步是要判断挽救小鼠的是哪种T细胞亚群。一般而言，T细胞分为两种：CD4阳性（$CD4^+$）和CD8阳性（$CD8^+$）。目前已知$CD8^+$是我们所说的“杀伤性”T细胞，跟T细胞抑制没有关系，于是坂口便开始研究$CD4^+$细胞。他解释道：“我们用了不同的细胞表面分子来剖析这一种群。”

坂口首先从一只正常小鼠的脾脏中提取淋巴细胞悬液（哺乳类动物的脾脏里存有淋巴细胞），然后用一种名为CD5的T细胞表面分子（CD5的作用不明，但它仍是个有用的标记）的抗体来过滤悬液。这么做是希望试管内只剩下没有了T细胞抑制因子的T细胞。将制备好的悬液转移到一只自身并无T细胞的小鼠体内后，没有了抑制免疫反应细胞的小鼠在几天内就因患上多种自体免疫疾病而亡。坂口提到：“我们预测这些小鼠（会）自发地患上自体免疫疾病，这也的确发生了。”但他也知道这个方法过滤掉的很可能不仅是调节性T细胞。“那么接下来的问题就是，我们如何把过滤范围缩小到一个单一的种群？”

与此同时，牛津大学的一组人员使用名为CD45RC的分子（已知的一种酪氨酸磷酸酶）抗体来进行相似的细胞剥离，并取得了相似结果：他们的小鼠因接受无抑制因子的T细胞移植致死。“我用一种方法去掉了抑制细胞，他们用另一种方法去掉了抑制细胞。所以我们要找的是同时具有CD45RC和CD5的细胞。”但是，使用两种标记来分离细胞太麻烦了，坂口于是去寻求更简单的方法。解决方案是只用CD25这种活化T细胞标志物。“使用CD25再合适不过，因为它会选择具有CD45RC和CD5的细胞，”坂口说，“我们用它来移除这个细胞种群，效果立竿见影：小鼠出现了自发性自体免疫。”这证明抑制T细胞的确存在，而且坂口也知道如何把它们找出来。“我们在1995年（展示了）CD25是这个种群的最佳标志物。时至今日，这篇论文仍是《免疫学杂志》里被引用次数最多的文献。”

这项成就颇具讽刺意味，因为1995年《免疫学杂志》的时任编辑是伊桑·谢瓦奇，他非常讨厌调节性T细胞的概念，但也是他的实验室制作出了CD25抗体（虽然不是为了找抑制细胞）。“伊桑看到我的研究后就对自己的博士后研究员说：‘老实说，我觉得这个研究肯定不行。你来重复一下他的实验吧。’博士后研究员重复了实验，并获得了相同结果。”就这样，伊桑·谢瓦奇不仅发表了坂口的文章，还转而成为调节性T细胞最重要的倡导者。

长夜漫漫

从开始到最终告捷，这项工作花了坂口大概15年的时间。在这期间，抑制T细胞领域可谓毫无信誉可言。

“这里有一个故事。”坂口轻轻叹了一口气道。这个故事的技术性很强，并与至少一位非常有名的科学家有关，出于职业礼貌和尊重，在此不提名。简略地说，就是一个科学团队曾给小鼠注射T细胞，出现的一个结果是产生了一种名为抗I–J 决定簇的抗体。以此命名，是因为观察到该抗体绑定的似乎是疑似T细胞抑制机制的组成部分，因此应是研究这些细胞的利器。因为当时的技术还相对粗糙，所以关于I–J的位置及其功能的信息大多从间接观察得来，但I–J的真实性被广泛接受，并有多项针对抑制T细胞的研究以此为基础概念。

当时情况很乐观，基础科学研究顺利开展，相关资金也稳定地注入这个领域。但在20世纪80年代初，技术界紧追猛赶，出现了在分子和基因层面研究细胞的技术，随之而来的一些发现亦令人眼界大开。1983年，基因测序技术革命的先锋莱诺伊·胡德在一篇文章里指出，此前提出的I–J决定因子的基因位置实际上并不存在。

这是一场学术灾难。抑制T细胞的研究支持一夜之间全部蒸发。没有了拨款，没有了实验室，担任重要学术职位的研究人员也被降职了。"T细胞生物学完全崩溃，大家都对抑制T细胞的研究避之不及。"坂口说，"这让人挺难过的，但这就是当时的情况。"

影响不止于此，危害还在扩散。坂口对T细胞的观察结果也受到了质疑。"许多人，甚至有诺贝尔奖得主也说：'其实可能是去除淋巴细胞导致的免疫缺陷，让小鼠受了感染，这才引起了自体免疫。'大家是这么想的。"坂口回忆道，"这对我很不利。"

无论如何，坂口还是能把工作继续下去。"我去寻求学术拨款，并很幸运地获得了露西尔·P. 马基学者奖。"这一奖项必须由获奖人自己的机构提名，因此颇具威望，同时奖金也很丰厚。"它提供八年博士后研究以及之后过渡到正式教员期间的资助，因此我很幸运。"有了奖金，坂口去到美国，在科学探索中获得持续支持。在此期间，他先后在约翰·霍普金斯大学、斯坦福大学和斯克利普斯研究所任职，最终又回到日本京都大学担任教授。

原子弹

调节性T细胞的故事到此已接近尾声，但在这之前，有必要就原子弹赘言几句。原子弹在调节性T细胞方面对科学界做出了两个重大贡献。一是让坂口的父亲安然无恙地回到家中，给未来的科学家儿子提供重要的人生建议。二是制造出所谓“坏血病”小鼠，这是田纳西州橡树岭国家实验室的产物。

“这里面有个故事。”坂口说，“第二次世界大战时，原子弹被投落在广岛和长崎，之后冷战就开始了。”当时人们普遍认为，超级大国之间的核战虽然概率不大，但完全有可能发生。“美国政府必须研究辐射对哺乳类动物有何影响，因此国家实验室就对小鼠进行辐射，再挑选出有变异的小鼠来制造变异鼠，其中就有坏血病鼠。”坏血病鼠有自体免疫疾病的症状。

利用现代遗传学科技，科学家很快就找出了致病基因：FoxP3。“但没有人知道这个基因如何引起自体免疫。”不过，他们发现这一基因突变也出现于患有名为IPEX综合征的患者体内，它的症状让坂口想起了缺乏调节性T细胞的小鼠。简而言之，坂口的团队证明了FoxP3是调节性T细胞的转录因子，而且调节性T细胞发育主要由FoxP3调控。其实，如果把FoxP3的开关放到初始T细胞（即未因实现某种功能而被激活的T细胞）里，就会得到调节性T细胞。FoxP3的发现是T细胞生物学的一项基础性发现，坂口针对此课题的论文亦于2003年刊登在大名鼎鼎的《科学》期刊（Hori et al., *Science* 299: 1057［2003］）。

癌症

等等——这本书不是关于癌症的吗，怎么写起自体免疫疾病来了？坂口提出："对我来说，两个问题是一样的。癌症的抗原是一种自身抗原，或叫作准自身抗原。"肿瘤只是"自我"的一种突变形式，而我们的身体一般避免让T细胞去消灭自体。如果患上了癌症，并且T细胞的回应强度没有达到所需的水平，一般都是因为调节性T细胞。从理论上说，调节性T细胞是在努力保护自我。"所有的原理都是一样的。"在过去六年里，坂口一直在大阪大学的实验室中实践这些原理，用于研究癌症免疫疗法。

癌症免疫疗法的想法很可能挽救了坂口的职业生涯。"我得告诉你一件事情，"坂口脱口而出，随后暂时止住话头，"当我找到调节性T细胞，并在第一篇论文里用小鼠来展示说明它可用于肿瘤免疫的时候，立刻引起了纪念斯隆-凯特琳癌症中心劳埃德·奥尔德的兴趣。他让我出席他的会议，到癌症研究协会的会议上做演讲。"到了此时，调节性T细胞的存在已或多或少地得到接受，但并未广受认可，因为这个领域的声誉已遭到严重破坏。但是，劳埃德·奥尔德却十分支持，他对正确的想法有着不同寻常的敏锐嗅觉。奥尔德甚至在2004年就给坂口博士和同样推崇调节性T细胞的伊桑·谢瓦奇颁发了威廉·科利奖，理由是他们在基础免疫与肿瘤免疫领域做出了杰出贡献。

这项大奖抚平了一些很深的伤痕。"我很感谢劳埃德·奥尔德。"坂口说这话时，努力维持着科学家的沉稳形象。"对我来说，他就像祖父一样，他给了我这项声望很高的奖，之后大家开始觉得，调节

> 我很感谢劳埃德·奥尔德。对我来说，他就像祖父一样。

性T细胞的工作可能对癌症免疫疗法有用。”这都归功于奥尔德博士。“我只跟他在美国碰过三次面，每次都是在癌症研究协会的会议上，”坂口仍难掩讶异地说，“但他把我推荐给了美国国家科学院。一个外国人要成为美国国家科学院院士很难，比美国本土的科学家要难五倍甚至十倍，但他却推荐了我。”

在2012年5月，坂口志文博士当选为美国国家科学院外籍院士。

而给了坂口很大助力的劳埃德·奥尔德博士，已于前一年的11月与世长辞。

* * *

学术界的认可并非坂口多年工作的唯一回报。靶向调节性T细胞的药物正在进行临床测试，针对包括胰腺癌、肺癌、皮肤癌、卵巢癌和白血病等多种癌症肿瘤。

禅与科学的艺术

问：“做科学家有哪一点最不好？”

答：“最不好？就是很容易上瘾。你根本停不下来。”

问：“做科学家有哪一点最好？”

答：“最好……”坂口想了一下，回答道，“最好的一点就是我根本不想停下来！”

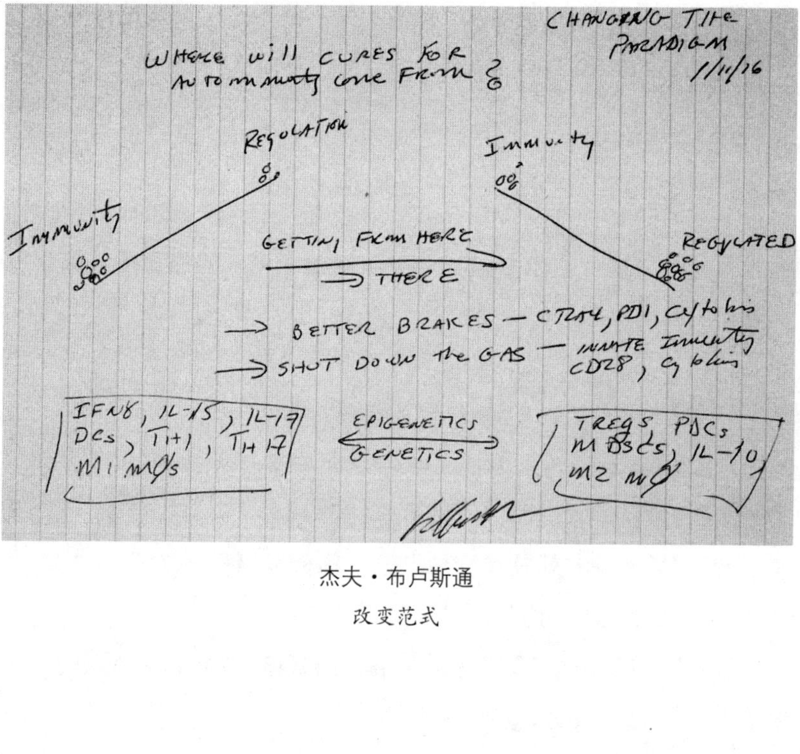
CHANGING THE PARADIGM
1/11/16
WHERE WILL CURES FOR AUTOIMMUNITY COME FROM?
REGULATION
IMMUNITY
Immunity
REGULATED
GETTING FROM HERE → THERE
→ BETTER BRAKES — CTLA4, PD1, Cytokines
→ SHUT DOWN the GAS — INNATE Immunity CD28, Cytokines
IFNγ, IL-15, IL-17
DCs, TH1, TH17
M1 MØs
EPIGENETICS
GENETICS
TREGS, PDCs
MDSCs, IL-10
M2 MØ

杰夫·布卢斯通

改变范式

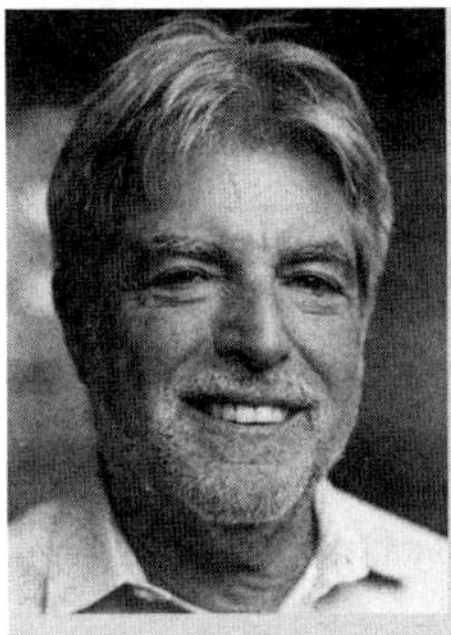

21. 杰夫·布卢斯通
（Jeff Bluestone）

新陈代谢与内分泌学克劳森特聘教授
帕克癌症免疫疗法研究所所长兼首席执行官
加州大学旧金山分校
旧金山，加利福尼亚州

这太酷了。我必须研究研究。

——杰夫·布卢斯通

杰夫·布卢斯通出生于新泽西，本书写作之时64岁。“你知道公园大道131号出口吗？”新泽西人都爱用高速公路出口解释自己从哪里来，“我童年生活在科洛尼亚，后来搬到爱迪生市。”说这句话时，布卢斯通就在131号出口：麦塔成。“爱迪生市因为来自麦塔成的托马斯·阿尔瓦·爱迪生而闻名。那个地方很有趣，就像个甜甜圈，中间的洞是麦塔成，周围一圈则是爱迪生市。”爱迪生当年的实验室一直保留到今日。“那个建筑上面有个灯泡，非常有名。”

虽然成长在爱迪生的故乡，但布卢斯通儿时并没有什么聪明过人的想法。他是个普普通通的小孩儿，觉得石头很酷，所以就收集石头。科学说起来也很酷，但如他所说，科学并不是“变化的东西”。他毫无疑问是缺乏专注力的。“父母带我去见咨询顾问，他们说我适合做口腔正畸医生之类的职业。之后我又觉得兽医挺酷的，能在动物身上做做实验。”布卢斯通看起来有几分闲散，就像个退役的冲浪运动员，虽然风采不再，但依然散发着对专业的热情，似乎不难想象他穿着拖鞋和夏威夷衫在实验室里踱步的样子。

离131号出口不远就是布卢斯通的第一所母校，罗格斯大学新布朗斯维克分校，他在那里读到大四的时候才终于开窍。“没错，大四的时候，”布卢斯通回忆道，“我感觉一下子顿悟了。”就在那一年，布卢斯通报名跟随当时担任初级教员的鲍勃·卡曾斯（Bob Cousins）做研究项目。

导师与学生之间的选择是双向的，布卢斯通就是自己找到了卡曾斯。“他给我们班讲了一节课，我觉得他人非常好，于是去问他：‘我能不能到你的实验室做志愿者？’”

对布卢斯通来说，卡曾斯个人的吸引力要大于科学本身：卡曾斯很有热情。“我家里人都是做保险销售的，”布卢斯通说，“没人从事过科学，所以对我来说他是个很理想的导师，既能看到机遇，又充满热情。尤其是我当时年纪已经不算小，但还不知道自己要做什么，这时候就需要有人给你一点火花，点燃你心中的火，所以导师就很关键。”

在此之前，布卢斯通的求学经历充满苦闷。“怎么说呢，比如学有机化学时，我就得将各种分子名背下来……毫无创意可言。课程没有创意，但人是有创造力的。”

有时，幸运就是这样不期而遇。

“鲍勃在研究一种钙结合蛋白，这在我看来有些荒唐。”布卢斯通说，“我上过农学院，他也在农学院研究过营养学。原来，他研究的钙结合蛋白也是一种钙调素结合蛋白，名叫钙调磷酸酶，是一种非常重要的分子。”

事实证明，钙调磷酸酶是T细胞的激活剂，因此，钙调磷酸酶抑制剂能够阻止T细胞的激活，这对于异基因（外部组织）移植至关重要（见第8章：移植物抗宿主病）。通过协助器官与骨髓移植，钙调磷酸酶抑制剂拯救了成千上万条生命。

“我燃起了对科学的热情，不再是作为爱好，而是作为毕生的事业。”

思考的力量

真正优秀的科学家不说绝对，因为“确信”是愚蠢者的标签。

“我听过一场保罗·纳斯的讲座，他是（2001年）诺贝尔奖获得者，也是洛克菲勒大学的校长。”布卢斯通说，“他谈到了怀疑。”科学家的过人之处，就在于他们不会只凭一两眼，甚至是第三眼就接受定论。“总是会存疑……我们知道的是全部吗？我们真的完全理解了吗？”

优秀的科学家从不会说：“根据我的研究，某点与某点证实为真。”而会说：“根据我的研究，数据显示……”只是给出意见，提出假设。数据从不直接证明或表达任何东西，而只会显示在综合考虑之下也许可以做出一种什么样的解读。这读起来像是废话连篇，模棱两可，但科学事实本就无法用只言片语表达。

在保罗·纳斯演讲之时，“确信”正是全球热议的话题。恰逢21世纪初，“9·11”恐怖袭击的阴霾犹在，本·拉登是全球头号公敌，而与此同时，萨达姆·侯赛因手上还握有大规模杀伤性武器！这点不容置疑！“（纳斯）是个自由派，”布卢斯通说，“他谈到了美国政府（纳斯是英国人），谈到他们完全确信萨达姆·侯赛因手中有大规模杀伤性武器。他说，这便是政治家与科学家的区别，科学家质疑一切。”

注：后来始终未发现大规模杀伤性武器。

当然，仅仅有怀疑的精神还不够。“求知欲很重要，想象力也很重要，因为在一条路行不通的时候，要靠想象力开辟其他道路。但对我来说，也许更多的是问自己：‘我们知道的是全部吗？’答案永远是‘不’。”

“我几年前读过一本书，叫作《无穷的开始：世界进步本源》（戴维·多伊奇著），书中写道，每次你觉得自己无所不知的时候，就会意识到自己其实所知甚少。就我而言，正是这种对事物的质疑以及对实际情况的求知欲，不断推动我前进。”

肿瘤免疫学与CLTA-4

质疑有之，迷茫也有之。布卢斯通20世纪70年代末开始在康奈尔大学攻读博士学位，当时，免疫学还完全未成气候，领域内充满各种还未命名的事物。“免疫学当时还是一种现象学，非常疯狂，但完全对我的胃口。”布卢斯通说。他硕士期间主攻病毒学时，就对免疫系统感兴趣，而正是对病毒的研究让他决定将目标定得更高。

“我在研究项目里负责的部分在当时小之又小。有一种门戈病毒——我的任务是找出门戈病毒的尾部挂着多少个腺苷”，这会影响其向蛋白质的转化。在布卢斯通看来，这个问题很小，也不一定有临床价值。“我知道它对某些人可能有用，但我想要做的是能够……”布卢斯通想影响更多人，“对我来说，癌症研究能够实现这个想法。”

想研究癌症，就要另寻门户。“我在纪念斯隆-凯特琳癌症中心度过了一个暑假，跟随鲍勃·古德（现代免疫学创始人之一）做研究。”布卢斯通说，“我刚刚开始了解癌症，想要搞清楚免疫系统怎样对癌症形成影响，这太复杂、太具挑战性了。我对自己说：‘这太酷了。我必须研究研究。’”正是这种想法让布卢斯通到美国国立卫生研究院开始从事研究。“我80年代时研究的是T细胞，办公室跟史蒂夫·罗森伯格（见第13章）在同一条走廊。我们都克隆T细胞，他用人类细胞做实验，我则以小鼠为实验对象。”

这项工作较重要的内容之一是分离与克隆（即可靠地繁殖）T细胞受体，它是T细胞运作机制的最后一环，能够识别并绑定敌对的抗原。克隆完成后，科学家便可解开其中错综复杂的功能机制。“（斯坦福大学的）马克·戴维斯最终克隆出了小鼠受体，这简直太好了。”布卢斯通说道。有了这一资源，他终于可以提出大量问题，并且在提问的同时发现更多问题。

“德鲁（见第8章：帕尔多尔）对我们的一个发现也进行了深入探索，1987年时，他和我据此在《自然》期刊上发表了文章（Bluestone et al., *Nature* 326:82［1987］）。”他们发现了一种对克隆T细胞受体复合物有所反应的抗体，不过这种抗体并没有按预估的那样，像外来抗体一样激活T细胞。“有这个还不够，”布卢斯通解释道，“只有抗体还不足以激活T细胞。还需要其他东西，需要第二个信号。”

第二个信号是一种名为CD28的分子，当时已有其他实验室把它分离出来，但一直未能发现它绑定的受体（信号一定会绑定受体）。布卢斯通回忆道，“80年代末，（国立卫生研究院的）罗恩·施瓦茨和（明尼苏达大学的）马克·詹金斯分离出人类CD28，卡尔·朱恩（见第16章）和克雷格·汤普森分离出小鼠CD28”，但还未有人找出CD28分子绑定的是什么受体。

不过，一位（在本纳罗亚研究所的）叫彼得·林斯利的研究员正在研究一种名为CTLA-4的基因，这种基因起初是从细胞毒性T细

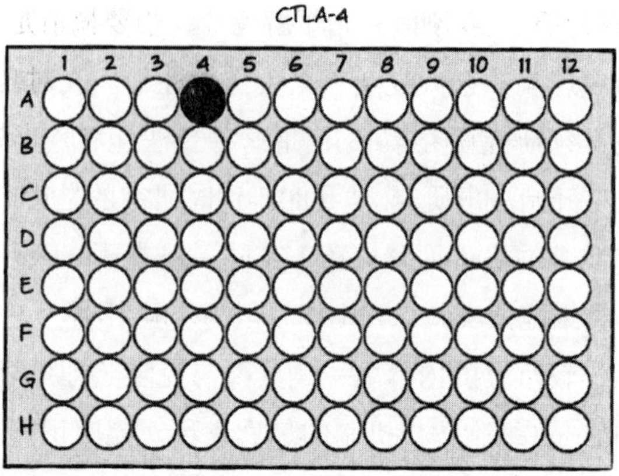

胞（CTL）中提取而来的。培养细胞毒性T细胞的是一种有许多小孔的网格状培养板，方便研究人员同时进行多项实验，而所找到的分子就在培养板A排4列的小孔中，即A4，于是这种分子便被命名为CTLA-4。

一切皆已到位，只待有人来解开谜团。“这个人就是克雷格·汤普森……不，其实是克雷格·汤普森的妻子图利娅（图利娅·林思顿，医学博士与学术博士，在纪念斯隆-凯特琳癌症中心工作）。她当时正参加一场会议，看到了CTLA-4，发现它和CD28很像。”现在想来这并不难理解，这两种分子都是受体，且都绑定同一种信号。图利娅将这一发现告诉了彼得·林斯利。“彼得用CTLA-4（基因）制作出CTLA-4-Ig，也就是CTLA-4的可溶解形式。”布卢斯通说。这种融合蛋白提供了很好的探索方向。“我当时在一个会场上，正在纠结这些东西，这时候彼得上台演讲，说：‘我做出了CTLA-4-Ig分子，它能与细胞、抗原呈递细胞绑定，并且外形与CD28相似。’我当时就觉得：‘这一定就是我之前无法理解的那第二个信号！’”

演讲结束后，布卢斯通找到林斯利。“我对他说：‘彼得，我这儿有个很棒的系统。我们在……把人类胰岛移植到小鼠体内，借此研究第二种信号。我能不能要一些你刚才说的分子？’”一周之后，布卢斯通的实验室收到了材料。“那时与现在不同。”布卢斯通说。当时，学术界与企业之间互相分享材料不需要经过重重审批。“没有MTA这种东西，什么都不需要。”

注：MTA（材料移转协定）是有关交换研究素材各方的权利与义务的法律文件，目的简直就是要让科学合作既费时又费力。

胰岛细胞是胰腺中分泌胰岛素的细胞。胰岛细胞移植被提议用以治疗1型糖尿病。1型糖尿病患者的免疫系统错误地消灭体内的所有胰岛细胞，使患者必须依靠胰岛素生存。

布卢斯通立刻将林斯利的研究成果投入使用。“我走进实验室，跟我当时的医学博士、学术博士生黛比·兰斯超说：‘黛比，帮我个忙，把这个东西隔天给小鼠用50毫克，看看会发生什么。’”事实证明，接受胰岛细胞移植的小鼠不再对移植物产生排异。免疫系统似乎被林斯利的材料给关闭了。

注：有关彼得·林斯利材料的最新进展：用CTLA-4-Ig关闭免疫系统并不只是玩了一手漂亮的科学戏法。经过进一步的研究与测试，“林斯利材料”，也就是现在的阿巴西普于2011年获批，用以治疗自体免疫疾病类风湿性关节炎。2015年，阿巴西普的销售额超过18亿美元。

“我于是说，没错，我们知道CD28的运行机制了。”整体思路是这样的：T细胞需要两种信号共同激活，第一个信号在T细胞遇到抗原时发出，由于CTLA-4-Ig（即与CD28外形相近的可溶解物）在溶解状态下黏附于树突状细胞（树突状细胞，见第10章：斯坦曼）上，因此第二个信号很有可能来自树突状细胞。也就是说，树突状细胞会释放出一种信号，与CTLA-4受体绑定，而第二个（与树突状细胞绑定的）信号在CTLA-4-Ig填满系统后由于某种原因受到阻碍，因此便无法完成T细胞的激活。

最终，布卢斯通所得出的模型是：T细胞在遇到抗原后收到第一个信号，但要将其完全激活，T细胞表面上的分子（B7分子）需要与树突状细胞上的受体分子（CD28）结合。比较棘手的是：CD28与CTLA-4对于B7细胞来说十分相似，且B7也可以与CTLA-4绑定。布卢斯通的实验表明，T细胞可能会被"假的"CD28（即CTLA-4-Ig）欺骗。让系统充满可溶解的CTLA-4-Ig后，T细胞上的B7分子会优先与CTLA-4-Ig绑定，而非与树突状细胞上的CD28绑定；没有了CD28的刺激作用，T细胞无法完全激活，因此就不会出现移植物排异。这些实验的结论发表于1992年的《科学》期刊（Lenschow et al., *Science* 257:789［1992］）。

此时，布卢斯通的整个团队都开始研究CTLA-4通路，希望能确定其功能。研究生特蕾莎·瓦卢纳斯（现任西北大学助理教授）负责用CTLA-4-Ig对仓鼠进行免疫处理，制作出针对一般性CTLA-4的抗体，以阻止其活动。理想状况下，这种活动的消失能轻易被观察到。

要制作**抗体**，首先要对所需蛋白质进行提纯，然后将蛋白质注入一个将其视为外来物的生物体内（如仓鼠、兔子），等待生物产生抗体，攻击蛋白质，建立免疫反应。这些抗体可以从该

生物血液中提纯，在精心培养下与最初注射的蛋白质牢固地绑定，并且可以作为工具，通过多种方式探索蛋白质的功能。

当特蕾莎·瓦卢纳斯用新的CTLA-4抗体进行实验时，结果的确十分明显：T细胞被激活了。与此同时，进行此类研究的其他实验室也表示，CTLA-4对T细胞的作用是刺激性的。实验结果很有趣，但并非布卢斯通想要的。“我们需要的是抑制剂，而不是激活剂。”他在研究移植，希望通过某种方式停止T细胞介导的排异反应。“于是我说：‘特蕾莎，帮我制作一下这个抗体的Fab片段。’”

一般来说，如果一个完整的抗体被削减到只剩下能够识别与绑定靶点的片段（即抗原绑定片段，Fab片段），那么结合口袋一受到阻断，就应该不会发生与这种分子/受体相互作用有关的功能。在这一实验中，有Fab绑定的CTLA-4不应当活化。

瓦卢纳斯制作并应用了这种Fab，但T细胞依然被激活了。“我说：‘不不不，Fab不会激活，只会抑制。’当时我们坐在黑板前，我说，也许分子的功能并非我们所想象的那样，也许它不是激活剂，而是抑制剂。也许我们通过使用Fab抑制了抑制剂，这才引发了激活反应。”

这里有着很多个“也许”。布卢斯通说道，“但是，就像特蕾莎和我多年以后聊到的，就在那天，我们得出了这个结论”，即CTLA-4的功能是抑制T细胞的活动。

接下来的挑战是能让别人——任何人——相信这个结论。要知道，其他知名实验室都相信CTLA-4所起的是激活作用。“我们把文章投给《科学》，结果被拒，然后投给《自然》，还是被拒。没有人相信T细胞上有负调控因子。”

布卢斯通的朋友劳丽·葛礼谦（丹娜法伯癌症研究所）当时刚创办了一本新期刊，在她的帮助下，布卢斯通的研究于1994年发表在《免疫学》期刊（Walunas et al., *Immunity* 1: 405［1994］）。

“詹姆斯·艾利森和马克斯·克鲁梅尔（加州大学旧金山分校）复现了我们的实验结果，并于一年后发表论文。”布卢斯通说，又过了大约一年，通过与（哈佛大学的）阿琳·夏普的共同研究，发现敲除CTLA-4的小鼠在出生后两周就死于大范围的自体免疫疾病。

打开开关

关闭CTLA-4能治疗癌症，打开CTLA-4则可以治疗1型糖尿病。“一切事物都是建立在其他事物之上，对吧？”布卢斯通说，这就是科学。人们从同一起点出发，却可以走上完全不同的道路（并遭遇不同的困难）。用抗体（ipi）来削弱CTLA-4活动，这很简单。有选择地增强这种活动，从而停止攻击胰岛细胞的T细胞活动，这就是块硬骨头了。

“不过是将它颠倒过来，对吗？但（激活）负调节因子要比阻止它难得多。”布卢斯通说。想要成功，首先需要更多信息，他需要了解CTLA-4是如何发挥效用的。“于是我们开始寻找分子表达的位置，并发现了一小组持续表达这种分子的细胞。”它们就是调节性T细胞，也被称为Treg。“我当时想到，既然CTLA-4如此重要，生物体没有它连两周都坚持不下去，那么，调节性T细胞一定也很关键。”

虽然运作机制还不明确，但调节性T细胞此前就已经被发现（见第20章：坂口志文）。已知的是，它们既能表达CTLA-4，又能表达CD28。为进行更深入的研究，布卢斯通委派一个博士后研究员，让他观察在CTLA-4与CD28均被敲除的小鼠体内，调节性T细胞的命运如何。此外，布卢斯通也要求所使用的小鼠在基因上应易患自体免疫疾病。

“我们选择了一只易患糖尿病的小鼠，”布卢斯通解释道，“结果在清除这些分子后，小鼠没过几天就患上了糖尿病，而小鼠体内唯一缺失的就是这一小组细胞。”结论就是，调节性T细胞以某种方式阻止着1型糖尿病。

“于是，我让实验室中80%的人都转而研究调节性T细胞”，目的就是研究临床转化的可能性。“我决定另辟蹊径，”布卢斯通说，“不是开发药物，而是将细胞做成药品。”布卢斯通的想法是从器官移植患者与自体免疫疾病患者体内提取调节性T细胞，在培养皿中培养出更多这些细胞，再将其注回患者体内，希望借此抑制错误的免疫反应。在本书写作之时，正在进行的临床试验至少有六个，还有其他几个实验，专门研究异基因干细胞移植的移植物抗宿主病。

另一项正在进行的调节性T细胞免疫疗法研究主要针对1型糖尿病。“我已经与好几家公司就此进行了合作，方法就是使用胚胎干细胞或诱导多能性干细胞（见第17章：萨德莱恩）来制作能产生胰岛素的胰岛细胞。”为此要做到三点：（1）消除会破坏胰岛细胞的T细胞（具备相关效果的药物已存在）；（2）注入新的调节性T细胞；并且（3）替换缺失的胰岛细胞。“所有这些步骤的小鼠实验已经完成，”布卢斯通说，“去年，我们在《细胞·干细胞》上发表了文章（Szot et al., *Cell Stem Cell* 16 : 148［2015］），指明可以诱导小鼠的耐受性，即在移植用人体胚胎干细胞培养的胰岛细胞的同时，永久性地治疗糖尿病。”

长夜漫漫

“对失败的恐惧是很大的挑战，对吧？”然而，没有哪个理智的科学家会认为每个实验，甚或每隔几个实验，就会出现自己期望的结果。这里面最危险的是对失利无法放手。“我经常对学生说，打棒球时，如果打击率达到0.300，就有进入名人堂的机会，也就是说10次里面失误7次，对吧？”布卢斯通说，“所以我不会因为失败而过分苦恼，不管是没能在理想的期刊发表文章还是面对其他事，我总是知道，如果不难办到，就不是值得努力的事情。”

心情沉重的时候，他也有光明的指引。

“实验室里有一块我岳父送的霓虹灯牌，上面写着：布卢斯通俱乐部。有时候我们会关掉灯，打开霓虹灯牌，把布鲁斯·斯普林斯汀的音乐开到最大声，狂欢后再重新投入工作。”

这就是新泽西男人了。

在学校时该上却没上的课程

“艺术史。”布卢斯通不假思索地说。

真的吗？

“科学当然很棒，但开发苹果手机的时候，它的外观与功能其实一样重要。因此，乔布斯才在颜色、字体等上面花很多心思。作为科学家，我对自己工作的美感考虑得不够。”科学是做减法，是将整套系统削减到最为基础的核心，并揭示出所观察现象的内核。简而言之，科学正越来越多地了解珍贵的小东西，而不是追求全貌，这不同于研究全景的艺术。

“艺术史所授予的是审美以及对重要事物的认识，”布卢斯通说，“如果能从美的角度看待科学，就会变得更加敏锐、缜密。我知道这听起来很疯狂，但我相信事实如此。如果我能跳出数字与图表，将科学放置于更广阔的背景之下，将科学参与者、患者、实验的美感都纳入考虑，相信能够取得更高的科学成就。”

> 如果能从美的角度看待科学，就会变得更加敏锐、缜密。

布卢斯通说，科学家所提出的那些鸡毛蒜皮的小问题是如此的有限，但如果学过艺术史……“如果我知道这些人，从曼·雷到毕加索的这些艺术大家，如何提出一个问题——关于如何将脑海中的东西描画出来，并进行多角度的尝试，最终借此找到前进的方向，那么我对各种可能性的接受程度会更高。”

> 美即真理，真理即美——一切尽在此，这世上你们每人都知道，你们每人所必须知道的也尽在此。
>
> ——约翰·济慈

第九部分

细胞与信号：好与坏

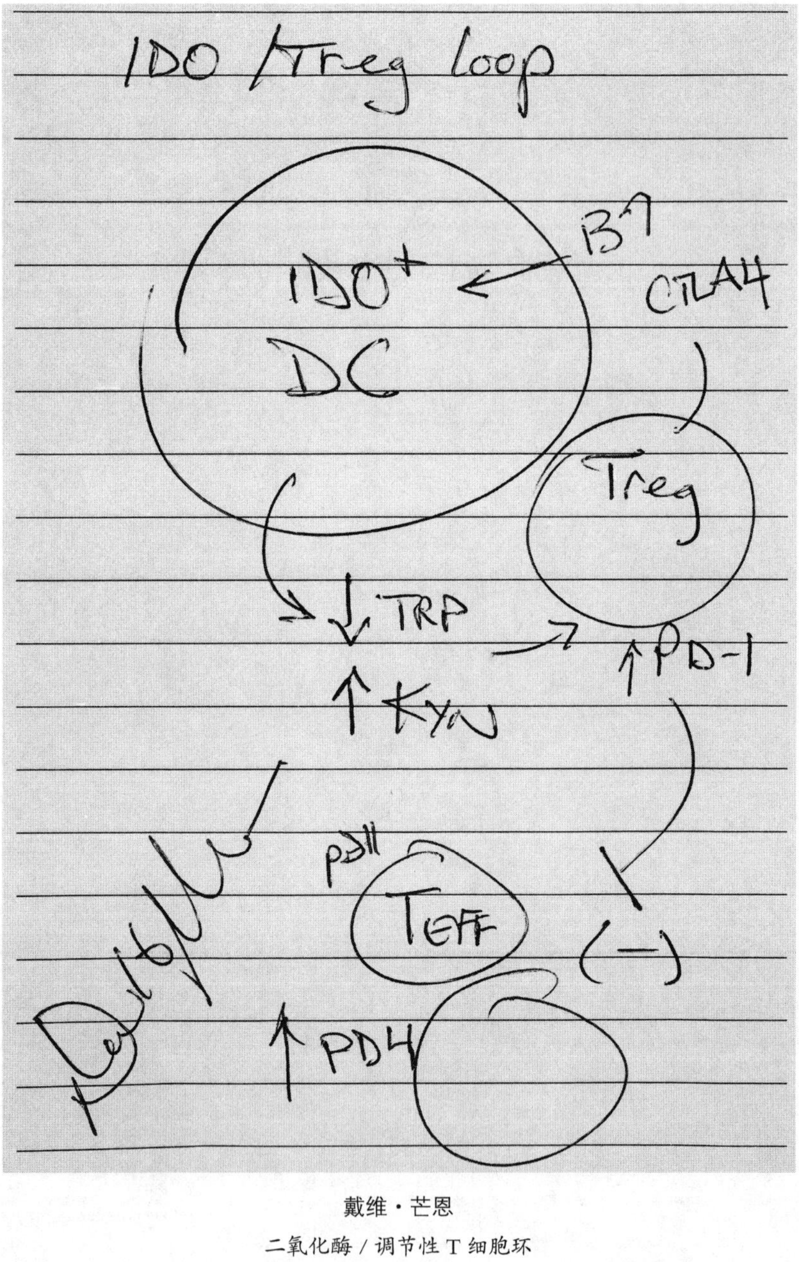

戴维·芒恩

二氧化酶 / 调节性 T 细胞环

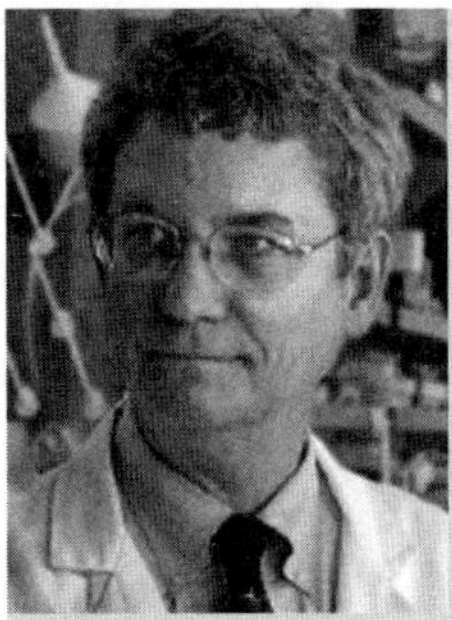

22. 戴维·芒恩
（David Munn）

癌症免疫学、炎症与耐受项目
儿科教授
奥古斯塔大学
奥古斯塔，佐治亚州

吲哚胺2，3–二氧化酶（IDO）

我想对他们来说，把我们当作一群疯子远比改写教科书来得容易。

——戴维·芒恩

注：芒恩博士希望对其个人生活隐私予以保护。本书尊重这一愿望。

戴维·芒恩1957年生于佐治亚州亚特兰大。

从哲学系本科毕业后，芒恩于1984年获得佐治亚医学院的医学博士学位，并在此后不久就找到了毕生的事业：儿童癌症。他20世纪80年代中期加入儿科领域时，医疗科学领域终于开始有了治疗儿科癌症的方法，芒恩则希望能让它更上一层楼。“我对小儿肿瘤学的兴趣主要来自临床，”芒恩说道，“在20世纪60年代，儿童恶性肿瘤基本上是不治之症——如果在孩提时代罹患癌症，基本上就等于被宣判了死刑。时至今日，约80%的孩子都能通过化疗治愈。”（此处特指小儿血液癌，而并非目前仍亟待获得重大突破的小儿脑癌。）

虽然疗效喜人，但患者却要为小儿白血病/淋巴瘤的治疗付出惨重的代价。“疗效的代价是巨大的毒性。”芒恩说道。有些毒性在治疗结束很久之后才开始显现，后果常常令人心碎。“小患者未来再次罹患恶性肿瘤的风险更高，在学校表现不好，还面临很多其他不明显的问题。”近期的一项研究发现，接受过急性淋巴细胞白血病治疗的儿童在接受智商测试时，得分比未曾接受过癌症治疗的儿童低八分之多，而智商是认知方面的重要指标。“如果能避免的话，对小孩子进行高剂量化疗能免则免，”芒恩说道，“所以我觉得，做小儿癌症领域的新研究有产生巨大影响的潜力。”

> 如果能避免的话，对小孩子进行高剂量化疗能免则免……所以我觉得，做小儿癌症领域的新研究有产生巨大影响的潜力。

找到进修方向后，芒恩很快就决定前往位于纽约的纪念斯隆-凯特琳癌症中心，在张乃光教授的指导下进行研修。癌症免疫疗法迅速进入了芒恩的视野，但一开始并不是他的关注焦点，这主要是因为认知上的差异。当时的确已有儿童骨髓移植，但人们并未将它视为癌症治疗的手段，至少不是直接治疗。“在20世纪80年代早期，人们并未清楚地意识到骨髓干细胞移植是免疫性的疗法。儿科治疗中的移植主要是为了对高剂量化疗进行补救。”因为化疗不仅仅消灭掉肿瘤，也破坏了小患者的免疫系统，导致他们极易受到威胁生命的感染。移植的目的是重建患者的免疫系统，仅此而已。当时的移植并非免疫疗法。

“大家并未将它视作免疫疗法，我知道这是因为在我进修期间，普遍的做法是去掉骨髓移植物里所有的T细胞来获得纯粹的干细胞。”芒恩解释道。此方案由纪念斯隆-凯特琳癌症中心与西雅图的福瑞德·哈金森癌症研究中心研发，这么设计是为了避免T细胞引起GvHD（移植物抗宿主病）这种副作用。年轻的芒恩医生看见首屈一指的移植中心都以这种方式进行移植，便觉得这个方案应该是正确的。“他们后来发现，如果对供体所有的T细胞严格执行3个对数单位杀灭，便一定能避免移植物抗宿主病，”芒恩说道，“问题是，有更多的小患者死于复发。”

有了足够的移植数据后，移植研究人员通过筛选数据揭开了这一现象的谜底。数据显示，总体来说，轻微的移植物抗宿主病（患病程度有轻有重）对患者本身是件好事，因为移植物本身不仅是在对抗宿主，移植物抗宿主病证明移植物（即供体的T细胞）正在对抗宿主的癌症。患上轻度移植物抗宿主病的病人情况反而更好。“这时我们意识到，骨髓移植带来的成功实际上大部分是免疫疗法的效果。”芒恩说道。

这一认知停留在了芒恩的脑海深处。它虽然重要，但因为这个领域的基础科学知识仍有缺失，这种移植物抗肿瘤的效应还无法得到系统性的解释。不过，此时对于假定的致病因子T细胞已有了一定的认知。“真正让我对免疫疗法感兴趣的是T细胞居然能控制病毒感染。病毒本身其实只是为数不多的一堆基因，”芒恩解释道，“一些小病毒自身可能只有10到20个基因（人类大约有2万个），但这就足以让免疫系统识别出细胞受了感染，并进行攻击和扫除。既然如此，肿瘤里应该有数以百计甚至千计的突变，为什么免疫系统却不去攻击它？这个问题很有意思。”

是否全力专攻肿瘤免疫学？

这个课题确实有趣，但当时把它当作职业追求却并不受认可。“我开始研究免疫疗法的时候，那些职业发展顾问都叫我别去碰免疫疗法。”在美国国立卫生研究院和其他地方的确有这方面的研究，但并没有人去尝试研究免疫治疗到底对受影响的身体系统起了什么特定作用，这其中的机制、细节、在分子水平上的实际运作情况等都未为人所知。在当时，只要发现某种药剂能引起如炎症这样的显性免疫反应，就都会用到患者身上。

> 我开始研究免疫疗法的时候，那些职业发展顾问都叫我别去碰免疫疗法。

这些人体试验的结果就是，每一例奇迹都伴随着九场灾难。“当时的做法都是‘试一下肿瘤坏死因子（一种免疫效应细胞）……再试试重组干扰素 γ……把剂量加大，直到产生毒性，希望能在毒性变得太大之前能产生一点炎症’，”芒恩回忆道，“这么做的结果总是只能让患者体内产生毒性，却毫无任何额外的肿瘤效应。”

在这些探索当中，美国国立卫生研究院的史蒂夫·罗森伯格（见第13章）是无可争议的领导者，他不仅在研究和临床上卓尔不群，给自己做软推销的能力也炉火纯青。罗森伯格对炎症加强剂IL-2的研究成果堪称奇迹，并登上了新闻头条。“史蒂夫·罗森伯格的名望当之无愧。”芒恩说。罗森伯格带领整个领域打破了一个概念上的枷锁：人们普遍认为免疫疗法不可能奏效，因为无法让免疫系统识别出肿瘤。“他让大家看到，如果你愿意把患者送入加护病房，给他们用升压药，让体液进入第三间隙，并愿意接受许多患者将会于治疗过程中在加护病房里死去的可能，你就能在那些幸存的人身上看到免疫原性肿瘤的好转。”这便带来了治愈的可能。

这种治疗手段的确凶险，但也确实创造了一些奇迹。虽然实际操作上令人胆怯，但罗森伯格证明了它是可行的。“史蒂夫让大家心悦诚服地看到，只要用力够猛，免疫系统连晚期的疾病都能应付。”可惜的是，史蒂夫不得不加大火力的原因，是免疫系统抑制在当时完全不为人知，而正是业内对此的无知，使得现在大显神通的癌症免疫疗法多年以来都无用武之地。

并非没人有过这样的设想。许多学者都提出过免疫抑制机制确实存在，但苦于没有证据。事实上，芒恩在提交第一篇肿瘤免疫学的文章并提出免疫系统中存在耐受性通路时，就曾饱受驳斥。“评审人说，你必须把这些都删除。从没有人证明过免疫系统中存在免疫抑制通路这种东西。”

嗨，宝贝

对于这种人云亦云的论调，芒恩的反驳只是简单地提问：婴儿是怎么生出来的？

“我们给《科学》写第一篇关于怀孕的论文时，”芒恩说，“大家普遍认为母体的免疫系统出于某种原因并未注意到自己的子宫内有一个重达八磅，而且一半基因来自父亲的胎儿。胎儿与母体的血液系统是完全相通的，也就是说她体内的每个T细胞都流经胎盘、直达胎儿。”在这种情况下，父亲就是一个异型的基因供体。然而，当时的理解是免疫系统一直未觉察体内有闯入者，因为并没有出现抗原。

这完全说不通。“我当时是名儿科医生，所以我知道母婴血液是有混合的，在母体的循环系统里能找到胎儿的红细胞。”芒恩解释道，“我们知道母亲的免疫系统意识到了这个婴儿的存在，但由于没有明显的排斥反应，也因为当时的科学工具有限，便只能假设她肯定只是没有注意到而已。”

嗯，一定是这样。整整九个月的时间里，母体的免疫系统对胎儿视而不见，任由自己的体型变得硕大无比。真相必定如此。而完全不可能的是，母亲的免疫系统实际上完全知道胎儿的存在，妈妈和孩子只是为了保护人类的繁衍达成了某种协议，让母体的T细胞“容忍”胎儿存在。“但是我在给《实验医学杂志》写论文的时候，像‘获得性外围耐受’这样的字眼是不允许放在同一句话里的。”

吲哚胺2，3-二氧化酶（IDO）问世

IDO的故事要追溯到芒恩在纪念斯隆-凯特琳癌症中心研修期间进行的现象观察，他与导师张乃光当时共同培养两种免疫系统细胞：T细胞和巨噬细胞。这项工作的目的是观察巨噬细胞在吞噬和杀死癌细胞的同时，是否也能为了抗癌而激活T细胞。通过这个名为“交叉呈递”的过程，抗原呈递细胞（如巨噬细胞）吃掉肿瘤细胞并“吐出”（呈递）肿瘤细胞的分子描述，让杀伤性T细胞按图索骥，追杀癌细胞。“但是当我们将巨噬细胞和T细胞放到一起时，注意到T细胞实际上并未活化；它们受到了强烈的抑制。”要知道，当时对巨噬细胞知之甚少，而本应在这个实验中使用的树突状细胞还尚未被拉尔夫·斯坦曼加以表征（见第10章）。

“我们没有真正意识到，在初始T细胞的正常活动中，巨噬细胞并非免疫原性抗原呈递细胞。”芒恩承认道。扮演这个角色的其实是树突状细胞。所以他们这里犯了个小错，但除了这个小小的误解

之外，关于巨噬细胞抑制T细胞活动的观察是正确的。“我们正在寻找背后机制的时候，实验室里的一名博士后研究员注意到巨噬细胞是高代谢活性的细胞——这在当时是已知事实——他担心这可能只是养分枯竭的问题。”因为他们做的是细胞共培养，也许只是巨噬细胞占据了所有养分。

为了验证这一理论，这位不知疲倦的博士后研究员（只要是博士后研究员，都是不知疲倦的）一夜不眠，每隔一小时便用培养液喂养培养物，好让养分供给大于巨噬细胞的巨大消耗。到了破晓时分，这位博士后研究员发现，在过度供给的条件下，T细胞活化良好。谜底揭开了：媒介都被消耗掉，巨噬细胞不过是馋猫。

芒恩说：“这对我来说是一个惊喜，因为我觉得自己针对用过的培养基的消耗问题已经进行了测试。”他将用过的培养基浇到T细胞上来看它们是否能活化，它们也的确活化了。“不过，这正是实验设计得不好的地方。我用了90%用过的培养基，而并未将所有的试剂在用过的培养基中重新混合，也没有在用过的培养基中对T细胞进行最后一次洗涤。”剩余10%的培养基里仍有足量的某种物质活化了T细胞。这看上去似乎不合理，但实际情况确实如此。

为了找出那10%里到底有什么能活化T细胞，芒恩等人把成分逐个重新添加到100%用过的培养基里，并且每次只加回一个成分。芒恩说：“如果让我把所有的失败案例全都列出来，那可就太丢人了，本来一开始我们还充满了信心。”他们的第一个猜测是铁。铁不就是一种关键的微量营养素吗？很可惜，结果不是铁。那么就是叶酸了吧？然后他们发现并不是叶酸。那么肯定是谷氨酸了，因为谷氨酰胺（谷氨酸的代谢产物）非常重要，但其实也不是谷氨酸。“我们按照字母顺序从头开始，把每种氨基酸都买了回来，并挨个滴入培养基里，试遍了所有成分都不起效，也许因为T在字母表中排在后面的原因吧，直到添加了一滴色氨酸（tryptophan）才看到成效，T细胞的功能立刻完全恢复了。”

这是一条简单可靠的线索，芒恩继续调查了下去。“当时互联网才刚发明出来，所以不能像现在这样用谷歌搜索。”芒恩指出，“但当时还是有搜索引擎的，叫Medline。”他在Medline上输入了“巨噬细胞”和“色氨酸”这两个关键词，一共只搜索出五个结果。“这五篇论文名气不大，但确实为人所知，论文指出，巨噬细胞通过一种名为IDO的酶消耗色氨酸。”除此之外，人们对于这种酶的功能知之甚少。芒恩发现，从未有人制造出敲除了这种酶的小鼠，也没有人尝试过抑制IDO的活动并观察结果。

幸运的是，色氨酸的功能已广为人知。“我们很幸运，色氨酸通路因为能使血清素水平上升而引起了药物研发界的兴趣”，而像百忧解这样的血清素制剂给制药公司创造了巨额利润。正因如此（也受到眼前和未来的利益所驱使），许多色氨酸衍生物也被制造了出来。芒恩对其中一些进行了体外测试，并发现其中一种对IDO有阻断作用。

> 当时互联网才刚发明出来，所以不能像现在这样用谷歌搜索。

接下来，下一步的合理行动是在小鼠体内测试抑制剂，但需要考虑使用什么样的小鼠模型才能清楚地呈现应答。“我们在实验室里探讨这个问题的时候，有一位博士后研究员说这个东西（IDO）是从胎盘上克隆而来，胎盘无疑是获得性外围耐受的绝佳范例……”

有了可用的模型，芒恩决定根据这些来制造出抗IDO酶的抗体，让它充当探照灯，准确显示IDO在胎盘内的位置，帮助进一步了解IDO可能的功能。“我们发现，IDO专在合体滋养层细胞中表达，这是一种非常有意思的细胞类型，因为它们位于胎儿的末端，”芒恩说，“它们是最后一种由胎儿衍生、与母体接触的细胞，也是胎儿与母体接触的唯一一种细胞，因为它们排列成一层，附着在母体的胎盘血窦上。”

一切都开始逐渐明朗。在接下来的实验中，芒恩选取了移植小鼠模型，而移植物则是小鼠幼崽。这个选择十分巧妙。“妙的是没有什么情况能比一个胎儿的突然出现更具戏剧性了，尤其是胎儿在移植抗原明显不同的情况下仍被母体接受。”如果IDO能通过色氨酸来抑制母体的T细胞并让宝宝留存下来，那么阻断IDO就会导致胎儿流产——实验结果将会十分明显。

实验的结果确实与预期一致——阻断IDO后，胎儿就流产了。

芒恩因此揭晓了最终答案：如果小鼠父母有着相同的基因，那么阻断IDO对胎儿毫无影响，但如果小鼠父母之间的基因有任何不同，那么即使只有一个基因有差异，阻断IDO也会导致流产。这个出乎大家意料的结果意义重大，芒恩等人将它写成了论文，并于1998年在《科学》这一顶级期刊上发表（Munn et al., *Science* 281: 1191［1998］）。

癌症就像婴儿一样，原因何在?

“从肿瘤免疫学的角度来看，妊娠其实是一个非常有趣的模型。”芒恩说，“我们选择它作为研究对象，是因为研究结果基本上是黑白分明的——移植物要么存活，要么死去。除此之外，它也十分有用，因为肿瘤与胎儿有相似之处。”肿瘤与婴儿一样，最初只是一小团细胞，因为一直积极避免宿主对自身的排斥，导致宿主的免疫系统无法摆脱它。

“从概念上讲，一个试图长大的小东西可以通过启动IDO通路来成功抵御庞大的免疫系统，而这个系统本应能够对它发动攻击。我认为从这个角度出发有助于让大家理解，一小群生长中的肿瘤细胞便足以建立起（免疫）耐受机制。”

至于这与色氨酸有何关系，原来芒恩在共培养实验中最初观察到的并非饥饿反应，而是色氨酸被用作信号分子，这也是芒恩的许多同侪难以接受的地方。色氨酸是一种氨基酸，是多种膳食蛋白质的组成部分，而它居然也能用作信号分子，这是一种概念上的飞跃，并不是每个人都愿意迈过这一步。

“我们要让大家相信色氨酸和IDO是一个信号转导系统，但多数人并不接受这个说法，因为在当时，免疫系统里的许多其他系统尚未被发现，比如血糖水平过低也会严重影响T细胞的活化，”芒恩解释说，“但因为色氨酸和IDO是这些系统中第一个被发现的，并且史无前例，我想对他们来说，把我们当作一群疯子远比改写教科书来得容易。”

很少人愿意买IDO的账。它是一种T细胞抑制剂，但当时就连T细胞抑制的概念都还未出现，更别说它还是一种通过色氨酸来发号施令的酶，是一种富含于火鸡肉和豆腐中的氨基酸。尽管如此，芒恩还是让自己的想法获得了承认，虽然直到六年后他才厘清了抑制活化T细胞的整个信号通路。在数据源源不断涌现的情况下，他们终于扭转局面，让怀疑派接受了他们的观点。其他实验室也开始开展IDO的研究和实验，IDO抑制剂的临床试验也最终出现。目前，IDO抑制剂与检查点抑制剂或化疗、放疗等结合的测试正在进行。

“我们所有的临床试验，不管是针对儿童还是成人，都是这么设计的。”芒恩说，“因为这种药物毫无毒性，所以在整个化疗和放疗过程中都使用IDO抑制剂。”

在本书撰写期间，正有20多项针对IDO的临床试验在进行当中。

* * *

2015年初，制药巨头百时美施贵宝以12亿美元以上的价格收购了专门从事IDO研究的公司Flexus，这一举措表现出对芒恩等人研究成果的信心。

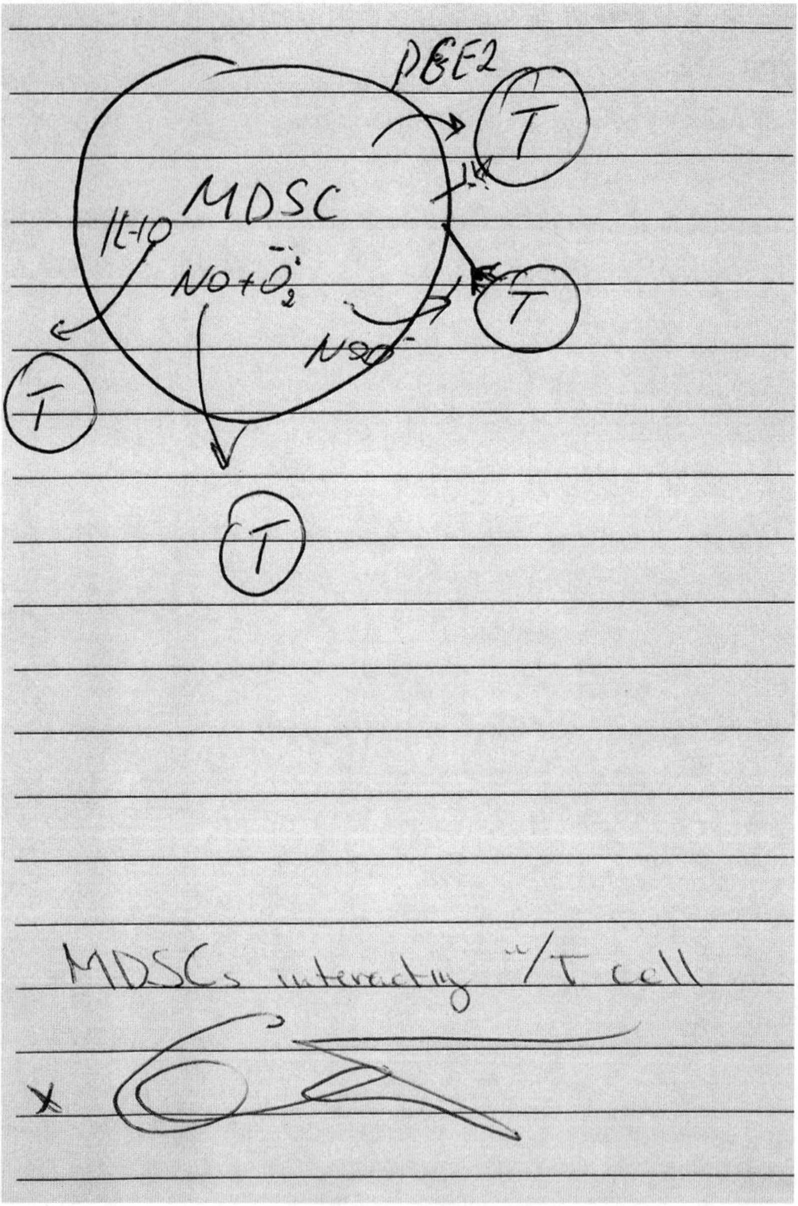

德米特里·加布里洛维奇

髓系衍生抑制性细胞与 T 细胞

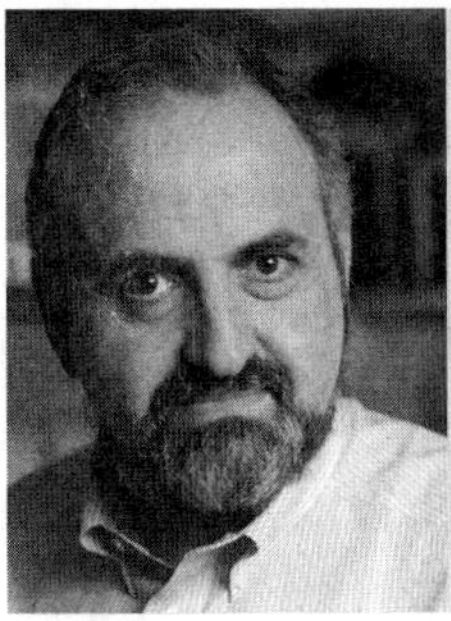

23. 德米特里·加布里洛维奇
(Dmitry Gabrilovich)

肿瘤转化免疫项目主任

威斯塔研究所

费城，宾夕法尼亚州

髓系衍生抑制性细胞（MDSC）

他们在背后悄声议论："我不相信。"

——德米特里·加布里洛维奇

德米特里·加布里洛维奇1961年出生于明斯克。这座城市当时属于苏联，现在是白俄罗斯首都。加布里洛维奇说话依然带有浓重的母语口音，他说："我祖祖辈辈都来自那里，祖父母和外祖父母都是科学家。"

加布里洛维奇的外祖父鲍里斯·埃尔伯特是位颇有成就的科学家，只是多年后才声名远扬。他发明了兔热病疫苗。加布里洛维奇骄傲地说："这是他在监狱里研制出来的。他1931年被斯大林关进了监狱，但因为是教授，又是巴斯德研究所毕业的，所以没去劳改营。"斯大林把埃尔伯特博士送进了名为人民国防委员会生物技术研究所的专门"隔离设施"，这个地方的名字听起来很爱国，但其实就是关押科学家的监狱。在那里，细菌学家被迫从事高强度的研究工作。

> （我的外祖父）1931年被斯大林关进了监狱……我的母亲就是在那里出生的。

当局似乎对兔热病疫苗有迫切需求。在抗生素出现以前，特别是在欠发达国家，（由啮齿动物及相关昆虫传播的）兔热病中有些菌株的致死率可高达50%。“他在那里待了五年，”加布里洛维奇说，他乌黑的眼睛看向远处，仿佛注视着想象中的过去，“我的母亲就是在那里出生的。”

成功研制出兔热病疫苗后，埃尔伯特博士获得释放。几年后，斯大林格勒战役爆发。加布里洛维奇说：“斯大林格勒在解放后是一片废墟。”这导致了鼠患滋生，大规模兔热病也随之暴发。幸好当时有了疫苗。“我的外祖父实际上拯救了整个城市。”1948年，埃尔伯特博士被授予斯大林奖，以表彰他的爱国贡献。加布里洛维奇说：“这基本上是全国最高的科学奖项了，外祖父当时虽然是权威机构的教授，但正式身份还是一名囚犯。他的罪名还没被推翻，却依然被授予了这个奖项。”

从政治犯到获奖者，人生就是这样有趣。

在爱情方面，人生也颇具戏剧性。埃尔伯特的外祖父不仅是位杰出的科学家，还当了一回业余红娘，为加布里洛维奇的父母牵了红线。加布里洛维奇回忆说：“（我的父亲）是外祖父最得意的门生。外祖父见到他后，回家跟我母亲讲：‘戈丽娜，我给你找了一门好亲事。’”对方是一个叫伊萨克的聪明善良的小伙子。“我母亲回答说：‘呵，我才不在乎呢，我身边还有其他男孩。’但后来他们见了面，你猜怎么着，竟然真的结婚了。”

求学和艾滋病病毒

1984年，德米特里·加布里洛维奇从苏联纳尔奇克的卡巴尔达-巴尔卡尔国立大学毕业，主修传染病。随后，他在80年代中期继续在莫斯科的中央流行病学院深造。加布里洛维奇说："我在莫斯科接受临床培训，之后继续在那里从事研究工作，那会儿正是艾滋病开始暴发的时候。"

加布里洛维奇从政府拿到一笔资金，建立了一所规模不大但设备齐全的研究所，用于研究艾滋病病毒。这个课题在当时看来颇为微妙。"当时苏联没有艾滋病"，至少没有"同性恋那种"，加布里洛维奇解释道。艾滋病病毒通过输血传播是被"允许"的，但官方不承认同性恋的存在。这就是当时的情况。

> 当时苏联没有艾滋病（不允许它存在）。

1988年，加布里洛维奇诊所来了第一位艾滋病患者，这与苏联当时的宣传口径并不相悖。"他来自非洲，当时恰好人在莫斯科。"但官方的说法很快变得几近荒唐。加布里洛维奇晃晃手指说："后来发现了一名男妓，是苏联军队的军官，他感染了数百人。"这就是苏联艾滋病暴发的起源。"现在这成了俄罗斯的大问题，大家都知道。"

在莫斯科期间，加布里洛维奇的研究渐有起色，并发表了几篇关于中性粒细胞对艾滋病病毒的预后价值的文章。但饶是如此，在艾滋病疫情快速蔓延，威胁迫在眉睫的情况下，有关的研究资金却很难继续争取到。加布里洛维奇被迫另寻新的研究课题。

中性粒细胞是免疫系统中数量最多的白细胞，也是四种粒细胞的一种。中性粒细胞通过两种方式消灭异物，一种是吞噬（异物被吞掉和消解的过程），另一种是脱粒，即中性粒细胞靠近异物并释放毒素将其消灭。中性粒细胞过少会导致中性粒细胞减少症，这种症状通常是由化疗所致，会让病人极易受感染。中性粒细胞确实能发现被艾滋病病毒感染的细胞，但无法消除感染。

初识髓系衍生抑制性细胞（MDSC）

与本书中许多其他故事一样，导师推动了加布里洛维奇的人生发展。“我写信给斯黛拉·奈特说我想研究树突状细胞，她很好心地同意协助我向惠康基金会写申请报告。”惠康基金会是英国的慈善机构，由医药巨头亨利·惠康爵士创办，为生物医学研究提供资金支持，目前资助达200亿英镑。

在这位贵人的帮助下，加布里洛维奇获得了资助。他的能力不断提高，并开始在伦敦研究艾滋病病毒对树突状细胞（简称DC，见第10章：斯坦曼）的影响，之后他又来到得克萨斯大学西南分校和大卫·卡伯恩实验室，研究癌症中的树突状细胞。正是在此期间，他发现了髓系衍生抑制性细胞。

加布里洛维奇回忆说，当时实验结果出乎意料，颇让人惊喜。“1995年至1996年期间，我们证明了癌症患者的树突状细胞有缺陷，并为此发表了一篇重要文章（Gabrilovich et al., *Cell Immunol* 170: 101, 111［1996］）。”随后加布里洛维奇便自然而然地开始研究血管内皮生长因子对树突状细胞的影响，重大发现即将到来。

血管内皮生长因子（VEGF）是一种蛋白质，是由特定类型细胞产生的细胞因子信号，能催生新的血管。血管内皮生长因子在胚胎期、受伤后或剧烈运动后激活。肿瘤也通过释放血管内皮生长因子信号，为其持续增长索求新的供血，该现象也是许多药品研发项目的关注点。其中一个项目的产品贝伐单抗大获成功，产值达数十亿，目前正与检查点抑制剂组合测试。

加布里洛维奇解释道："我将大量血管内皮生长因子注入小鼠体内，观察其对树突状细胞有何影响。我们发现注入血管内皮生长因子后，树突状细胞功能丧失。这是意料之中的，但意料之外的是，实验出现了大量表型非同寻常的细胞扩增。"

生物学上，细胞按表型，即外表、功能以及对周围环境的影响进行分类。加布里洛维奇发现的细胞是前所未有的。他查阅文献，找到了相关的Gr-1+CD11b+细胞，表明这些细胞属于髓系（即跟免疫系统的各类细胞一样来自骨髓）。但他发现的细胞从表型来看并不属于任何一种成熟的髓系细胞，如中性粒细胞。"我当时很好奇，因为没有任何关于其在血管内皮生长因子环境中的记载。"加布里洛维奇继续查阅文献，发现芝加哥大学的汉斯·施瑞博尔团队和南卡莱罗纳医科大学的丽塔·杨曾发现过类似的细胞，但并不完全相同，这说明加布里洛维奇有了新的发现。

"我们的研究是在1997年进行的，1998年我们在《血液》期刊发表了文章（Gabrilovich et al., *Blood* 92: 4150 [1998]）。1998年，（维罗纳大学）的文森特·布朗特在《免疫学杂志》发表论文（Bronte et al., *J Immunol* 161: 5313 [1998]），发现表型一模一样的细胞。"这是一种半新、半不同（并非完全不同）的细胞类型。"这种区别很重要，因为如果去除的话，”加布里洛维奇比画着食指，略微提高了声音，“机体对疫苗的反应大幅提高。”不管这种细胞叫什么，总之是抑制免疫功能的。

命名即认知

不久后，加布里洛维奇在芝加哥的罗耀拉大学建立了他的第一个独立实验室，而后又转投佛罗里达州的莫菲特癌症中心。加布里洛维奇和布朗特都继续对新发现进行研究，但问题很快出现：这个新兴领域愈发混乱。大量研究工作相继开展，但缺乏规范，造成了信息泛滥。加布里洛维奇说：“每个人都有自己的说法、自己的解释，我开始有意识地解决这个问题。”

加布里洛维奇给研究这种尚未命名的细胞的所有专家（共七人）发送邮件，坚持要求给新细胞命名。“我不管它叫什么名字，总之得命名，否则太混乱了。”

加布里洛维奇特意联系了马里兰大学的苏珊·奥斯特兰德-罗森伯格，苏珊将其命名为“髓系衍生抑制性细胞”。加布里洛维奇就此命名向南佛罗里达大学英语系征求意见。“我联系语言学家，是因为关于能否用‘衍生’这个词有一番争论，在正规的科学语汇中，‘衍生’这个词到底是什么意思？”

为什么要力求精准？加布里洛维奇说：“因为汉斯·施瑞博尔对于命名十分较真。”尽管从命名角度而言，这个名字不是很精确，但随着关于细胞一般性特征的数据开始大量出现，“我们一致认为这可能是当下最好的命名。这就是名字的来源”。不久，《癌症研究》期刊在2007年的一篇评论文章中首次刊登了这个新名字（Gabrilovich et al., *Cancer Res* 67: 425［2007］）。

获得关注

评论文章发表后，该领域开始迅速发展。髓系衍生抑制性细胞相关的研究文章从一年10—12篇变成了一个月10—12篇，再发展到每周10—12篇。加布里洛维奇感叹道："自2008年以来丝毫没有停止。先是癌症，后来拓展到传染病领域。现在髓系衍生抑制性细胞也大量出现在艾滋病病毒相关研究中。剩下的大家都知道了。"

这并不代表胜利来得容易。加布里洛维奇说："1999年和2000年左右，我们感觉孤立无援，只有我和文森特·布朗特两个人。"最德高望重、最有实力的专家也没能注意到他们的研究及其影响，即使是汉森·施瑞博尔这个在20世纪80年代论文中提及该细胞存在的人，也未能意识到它的重要性。"他当时不觉得它很重要。他后来跟我说：'天哪，我当时根本没有意识到，知道的话肯定会更深入研究了。'"

先是癌症，后来拓展到传染病领域。现在髓系衍生抑制性细胞也大量出现在艾滋病病毒相关研究中。剩下的大家都知道了。

当时其他人干脆认为，这些发现无非是将未成熟的巨噬细胞错认成了髓系衍生抑制性细胞。"他们当着我的面不会这么说，却在背后悄声议论：'我不相信。'"

从骨髓祖细胞起源并分化出的**巨噬细胞**，是免疫系统的组成部分，没有特定靶向。巨噬细胞发现、吞噬、消化并摧毁免疫系统所认定的一切异物，包括微生物、细胞碎片、癌细胞和外来物质。巨噬细胞和树突状细胞的不同之处在于，如果把巨噬细胞比作巡警，树突状细胞则更像侦探，逮捕嫌犯时更专注、更权威。（这个类比让内行人见笑了，但这两种细胞之间的区别既复杂又细微，这样说明更加简洁。）

加布里洛维奇说："你无法想象我遇到了多少问题。"直到现在，在上百（甚至上千）篇论文发表后，学界依然有人无法接受自己在研究中错过了一个重大发现。"老一辈学者中，尤其是巨噬细胞研究领域，依然有人持否定态度。那些毕生都在研究巨噬细胞的人无法接受有大量未成熟的、属于同一细胞谱系的骨髓细胞存在。"依然有人认为髓系衍生抑制性细胞只是一个含混不清的临时状态，就像终将长大成人的青少年，它终将变成巨噬细胞。

但加布里洛维奇坚持抗争，直到人们无法再否认数据。加布里洛维奇强调："髓系衍生抑制性细胞在健康个体中不存在，只有患病时才出现。对慢性病如自体免疫性疾病或癌症来说，这类细胞非常重要。"这一点获得了生物科技产业的认可。本书成稿时，有20多项癌症临床研究将甄别或靶向治疗髓系衍生抑制性细胞作为试验的一部分。此外，髓系衍生抑制性细胞靶点可成为药物研发的先期成果，因为已有部分获批药物具有抑制髓系衍生抑制性细胞活性的作用。其中包括吉西他滨，这种化疗使用的细胞毒素，似乎能抑制髓系衍生抑制性细胞。勃起功能障碍药物西地那非也有类似效果。

总而言之，髓系衍生抑制性细胞相关的免疫治疗令人欣喜，其热度也在不断上升。

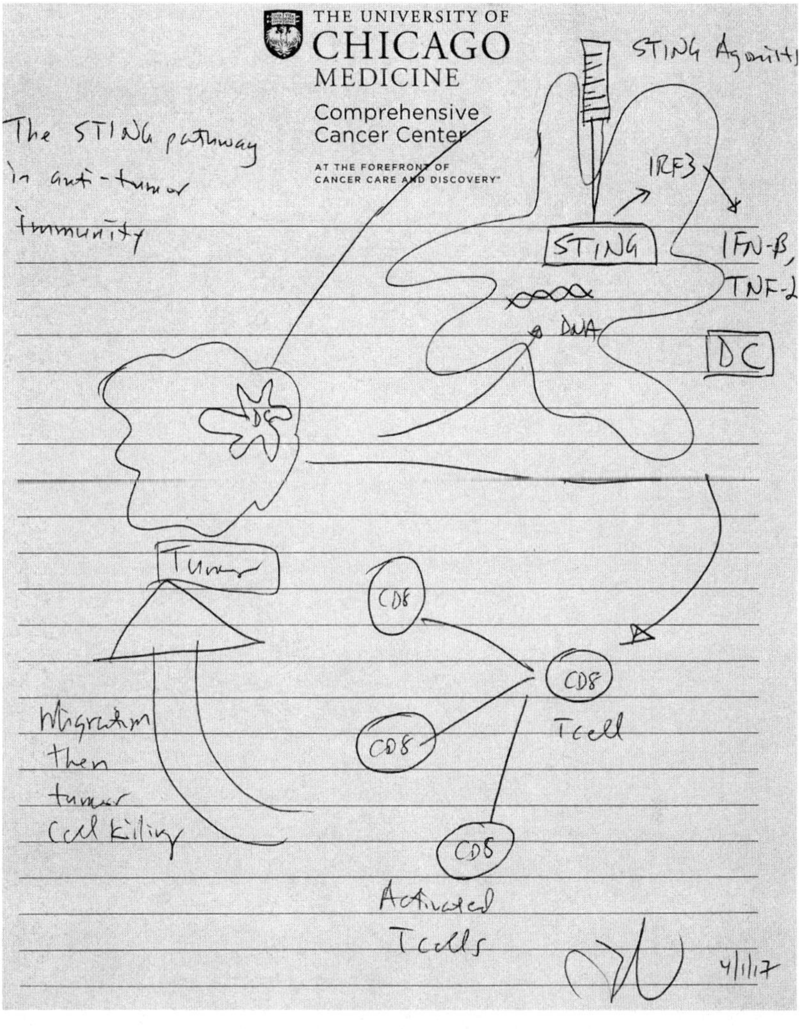

汤姆·加耶夫斯基

干扰素基因刺激因子

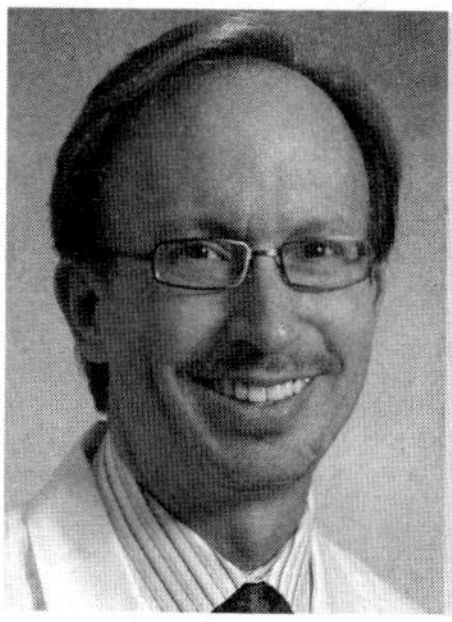

24. 汤姆·加耶夫斯基
(Tom Gajewski)

病理学和医学教授
芝加哥大学
芝加哥，伊利诺伊州

干扰素基因刺激因子（STING）

我们并没有制造什么，而是尝试着总结自然之法的奥妙。这有点类似于亚洲的某种修行方法，就像是参禅。

——汤姆·加耶夫斯基

2017年本书写作之时，汤姆·加耶夫斯基55岁。他在“甜蜜家乡芝加哥”出生、长大、求学、进修，在这里工作生活，还组建了深爱的家庭。“如今，在治安不好的市区经常发生枪击事件，确实有点让人担心，”加耶夫斯基提到，“但芝加哥仍然不失为一座伟大的城市。”

芝加哥确实令人惊叹。宏伟的建筑、博物馆、河流、湖泊、餐厅、棒球场和俱乐部应有尽有，还有不少对他个人有着特殊意义的场所。“我们就住在芝加哥大学附近的街区。”他和妻子玛丽莎·阿莱格里（医学博士，博士）的研究室也在那里。夫妻二人拥有一座带花园的房子，还有一处露天平台可以让他们天气不错时在室外炊食，可谓是“都市环境中，沐浴着正午的阳光，伴着花香小酌红酒的绝佳地点”。那是他的避风港。

“你肯定想不到有多少肿瘤医生会莳花弄草。”加耶夫斯基说。这对他们来说十分必要。在诊所工作一天后，回家照料那些生动鲜活、茁壮成长又生机勃勃的生命，这种区别带来的平衡十分重要。

对加耶夫斯基这样杰出的科学家来说，在同一个地方完成几乎所有的学业和临床培训是很不寻常的。然而，加耶夫斯基缺乏探索其他城市的热情，这除了芝加哥在文化领域展现的种种魅力之外，还有两个重要的感性因素。“我在考虑报考各所大学的时候，发现自己从未去过芝加哥大学，”加耶夫斯基回忆道，“但当我一踏入校园，就立刻对这里产生了感情。”那种感觉一方面源自校园中的哥特复兴式建筑，仿佛时间也为之停驻；另一方面则来自加耶夫斯基在面试时见到的、置身于这些宏伟建筑中的人。从这群人身上，加耶夫斯基感受到，在这里，知识的积累纯粹是为了知识本身。在这位未来科学家的眼中，这里对于渴求潜心思考的人们而言犹如圣殿。

对加耶夫斯基来说，这已然足够，但真正让他决定留下来的却另有原因。“那是1980年，当时我还没听过现场演奏的蓝调音乐。”芝加哥可谓蓝调音乐的摇篮。“大学开学第一周，我们在学校宿舍里开了迎新会，当时为我们演奏的乐手，听好了，可是巴迪·盖伊。”加耶夫斯基一边说着，一边瞪大了双眼。巴迪·盖伊是蓝调界的传奇人物。“他太棒了，活力四射……当然了，现在他很有名。去年我在瑞士的蒙特勒参加一个会议，那里正好在举办年度爵士音乐节，他在当地是家喻户晓的明星，”加耶夫斯基笑道，对这段回忆仍觉不可思议，“那家伙居然在我们宿舍的聚会上演奏过。”那家伙，可是大名鼎鼎的巴迪·盖伊。

加耶夫斯基对音乐的兴趣不仅仅停留在爱好阶段，他也是一位乐手。他八岁时开始弹奏吉他，如今在一个节奏蓝调乐队中演奏，而且弹奏水平相当出众，他可是检查点乐队的主音吉他手（见第1章和第15章）。

> 大学开学第一周，我们在学校宿舍里开了迎新会，当时为我们演奏的乐手，听好了，可是**巴迪·盖伊**。

得遇名师

加耶夫斯基的故事里除了建筑和巴迪·盖伊之外，和本书许多故事一样，少不了一位导师的身影。对他来说，这位导师毫无疑问就是弗兰克·菲齐（Frank Fitch）。“他是芝加哥大学免疫学研究的开创者，在T细胞作用领域有很多重大发现。”然而，最令加耶夫斯基印象深刻的是菲齐与其他学者迥异的教学方式。他并不只是单纯地传授知识，还善于引导思考。

加耶夫斯基初识菲齐是在一堂生物必修课上。“这位已经功成名就的教授居然在教一门非常基础的入门课。”课程名为防御机制，偏重于免疫学，教程中涵盖的信息很广，但光凭死记硬背是无法过关的。菲齐的教学方法是苏格拉底式的。“他让学生自己去掌握知识，在课堂上找到答案。”加耶夫斯基解释道。菲齐并不是让学生在毫无准备的状态下学习——学生们仍然需要在课前阅读背景资料，但菲齐不会一味驱赶学生向前进，而是扮演着引导者的角色。

“新学期开始后，他会抛出一些问题，而回应他的可能会是五分钟的沉默。”加耶夫斯基回忆道。在这既漫长又痛苦的五分钟里，菲齐会一直耐心地等待答案。“很显然，他不会替我们回答问题，所以大家一旦习惯了他的风格，就自然而然地开始讨论了。”这是自我发现的一种经典方法。“我此前从来没有上过那样的课。所以，没过多久我就到他实验室里工作了。”在菲齐的指导下，加耶夫斯基完成了本科和研究生的学业。

踏上肿瘤免疫学之路

“如果放到现在来看，他当时进行的研究绝对不会得到国立卫生研究院的资助。”加耶夫斯基提到，“在资助比例这么低的情况下，对高风险项目的资助会少得多。”而菲齐进行的风险项目，是设法找出克隆T细胞并进行组织培养的方法。这种尝试前所未有，一旦成功，克隆体将成为探索T细胞种类和功效的宝贵资源。（目前至少发现了八种T细胞，通过功能差异加以区分。）“碰到抗原时，有些T细胞会增殖，有些会将目标杀死，”加耶夫斯基说，“这一点他们在20世纪70年代就知道了。”考虑到当时的技术水平，这好比仅仅通过仰望天空就找到了一颗新的行星。

项目的失败风险极高，甚至连应对这个问题的工具都还没创造出来。菲齐借助了当时新出现的单克隆抗体技术，设计出新的实验构想，使用小鼠的T细胞来对大鼠进行免疫接种。大鼠的免疫系统在遇到外来的小鼠T细胞时，会产生抗体来灭杀这些T细胞。菲齐的假设是，如果使用全细胞来免疫接种（当时并没有人真的这么做），就会得到能识别细胞表面结构的抗体，而这些结构与目标抗原存在相互作用。

项目最终大获全胜。“他们针对CD4、CD8、LFA1等黏附分子、CD45以及T细胞受体生成了抗体。”加耶夫斯基说。这些都是重要的T细胞表面蛋白。“如今，为进行流式细胞术（根据种类对细胞分类的一种方法）而购买的很多抗体都是他当年研制出来的。那是对T细胞结构的早期探索。”菲齐正是这方面的专家。为了进一步推动这一技术的发展，弗兰克·W. 菲齐单克隆抗体机构于1995年在芝加哥大学创立。

医生，医生

加耶夫斯基在菲齐指导下开展的研究生课题，以及二人研究成果的发表引起了广泛关注。“我还在读研时，就有人邀请我去做演讲……我在伯克利做过一次演讲。”邀请人还是大名鼎鼎的詹姆斯·艾利森（见第1章）。

从研究生院毕业后，加耶夫斯基选择继续在校园里打磨深造。他念的是医学博士/博士连读的专业，此时还得完成医学博士的课业。“当你以医科生的身份回到学校时，就等于被降级了，”加耶夫斯基回忆道，“因为你不再拥有特殊光环，只是医学院班级里100名学生中的一员而已。”但他在硕士期间的研究成果已经让他占据了优势。他比同班同学年长几岁，因此也更加成熟。他还有着丰富的研究经验，面对未知的问题时能从容应对。

“医科生只要熬过这几年，就可以行医了，”加耶夫斯基回想道，“但想做科研，就需要寻找问题，两者的视角略有不同。”抱着这种心态，加耶夫斯基开始了他在医学院的轮岗。“每次轮岗，我都在寻找问题。在精神科轮岗时，我就在想：‘哇，心理神经免疫学！心灵与身体的联系……估计很有意思。我可以研究这个！’”在外科轮岗时，他的导师是一位知名的甲状腺外科医生。甲状腺癌与免疫系统？这个想法不错。糖尿病、传染病或风湿病也可以试试。“每一次轮岗，我都能找到一些可以应用免疫学的地方。”

此时，他的职业规划逐渐明朗。“在临床轮岗期间，你会意识到哪些领域适合你的生活方式，哪些不适合。”加耶夫斯基说道，“我很确定自己不想成为一名外科医生，不想做妇产科，对麻醉和放射也不感兴趣。”在他进一步筛选自己未来的研究方向时，内科也出现在他的视野。最终，他轮岗去了肿瘤科。“我和埃弗雷特·沃克斯聊天，他是辅导我的主治医生之一（现在是主任了）。他对我说：‘嗯，癌症是最难攻克的病症。你不如专攻癌症吧？’”正是这句话促使加耶夫斯基做出了决定。既然他要发掘亟待解决的问题，何不直接从最棘手的难题入手呢？“从那以后，一切都豁然开朗、顺理成章了。”

致夜以继日、通宵达旦的研究生

加耶夫斯基在干扰素基因刺激因子（STING）通路方面的研究让他一举成名。然而，在讨论他的研究成果之前，有些事情必须先说清楚：

这就是你的人生。

“这也是我们给学生的建议。做事情必须要乐在其中才行。”你所接受的教育和培训并不是你必须承受和忍耐的障碍。“它不仅仅是一段需要咬牙挺过的过渡期。”加耶夫斯基说道。如果秉持着这样的看法，那就错了。“你看，我35岁时才得到第一份工作，但我在读医前就知道会是这样的。”医学博士与博士连读意味着长达十年以上的培训。而我们不应该，也不能够将这十年看作漫长的新兵训练期。即使你能幸运地活到八十岁，这十年也已然占据你在这个星球上八分之一的时间了。

“我觉得大多数学生事实上做不到统观全局，”加耶夫斯基说，

“但我当时并不着急。我享受自己迈出的每一步……在实验室里做研究，寻求新的发现，所有的一切都让我乐此不疲。”如果你认为这些毫无趣味，或是觉得自己身处丛林，满目只见枝杈横生、危险四伏，却看不到一点壮美之处，这就意味着你需要离开这个行业。“偶尔，你会碰到这样的学生。他在谈话间会流露出类似于‘我只要撑过去就好了’这样的想法，但我会说：‘不，不，不。总有一天，你会带着喜悦的心情回顾自己的学生生涯。’”如果你做出了正确的选择，如果你正处于自己应在的位置上，那么请欣然接受这一切，并沉醉其中吧。

这就是你的人生。

“这就是你的人生。”

最初

加耶夫斯基完成了医学博士/博士的连读项目后，下一步就是接受肿瘤免疫学的培训。虽然这并不需要他离开芝加哥，但另有一股强大力量促使加耶夫斯基搬离这座城市。他坠入了爱河。“我在血液肿瘤科研修的时候遇见了玛丽莎，她现在成了我的妻子。”加耶夫斯基说道。那时，她正在杰夫·布卢斯通的实验室（芝加哥大学；见第21章）做研究。“我们相遇了，之后她留下来攻读博士学位，而我则继续完成我的医学培训。”

玛丽莎来自布鲁塞尔。夫妻二人决定尝试着在那里定居。“我知道自己想研究癌症，也知道自己想去布鲁塞尔。”他咨询了导师弗兰克·菲齐，想问问他到国外可以共事的人选。菲齐提到了蒂埃里·布恩，他也是一位杰出的抗癌免疫学家。加耶夫斯基成功加入布恩的实验室，在比利时工作了两年。“在那里，我对肿瘤免疫学和肿瘤抗原有了真正的了解。”加耶夫斯基说，“布恩是肿瘤抗原分子鉴定技术的开创者。”

蒂埃里·布恩声名卓著，加耶夫斯基在他手下工作两年之后又回到了芝加哥，准备在癌症治疗领域大展拳脚。“那时万事俱备，抗原已经找到，接种疫苗的新策略也有了，”加耶夫斯基说，“我迫不及待地投入到工作当中。”

他最初的计划是向疫苗中添加佐剂（能提升疫苗功效的物质），即名为IL-12的细胞因子，以加强T细胞的活化。这个方法源自加耶夫斯基在布恩实验室的研究：他们从某位癌症患者身上提取T细胞，放在培养皿中培养；然后又从同一位癌症患者身上提取肿瘤细胞，放在另一个培养皿中培养。将取自同一患者的两种细胞放入同一个培养皿时，T细胞杀死了所有的肿瘤细胞。“两种细胞都来自同一位患者，而且这名患者体内的肿瘤长势很快。”加耶夫斯基却在实验室中观察到，取自那位患者的T细胞消灭了大量的肿瘤细胞。这就引发了一个至关重要的问题：为什么患者体内没有出现同样的效果？

这个阻滞可能是因为患者罹患癌症后，体内的T细胞无法获得所需的全部支持，因此需要添加IL-12。IL-12是由树突状细胞生成的细胞因子，能够将T细胞由非活性状态转化为备战状态。加耶夫斯基将已知的黑色素瘤抗原与IL-12混合后制成疫苗，并在黑色素瘤晚期患者身上测试了自己的想法。“我们发现可以在血液中诱导T细胞的反应，而且反应相当强烈。”这是个好消息，而坏消息是只有部分患者体内出现了肿瘤缩小的迹象。“测试结果将问题推向了更深层次：诱导T细胞应答失败后，下一步该怎么办？”

这个问题提得很及时，因为能够探索这个问题的技术恰好刚刚问世。一种被称为“微阵列”的芯片已经研制成功，它只有一张名片大小，却能显示某个细胞中哪些基因处于活性状态。激活后的基因可以告诉我们正在处理的细胞类型和功能。加耶夫斯基的微阵列分析显示，很多患者对肿瘤都存在先期的免疫应答，这些激活的基因表明T细胞活动的存在。“有些人已经出现免疫应答了，”加耶夫斯基解释道，“这个比例大约占患者的三分之一，而对疫苗产生临床反应的正是这三分之一的患者，他们体内的肿瘤允许T细胞进入。对于我们来说，这真是一大突破。”这一成果显示，免疫干预（如疫苗）会优先发生在已经产生免疫应答的患者身上。此外，当免疫应答的激活因子之间的沟通遭到中断时，在这类肿瘤微环境中，免疫疗法会遭遇最大阻力。

依据这些观察，加耶夫斯基提出了四个问题，它们也是他在过去十年中努力钻研的四条研究思路：

- 不论有效与否，免疫应答是如何在免疫系统没有感知到病原体存在的情况下产生的？（肿瘤并非病原体，而是“自身”的一部分。）
- 如果T细胞出现在肿瘤内部（肿瘤不是病原体），是什么把它们带进去的？
- 如果T细胞成功检测出肿瘤并顺利进入其内部，为何它们常常不起作用？
- 某些肿瘤是如何将所有T细胞都排除在外的？

通过解决第一个问题，加耶夫斯基接触到了STING。第一个问题其实可以换种说法：肿瘤的出现是如何激发人体免疫应答的？其中一个线索是，加耶夫斯基曾经在几位癌症患者身上发现I型干扰素信号传导（表明产生免疫应答），而那几位患者均曾对疫苗出现过临床反应。与适应性免疫应答不同，这种信号传导表明出现了先天性免疫应答。

从第7章的定义延伸开来，**先天性免疫应答**是由免疫系统中特定的组成部分触发的，这些组成部分能够根据普适性的模式来识别潜在威胁，即DAMP和PAMP（损伤相关分子模式和病原体相关分子模式）。PAMP和DAMP是身体遭到入侵的证据。先天免疫系统中，有很多受体分子，可以适应一个或多个分子模式，这些信号表明细胞出现了问题。例如，Toll样受体（TLR）就包括至少九个不同类型，每一种都能识别某个特定的PAMP或DAMP。除了TLR系统之外，我们还拥有STING——一种能够识别胞质DNA的受体，而DNA是不应当出现在细胞溶质中的。

哦，死神，你的利刺在何方？*

先天免疫系统用来识别传染病的检测机制已是众所周知。其中很多都被归为一类分子，被命名为 Toll样受体（TLR）。TLR能够感知细菌和病毒的组成部分，包括RNA和DNA。不同的TLR可以检测出不同的组成部分，并出现在不同的地方——如细胞区室或细胞表面。TLR一旦检测到入侵者，就会发出I型信号，并从身体各处调集抗原呈递细胞来查探情况，收集入侵者的相关信息，然后将要追踪和消灭的对象传达给T细胞。

加耶夫斯基运用丰富的知识和研究工具，针对所有能够感知入侵的已知物质，进一步创造出患有癌症的小鼠变种。“之后我们只需要为这些通路排列好所有的基因敲除小鼠，看看哪一只小鼠失去了T细胞对癌症的自发性反应就行了。”唯一一只失去反应的小鼠

* “利刺”与“干扰素基因刺激因子”在英文中同为 STING。——译注

在STING通路中存在缺陷。结果表明，STING能够检测出进入细胞质的异常DNA。（特此声明，STING并不是加耶夫斯基发现的，这一荣誉属于迈阿密大学的格伦·巴伯。加耶夫斯基只是将STING应用到了抗癌治疗中。）

“这不是TLR，可能只是个接头分子。”加耶夫斯基解释道。目前发现的可直接感知胞质DNA的物质名为cGAS（环鸟苷酸-腺苷酸合成酶）。一旦它感知到外源胞质DNA，例如当细胞遭到细菌或病毒的感染时，cGAS就会生成名为cGAMP的第二信使。cGAMP会启动STING，将信息传递给IRF3（干扰素调节转录因子3），从而命令细胞快速生成大量的I型干扰素。“我们发现，STING基因敲除的小鼠不再对肿瘤产生天然免疫应答。”

因此，STING是一种人体与生俱来的疗法。对加耶夫斯基而言，这又引发了下一个问题：“如果我们研制出一种推进STING通路的药物，是否能够强化免疫反应，或在不存在免疫应答的情况下，人为激发免疫应答呢？”这个问题吸引了生物科技行业的投资，特别是默克公司和一家名为阿杜罗（Aduro）的企业。“这两家公司之前都在研制用作疫苗佐剂的STING激动剂。”加耶夫斯基说道，“我向他们展示了数据，我们意识到STING激动剂有可能成为直接抗癌的药物。”通过与阿杜罗生物科技合作，数种STING激动剂已经开发完成，目前正在进行临床测试。“在动物模型实验中，它们呈现的抗肿瘤活性比我们以往见过的任何免疫疗法都要强烈。”

我向他们展示了数据，我们意识到STING激动剂有可能成为直接抗癌的药物。

案例报告

上述药物针对黑色素瘤患者的I期临床试验始于2016年5月，I期研究内容通常包括从低到高的剂量范围，从而判断对人体安全有效的适宜剂量。“现在还只是首剂的药量。”加耶夫斯基说。首剂药量是最低的，不过，从近期治疗的一位黑色素瘤晚期患者身上，他已经看到了令人欣喜的潜在药效。“伊匹木单抗和抗PD-1药物对她都不见效。这正是所需的患者群体，我们要试着在他们身上激发出新的免疫应答。”加耶夫斯基解释道，“我们检查她的肿瘤时，并未在其中发现任何T细胞，这才是最大的障碍。这些患者很难治疗，因为他们无法让自体免疫发挥作用，我们必须试着触发新的免疫反应。”

那位患者的腿部存在可触及的病灶。根据研究方案，加耶夫斯基将STING药物直接注射到肿瘤中。“她刚刚来电，说她发烧了，腿部的结节都泛红发热。”加耶夫斯基激动地说，“我让她拍张照片。毕竟这很难说……到下周二她来复诊的时候，症状可能已经消失了。现在我手机上有她发来的照片，注射过药物的病灶全都发红了，没注射过的病灶也都发红了。”这正是疫苗应该发挥的效果。你无法一一治疗癌症晚期患者体内的每一个肿瘤，因为它们太多、太小，也难以触及。发红意味着患者体内出现了炎性免疫反应。这个消息让人兴奋不已。

“现在下结论为时尚早，”加耶夫斯基坦然承认，“谁知道它会不会起作用呢？但重点在于我们思考问题的方式：自然界是如何建立起天然免疫反应的？我们并没有制造什么，而是尝试着总结自然之法的奥妙。这有点类似于亚洲的某种修行方法，就像是参禅。”

音乐人

科学暂时搁置一边，先让我们尽情摇摆。

选一把吉他：吉普森、芬达还是莱斯·保罗？

“我一直用莱斯·保罗，因为它用途广。那个吉他比较重，是实木材质，所以音质也更加浑厚。还有一个原因就是，我的那把莱斯·保罗很神奇，总能让我以完美的状态弹奏，还没有哪一把吉他让我感觉这么合拍和顺手呢。不过最近我也在看别的吉他。不久前，我从一位筹款人那里得到了一把附有亲笔签名的芬达子弹头电吉他，上面有斯汀（STING）的签名。”

正好与STING相呼应，这也太酷了！

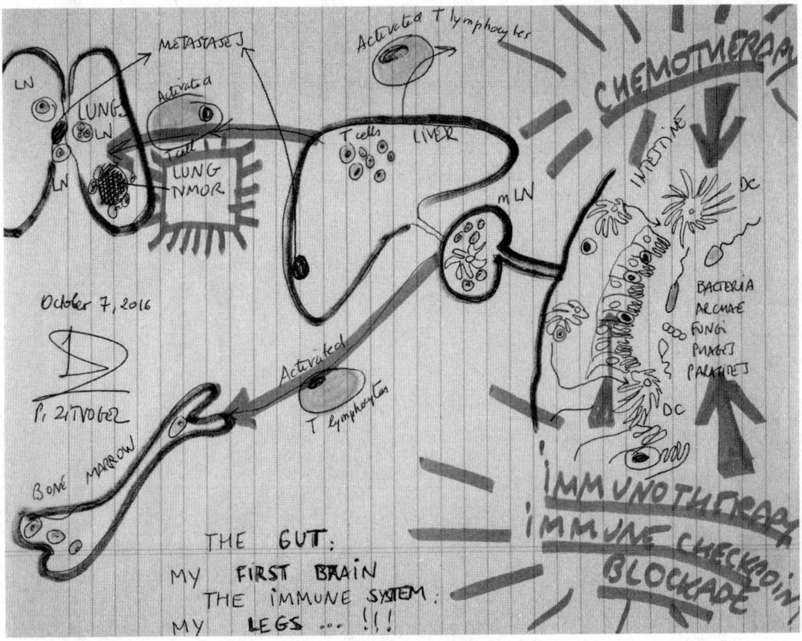

劳伦斯·齐特沃格尔

我的第一个大脑

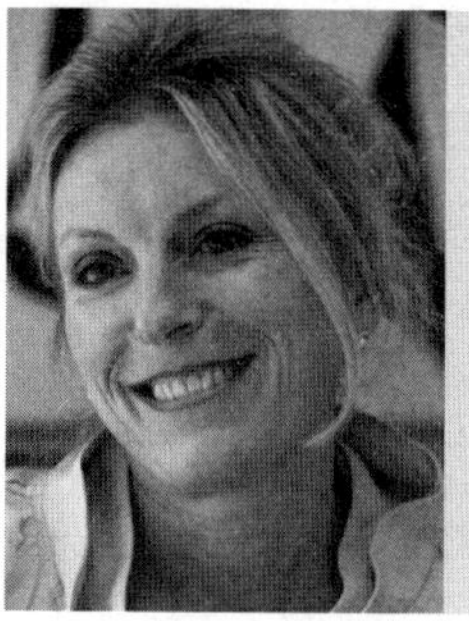

25. 劳伦斯・齐特沃格尔
(Laurence Zitvogel)

肿瘤免疫学和免疫疗法研究主任
古斯塔夫・鲁西癌症中心
维勒瑞夫，法国

微生物组

要是你的机器里有很多沙粒（des grains de sable dans les rouages），嗯，你就能成为杰出的科学家。

——劳伦斯・齐特沃格尔

注：如果因为劳伦斯这个名字拿不准齐特沃格尔的性别的话，劳伦斯・齐特沃格尔其实是一位女士。很多在本书撰写过程中接受采访的人都说，她还是一位"地道的法国人"。

劳伦斯・齐特沃格尔1963年出生于巴黎西郊的叙雷纳公社（小镇）。"那地方信仰共产主义的法国人很多。"齐特沃格尔回忆起那段时光，说当时深受法国共产党员欢迎的深蓝工装大衣随处可见。叙雷纳和附近的南泰尔曾经历过一段政治动荡的岁月，1968年学生暴动的种子就在这里萌芽。

齐特沃格尔的父母是手艺人和油画家。虽然家境一般，但家中充满了爱，生活美好。圈子里的其他人就没那么幸运了，有众多移民的南泰尔尤其如此。“我很幸运，能跟着父母去度假。”齐特沃格尔说，“但他们哪儿也去不了”，最不幸的一些人甚至无处可逃。“我有个朋友很有天赋。他在阿尔及利亚出生，兄弟被一个白人枪杀了。”

当时的政治环境和种族关系的确紧张，但也有教育意义，它塑造了人们的核心价值观。“那儿有两个族群，白人和阿尔及利亚人，这样的组合营造出躁动不安的社会氛围。”齐特沃格尔说，“这种环境其实很利于思考。我遇到了一些有勇气、想出人头地的人。”这无关公平，只看你肯不肯奋斗。“这个地方让人明白，命运不仅掌握在自己手中，还离不开先天条件——如果先天运气不足，人生可能会更艰难。”周遭环境有一天或许会像齐特沃格尔的际遇那样变得让人完全无法忍受，你得有胆识，得果敢行事。

从医：无须考虑

她从未犹豫过。“我很幸运，生来就有职业使命感。我六七岁的时候就想当医生了。”家里之前从来没有过医生——父母是手艺人，叔伯是生意人，祖母是鞋匠。“家里没人从医，也没出过生物学家。”至于为何要从医，齐特沃格尔自己也说不上来。“我也说不上来，就是想自己一个人，能独立自主，能拯救生命。我下定了决心，不想待在（叙雷纳）那里，庸庸碌碌的一生是我完全无法想象的。我不能只为自己活着，只顾自己过活、享乐。我一想到要过这种日子就很不喜欢。我这辈子踏出的每一步都是为了同一个目标，那就是让医学更发达。要让医学更发达，就得让科学更发达，因为我们仍然不了解我们正在做什么。”

她前往巴黎学医，很快就沉迷于免疫反应现象。“防止传染病的疫苗让我着迷，所以我很早就想过防癌疫苗的可能性。”那会儿她还没有开始接受正式培训。“我想研发转化细胞疫苗。我觉得自己可能是在哪本书里读到过这个想法。（很可能是史蒂夫·罗森伯格的《转化细胞》一书。）我上完第一节免疫学的课后就入迷了，这节课叫作：抗体、B细胞和T细胞。”

她对免疫学着迷的原因中可能也有点爱国的成分。刚开始学医时，1980年的诺贝尔生理学或医学奖颁给了三个人：巴鲁赫·贝纳塞拉夫（出生于委内瑞拉）、乔治·斯内尔（美国人）和让·多塞（法国人）。三人因“发现调节免疫反应并由基因控制的细胞表面结构”而获奖。也就是说，他们获奖的原因是找出了负责告诉T细胞要消灭什么对象的物质，这是了解免疫系统运作机制的关键性突破。

投身肿瘤免疫学

齐特沃格尔选择的第一个专业需要在内科轮值，这份经历也让她对免疫学更加入迷。“这段经历很关键，因为我们认识到红斑狼疮的难缠。”这是一种可致命的免疫疾病。此外，她还得到了其他自体免疫疾病的相关经验。

之后是癌症专科的轮值：血液学里，淋巴瘤和白血病都是因B细胞和T细胞出问题而引起的免疫系统癌症。“我对血液学有所了解后，就发现这是我深入免疫学所需要的东西。”齐特沃格尔说。她当时好奇心高涨，满怀殷切希望，下定决心要做出一番成就，但到了临床，热情很快就被泼了冷水。

齐特沃格尔一接触癌症患者的治疗方案，就觉得这简直是在侮辱人。“那些肿瘤专家只管给患者用愚蠢的药物和化疗手段，这都是毒药，他们根本不了解其中的运作原理。”对齐特沃格尔来说，这几乎称不上科学。“你看，他们做的是药理学，只会测量一下这个或那个抗癌前体药物的次级代谢产物水平。”这么做很荒唐，而且药物的副作用也十分可怕。“患者饱受苦楚，我无法忍受这种无知和愚蠢的心态。”在两个治疗方案之间做选择时，毫无科学根据，还不如直接把药名写在骰子上，掷骰决定。“这就是我当时发现的情况。肿瘤学教育让人痛苦极了，我都要气炸了。”

> 肿瘤学教育让人痛苦极了，我都要气炸了。

到80年代中期，史蒂夫·罗森伯格在美国国立癌症研究所的科研活动引起轰动，刺激免疫系统的白细胞介素2（IL–2）成为业界的灵丹妙药。“我听说了史蒂夫·罗森伯格和IL–2，还有肿瘤浸润淋巴细胞以及通过重振免疫系统来抗癌。我说：‘啊！这是个好主意，真有远见，一定能成。’”但是肿瘤免疫学当时还没有真正成为一个学科，有关科学尚在萌芽阶段，已知的情况非常有限，却已经复杂无比。

即便如此，齐特沃格尔也认同罗森伯格的理念。“我决定暂停学医，深入了解肿瘤免疫学。我告诉自己，如果要花一辈子的时间去学这个，那就学一辈子吧。下这个决心的那一年，我25岁。”齐特沃格尔去了法国国家健康与医学研究院（INSERM），在IL–2和LAK细胞（淋巴因子激活杀伤细胞）的研究先锋沃尔夫·赫曼弗里德曼手下接受培训，但这段关系只维持了一年。“我们的关系不是很好。我有自己的想法，有时会不同意他的建议，这很难办。”

鉴于与导师意见不合，项目也做得不好，齐特沃格尔决定向肿瘤免疫学的源头再进一步，也就是离罗森伯格更近。为此，她找到了匹兹堡大学的迈克·洛茨。按照她的说法，迈克·洛茨是罗森伯格实验室的延伸，是从国立卫生研究院里那个特别的地方走出来的人才之一。“迈克非常友善、热情，主意也多。”齐特沃格尔说，“他什么都想做，这一点跟我不谋而合，因为我希望借此拓宽自己的知识面，对武装免疫系统抗癌的所有潜在方案持开放态度。”他们尝试的方向包括细胞因子IL–4和白血病、用树突状细胞治疗的思路、逆转录病毒载体的基因疗法、IL–12、B7.1信号等，你能想到的，他们都尝试过了。潜在的方案似乎无穷无尽，他们全速向前推进。

可惜的是，有人对此感到不满。他们反对的不是研究方法，而是洛茨的导师罗森伯格博士提出的基本理念，彼时，罗森伯格正在探索世间一切与免疫学相关的事物。大家一致认同罗森伯格的工作是最前沿的，但如果前沿科学的研究者要把新的理念尽快（可能是过快）引入临床，就会被称为“牛仔”——鲁莽的代名词。

齐特沃格尔却不这么看。“史蒂夫是个外科医生，我想他应该跟我一样，最不愿看到患者死去。”因此，即使希望渺茫，你仍会竭尽所能去尝试，失败了再尝试。这种沮丧有如漫漫长夜，却能鞭策你一往直前。“如果有一个患者人还年轻，或是还有家庭，或是生活因患病变得支离破碎，你作为掌握专业知识的人却没有任何办法帮他。”齐特沃格尔说，“你就站在那儿，穿着白大褂，看着患者躺在病床上，赤身裸体，饱受病痛折磨，渐渐死去。”

毫无疑问，癌症免疫学还有大量的知识有待发掘，才能最终达到安全和广泛有效的目标。但在这个目标实现之前还是得做点儿什么。你得戴上牛仔帽，翻身上马，全力以赴。

继续前进，接近目标，发现问题

“树突状细胞（见第10章：斯坦曼）是我的第二选择”，这也跟齐特沃格尔对疫苗的兴趣有直接联系。这项工作始于与迈克·洛茨的合作，持续了五年，成果丰硕。回到法国后，齐特沃格尔与自己新的科学和生活伴侣圭多·克勒默一起继续研究。当时是20世纪90年代中期，克勒默已是享誉法国的研究员。“我在那时遇到了圭多，他是细胞凋亡和细胞凋亡机制领域的权威。”

细胞凋亡即程序性细胞死亡过程。总的来说，其原理与秋天叶落一样。冬季来临之际，树木不再需要叶子，于是就启动叶落的基因程序；该程序也用于去除病叶或受损的叶子——树木有意地令树叶死亡并脱落。在动物界，类似的过程称为细胞凋亡。出于某种原因，身体认定细胞应该死亡，并下达指令，细胞便会死去，但这不是立即完成的。细胞并非瞬间瓦解，而是井然有序地分解。这种有序的凋亡也能通过某些化疗药物引发，方法是使细胞具有免疫原性，即让免疫系统筛检出细胞分解的副产物。这正是我们追求的癌症细胞死亡方式：让它们经历免疫原性凋亡。

细胞的死亡方式对于树突状细胞有效展示癌症抗原至关重要，因此克勒默的研究自然成为齐特沃格尔之前在洛茨那里研究工作的延续。研究目的是要揭示特定细胞死亡方式（即免疫原性细胞死亡）与树突状细胞有效处理细胞尸体流程之间的关联，树突状细胞将分子信息转化成指示杀手T细胞的追杀令。

这项工作持续了十二年，此间涌现出多个新发现。“我们发现，不同的化疗能介导不同性质的细胞死亡，”齐特沃格尔回忆道，“发现了免疫原性细胞死亡的概念，以及这一概念的分子和代谢信号基础。”这些发现为业内带来了变革，这对科学成就斐然的夫妇也因此名声大噪。

但是，来之不易的声誉却成了累赘。“我在欧洲申请研究补助，竞争十分激烈。”齐特沃格尔解释道。她十分需要这笔经费进行研究，却没能拿到。“别人指责我的研究不够独立，因为过去十二年我都和丈夫圭多一同工作，即使我的其他研究都独立完成也无济于事。”事实上，其他研究也对这个领域至关重要：树突状细胞、自然杀伤细胞以及当前炙手可热的研究课题——外来体。

外来体是一种囊泡——从健康细胞和癌细胞表面定期萌生的细胞物质小包。这些小包——其实更像是小泡——形成自细胞外膜，含有来自细胞内部的物质，如代谢物、信号分子、RNA、DNA和细胞碎片。这些外来体在包装好后会释放到血液中，并循环一段时间。大量研究瞄准了这些小泡内的物质所代表的信息，因为它们是潜在的细胞（尤其是癌细胞）信息宝库，或许可用于制造疫苗。

“我的补助申请连续两次被拒，理由是我的研究不够独立。”齐特沃格尔觉得跟自己的性别也有关。“如果你是一名女性，又聪明，那么肯定要依赖男性”，事情就是这样，至少世人通常这么认为。“但实际情况其实相反。通常是男性依赖于某位身在幕后却举足轻重的女性。”补助金的审查人员驳回了齐特沃格尔的申请，因为他们看不见她。这让她出离愤怒。

“我跟圭多谈到此事，说，‘你看，这简直令人难以置信。这就是我们的社会，太疯狂了。我现在完全成了我们的关系和成就的受害者，必须完全独立出去，制定自己的课题。我要从零开始做起，和我有关的任何事情，你都不要碰。’”齐特沃格尔最出名的研究成果由此开始——微生物组及其对癌症的影响。“我要让全世界看到，我不仅独立自主，还能从零开始，做出前所未有的成绩。我已向人们揭示了肠道微生物群对抗癌疗法反应的重要性。”

> 我要让全世界看到，我不仅独立自主，还能从零开始，做出前所未有的成绩。

这个发现举足轻重。

> **微生物组**是特定环境内的多样化微生物社群。这个环境可以是大肠，也可以是一棵树的根系。研究微生物组的目的在于了解微生物社群的成员之间及与总体环境的相互作用。

细菌论

齐特沃格尔一直在观察化疗对免疫系统的影响，后来又着重研究环磷酰胺这种药。这种药面世已久，也是多个癌症治疗方案的核心药物。齐特沃格尔认为：“很多化疗药物都会消失，唯一会留存下来的药物就是环磷酰胺，因为它的疗效太广泛了。”但是，人们对此药的具体机制知之甚少，齐特沃格尔便是要找出此药对免疫系统的具体影响。

她的研究团队首先注意到，该药会令免疫系统释放出一种名为Th17的T细胞。“当时人们对这种细胞几乎一无所知，但早期描述Th17细胞的论文称这是跟自体免疫疾病有关的促炎细胞。”人们还知道Th17细胞与肠道有关。“于是我就问，为什么服用环磷酰胺时有Th17细胞（在肠道外）循环？”

下一个线索来自诊疗经历。“我的专业背景是肿瘤专科医学博士，给患者看了三十年的病”，经常开立环磷酰胺的处方。“我们在看诊时会问：‘情况怎么样？’他们会说：‘唉，我的肚子这样，我的肠胃那样……’总是提到肠胃、肠胃、肠胃：呕吐、腹泻、厌食、食欲不振、肠道功能紊乱。我这才明白，原来我们开的任何药物都会影响到肠胃。”Th17细胞就是这样被激活的。下一个关键问题是，这些药物在肠道微生物组层面的作用与免疫系统的临床结果之间是否存在联系。

包括圭多·克勒默在内的一些人觉得这是一个很傻的问题。“他说这简直太疯狂了，真是phantasmagoire（法语：白日做梦）。”但齐特沃格尔毫不气馁，并继续研究。“第一个实验是给小鼠服用抗生素，看看化疗药物是否还有效。”另一个实验方案是用无菌小鼠做同一实验。这两个方案的结果都清楚地表明：环磷酰胺停止起作用。“我们花了一段时间才搞清楚原因，这是发现细菌重要性的第一步。”细菌在辅助化疗药物。

一道关卡

上述实验证明了其中的原理。下一步就是研究观察结果的适用范围。“我们认定肠道微生物组对环磷酰胺有巨大作用后，立刻转而研究伊匹木单抗。”伊匹木单抗最常见的副作用是结肠炎，一种严重甚至致命的肠道疾病，除此之外还有皮疹。伊匹木单抗和微生物组的关联显而易见。“想想出现副作用的地方——比如结肠炎发生的肠道内——这是一个住满微生物的入口，”齐特沃格尔解释道，“皮疹表明皮肤微生物群受到影响，肝脏里转氨酶也有所升高（一种肝功能炎症迹象），显然，肠道把肝脏榨干了……你会发现这一切都必须靠微生物组才说得通。”

齐特沃格尔也用伊匹木单抗做了与环磷酰胺相似的小鼠实验，结果相同：没了微生物，伊匹木单抗毫无用处。另一个研究小组（Silvan et al., *Science* 350: 1084［2015］）采用抗PD-1疗法进行实验，结果也相同：没有微生物，就没有疗效。

为何会如此？"这里有几个机制。"齐特沃格尔提出，"首先，有一个很有名的概念，叫'肠漏'"，意思是在特定条件下，比如化疗时，肠道渗透性变得更高，微生物得以渗入血液中。"另一个机制可能是微生物和肿瘤抗原之间的分子模拟。"

要了解最后这一点，就要知道，体内的肠道生物与我们已经共存了许久，饱经训练的T细胞对它们早已习惯。此外，因为人体与细菌的共同演进，微生物成分在分子层面常与人类成分相似。虽然这种机制的很多细节还鲜为人知，但微生物可能是教会免疫系统识别癌症等疾病的必要组成部分。

细菌药

齐特沃格尔或许热爱科学，但她的最终目标还是临床转化：治病救人。下一步显然是找出让免疫疗法奏效的微生物。为此，研究人员需要先建立微生物基线，即通常存在于健康肠道内的正常微生物群，然后将基线与对免疫疗法反应欠佳的人体内的微生物群做对比。齐特沃格尔利用巴斯德研究院提供的微生物资源，发现用伊匹木单抗治疗失败的小鼠体内缺乏一种名为脆弱拟杆菌的微生物。她通过灌胃把脆弱拟杆菌重新注入缺乏微生物的小鼠体内，或通过注射脆弱拟杆菌碎片让小鼠免疫，或用脆弱拟杆菌靶向的T细胞进行过继转移，伊匹木单抗的活动就恢复了。齐特沃格尔由此证明了细菌也可以入药。

微生物疗法也确有先例。大量临床研究正在证实，粪便移植对罹患顽固性艰难梭菌感染的患者有效。这是一种慢性衰弱性疾病，多由长期住院和滥用抗生素引起。这些来自健康捐献者（经常是患者配偶的粪便——大家自行解读）的“大便移植物”可纠正生态失调，调整体内微生物群落失衡。在这类病例中，艰难梭菌的过度生长和相关致病作用能通过粪便移植予以纠正。齐特沃格尔在考虑如何为癌症患者治疗生态失调时，这种移植便是方案之一。“可以用捐献者‘金黄色的大便’来做粪便微生物移植，这是完全有可能的。”

另一种做法是找出体内缺乏的微生物，然后让患者服用含有这种微生物的药片。进一步说来，只需让患者服用这种微生物负责提供的分子即可，因为影响免疫系统的可能并非整个微生物，而是微生物的某个组成部分或副产物。第三种更宽泛的做法是使用益生菌。目前，齐特沃格尔正致力于使用个别微生物和微生物副产物的疗法，并正在组建一家公司来支持这些想法的验证和临床开发。

科学、艺术与生活

齐特沃格尔认为：“你要是有很多，嗯，des grains de sable dans les rouages，你就能成为杰出的科学家。”这句法语大意为“要是你的机器里有很多沙粒”。你必须要有一个挥之不去的念头，一个难题、一个心结、一种磨人的未知情况，让你在挥之不去的同时也拒绝放弃。“你得能够在洗澡、开车或者做任何事情的时候，只想着实验和数据，还有新的数据，以及新数据如何与之前的假设相符或相悖。”要如痴如狂，完全沉浸其中。

但齐特沃格尔告诫我们不要成为机器人。“我喜爱绘画，虽然承认自己没有天分，但这是我喜欢做的事情。我也喜欢吹吹萨克斯管，弹弹钢琴，年轻时还跳舞，跳过芭蕾。所以，是呀，我也爱上了其他这些东西。我觉得自己是个艺术家，科学也具有艺术性。要先创造，然后逃走。逃离生活的轨道，或是生活中的不幸。”这是一种刻意的行为、一种知情的抉择、一种策略性的逃避，躲进孕育出创造力种子的花园，“逃到一个可以做梦的地方”。

一切始于梦想。

结　语

本书中的所有内容都已过时，除人物外，大部分技术已不新鲜。本书的写作用了近两年时间，但哪怕只用几周时间，其中的内容依然会成为旧闻，因为癌症免疫疗法领域实在是日新月异。每月都有上百篇新的肿瘤免疫学论文发表，每天都有上千个新的实验开展，隔周就有头条新闻见诸报端。

这是一场新知识的旋风，连科学家自己都难以跟上（不过看他们为此参加彼此的讲座还是十分有趣）。

在商业层面，肿瘤免疫学生物科技公司在药品审批与上市的过程中，或欣欣向荣，或销声匿迹；投资者或加倍下注，或撤资离场，所涉及金额动辄数亿美元。到本书印刷之时，CAR结构之一（见第四部分）极有可能已经获得美国食品药品监督管理局史无前例的批准，借用一位科学家的话，这将是首例“活体药物”。

与此相对，如果本书介绍的某项技术被推翻，相关公司因此解散，也无须大惊小怪。这是高风险的行业、高风险的科学，失败也在所难免。

然而，免疫疗法不会消失。无论是本书介绍的还是对此领域有所了解的每一位科学家都会告诉你，免疫疗法是史无前例的。诚然，此前号称能创造奇迹的疗法或多或少都失败了，然而这种发现和利用免疫系统的方法是经得起考验的，它的意义在于平衡与生俱来的自然力量。放化疗是对出现故障的人体生理施以暴政，而免疫疗法则是恢复或增强之前的秩序。

毋庸置疑，这种方式符合科学原理，同时得到了数据支撑。

从今以后，当医生第一次告诉患者癌症的诊断时，免疫疗法也将出现在他们的对话中。这不是未来的畅想，而是当下的现实。

如果需要进一步了解当前进展，请访问专门网站：http://acurewithin.org。

在接下来（至少）一年中，网站将对书中介绍的科学内容进行更新，分享新的科研人员故事，其中将包括本书未能收录的杰出学者和冉冉升起的一代新星。只要读者对此感兴趣，这项工作将持续下去。

因此，本书只是测试版本，还需要更新、补充，并收录更多故事。

项目将继续进行，因为治愈癌症是人类共同的愿景。

术语表

活化诱导胞嘧啶脱氨酶（AICDA）：一种酶，可以催化核苷酸碱基胞嘧啶脱除氨基，转化为碱尿嘧啶。

适应性免疫应答：免疫系统的一部分，在遇到病原体时做出特定应答，与随时待命、应对一般性威胁的固有免疫应答相对。

异基因：来自同一物种、基因不同的个体的细胞或组织。

旁路途径：三种补体途径之一，在病原体或外来物质存在的情况下通过水解C3激活。激活时不需要形成抗原抗体复合物。

氨基酸：蛋白质的基本单位，由氨基（$-NH_2-$）、羧基（$-COOH-$）和功能基（R）构成。氨基酸之间形成肽键，从而构成蛋白质。

肌萎缩性侧索硬化症：一种影响大脑与脊髓运动神经细胞的疾病，会使患者逐渐丧失肌肉功能。

抗体：一种Y形蛋白质，由B细胞分泌，用于对抗特定抗原。这些蛋白质能够中和病原体产生的有害物质。

抗原：任何能够使免疫系统产生抗体的外来或内部蛋白质。

抗原呈递细胞（APC）：一种免疫细胞，能够摄入病原体，并将抗原表达于细胞表面，抗原在呈递时与MHC II类分子结合。

阿瑟氏反应：在皮内注射抗原时产生的过敏反应，会在注射位置引起发炎、水肿现象。

自分泌：一种细胞信号，细胞产生激素或化学物质，与同一细胞的受体结合，从而在细胞内造成某种效果。

自体免疫：免疫系统将自体抗原当作外来物，从而引发免疫反应的情况。

自体移植：从人体内分离出细胞或组织，经过处理后再重新放回体内。

B细胞：骨髓中产生的一种淋巴细胞，能够产生抗体。

生物标记：体内某种可以测量并用来判断体内分子过程的物质。

CD4：表达于辅助性T细胞上的表面标记，通过与细胞上的MHC II类分子结合，是T细胞受体的共受体。

CD8：表达于细胞毒性T细胞上的表面标记，通过与细胞上的MHC I类分子结合，是T细胞受体的共受体。

CD19：表达于B细胞上的表面标记，是B细胞抗原受体的共受体，可以在B细胞抗原受体与抗原结合后削弱信号。

CD28：表达于T细胞上的表面标记，用于T细胞激活。除了T细胞受体与靶细胞上的MHC II类分子结合外，CD28也需要与同一靶细胞上的B7配体结合，才能激活T细胞。

癌症免疫编辑：免疫系统对抗并影响肿瘤生长的过程。这一过程包含三个阶段：一是消灭阶段，免疫系统会消灭绝大多数癌细胞；二是平衡阶段，剩余的肿瘤细胞与免疫系统共存；三是逃脱阶段，肿瘤细胞会在免疫系统的帮助下形成肿瘤。

cDNA库：互补DNA（cDNA）片段库，代表某种生物所表达的基因组。cDNA片段被嵌入载体并克隆，从而组成cDNA库。

趋化因子：一种信使蛋白质，属于信号分子中的细胞因子家族，可以使周围细胞向靶点迁移。

嵌合抗原受体：通过病毒载体进行改造，对目标抗原产生特异性的T细胞受体。由不同动物物种的蛋白质片段组成。

克隆：进行复制。

互补：将一条链上的核苷酸碱基与另一条上的核苷酸碱基进行匹配：腺嘌呤（A）与胸腺嘧啶（T，在DNA中）或尿嘧啶（U，在RNA中）相互配对，胞嘧啶（C）与鸟嘌呤（G）相互配对。如果一条链上的序列是-AGCTGCTTAC-，那么其互补链的序列则为-TCGACGAATG-。

CRISPR-Cas9：一种基因编辑技术，让研究人员能够操控靶基因。

交叉呈递：抗原呈递细胞通过MHC I类分子向CD8+细胞毒性T细胞呈递抗原。

交叉激活：CD8+细胞毒性T细胞受抗原呈递细胞激活，是交叉呈递的结果。

CTLA-4：CD28的抑制性同源分子，这种分子与B7配体的结合更紧密，抑制T细胞的激活。

环孢素：由真菌产生的一种抗菌化合物，对免疫系统有抑制作用。

细胞因子：具有保守结构的信号分子家族，参与免疫细胞信号传递。

细胞质：细胞内不成核的部分，内含蛋白质、葡萄糖等营养物质以及细胞器。

细胞毒性T细胞：CD8+（即表达CD8的）T细胞亚群，激活后可消灭受损或感染细胞。

查尔斯·达尔文：英国科学家，提出了解释物种变化的自然选择理论。

树突状细胞：一种免疫细胞，能吞噬病原体和死细胞，也具有抗原呈递细胞的作用。

脱氧核糖核酸（DNA）：脱氧核糖核酸是遗传信息代码，决定了基因表达及细胞的所有特征。每条DNA链由多个单元（核苷酸）组成，每个单元由一分子糖（脱氧核糖）、一分子磷酸和四种碱基之一（腺嘌呤、鸟嘌呤、胞嘧啶和胸腺嘧啶）组成。

表达序列标签：cDNA克隆的序列片段。

抗原结合区（Fab）：Y形抗体上段的可变部分，能够与特定抗原结合。

Fc受体：表达于一些细胞表面的受体，能够与Y形抗体下半部分（即Fc可结晶区）结合。

基因：一组特定的DNA编码，决定特定蛋白质的表达。要实现基因表达，DNA信息要转录为RNA，RNA作为信使对基因编码进行翻译，从而形成蛋白质。

移植物抗宿主病（GvHD）：一种医疗并发症，当组织从基因不同的个体移植到宿主体内时，供体组织移植物内的免疫细胞将宿主细胞看作异物，并对其发动攻击。

粒细胞–巨噬细胞集落刺激因子（GM-CSF）：免疫细胞分泌的一种细胞因子，能够促进巨噬细胞和粒性白细胞的增殖和成熟。

海拉细胞：从一位名叫海莉耶塔·拉克斯的女性体内提取的宫颈癌永生细胞系，多年来用于人类细胞生物学和癌症生物学的研究。

造血干细胞：骨髓中存在的少量干细胞，能够形成所有免疫细胞和红细胞。

人源化抗体：从动物体内提取的一种抗体，这种抗体经过处理，拥有人类抗体片段，可以在注射进人体后降低免疫排斥反应。

杂交瘤：形成单克隆抗体的一项技术。将针对特定抗原产生特定抗体的B细胞与骨髓瘤细胞融合，形成能够无限产生抗体的癌性B细胞。

永生化细胞：指由于变异可无限生长和增殖的细胞。

免疫监视：免疫系统进行的监视程序，用于监控异常细胞。

免疫球蛋白：抗体的另一个名字。

离体：在生物体外进行的程序（如试管或培养皿内）。

诱导性多能干细胞（iPSC）：一种分化细胞，可以在特定基因过量表达的情况下，回到多能性状态。

炎症反应：免疫系统在面对病原体或外来入侵物时产生的反应，旨在消灭入侵物。

固有免疫应答：免疫系统的一部分，随时待命，可以应对一般性威胁，与针对特定威胁的适应性免疫应答相对。

干扰素γ：在出现病原体或病毒等攻击时，由细胞分泌的一种损伤信号细胞分子。这种细胞因子向免疫细胞发出信号，引发免疫反应。

白细胞介素-2（IL-2）：由辅助性T细胞分泌的一种细胞因子，是T细胞增殖、激活和成熟所必需的。

胰岛细胞：存在于胰腺中胰岛内的细胞。这种细胞产生的激素能调节葡萄糖代谢和生长。

激酶：一种酶，能将磷酸基团从三磷酸腺苷转移到另一个分子上。

敲除：替换或破坏有机体内的某个基因，使其不再活跃。

让·巴蒂斯特·拉马克：法国生物学家，他强调无脊椎动物的重要性，提出基因特征的可遗传性，从而对生物学领域进行了扩展。

白细胞分离：将白细胞从血样中分离的程序。

（噬菌体）库：用噬菌体（使细菌感染的病毒）筛选形成的蛋白质库。将一种目的基因嵌入病毒，使该基因编码的蛋白质在病毒表面展示，被展示的蛋白质可用于检测该蛋白质与其他基因或蛋白质的反应。

配体：能与受体结合，开启胞内活动的一种信号分子。

红斑狼疮：一种自体免疫疾病，体内的免疫细胞开始攻击自体的皮肤、关节等细胞，典型症状之一是患者面部出现蝴蝶状皮疹。

淋巴细胞：白细胞的一种，源于一般性淋巴系祖细胞，包括B细胞、T细胞和自然杀伤细胞。B细胞和T细胞参与适应性免疫应答，而自然杀伤细胞是固有免疫反应的一部分。

淋巴因子激活杀伤（LAK）细胞：一种自然杀伤细胞，在IL-2细胞因子诱导下锁定并消灭肿瘤细胞。

巨噬细胞：白细胞的一种。一般性髓系祖细胞产生单核细胞，在血液中循环，单核细胞在组织内留存并成熟，形成巨噬细胞。这种细胞属于抗原呈递细胞。

主要组织相容性复合体（MHC）：一组参与向T细胞呈递抗原的蛋白质复合体。这种蛋白质复合体因人而异，决定了供体的组织与受体是否相容。

肥大细胞：白细胞的一种，源于一般性髓系祖细胞。这种细胞内有能分泌组胺的颗粒，在过敏反应中发挥作用。

米西尔逊–斯塔尔实验：由马修·米西尔逊和富兰克林·斯塔尔进行的实验，表明DNA复制具有半保留性。也就是说，在DNA复制后，每一条新的双链DNA都由一条原来的单链、一条新合成的单链组成。

转移：肿瘤细胞在人体内转移，在其他位置形成继发性肿瘤的过程。

微生物组：一个环境中微生物的遗传物质总和。

单克隆抗体：针对某一特定抗原表位的抗体。

突变体：天然物种（野生型）变异的表型。

自然杀伤（NK）细胞：白细胞的一种，源于一般性淋巴系祖细胞。它能直接与病原、肿瘤细胞和病毒感染细胞结合，对其进行消灭。

中和抗体：能够与蛋白质结合，并抑制该蛋白质与受体结合的抗体。

中性粒细胞：白细胞的一种，源于一般性髓系祖细胞。它是首先对创伤做出反应的免疫细胞，且能动员其他免疫细胞前往伤口，是体内最常见的白细胞。

NF-κB：参与细胞因子产生和细胞存活的一种转录因子。

致癌基因：一种基因，在体内过量表达或变异时，有形成肿瘤的高度风险。

旁分泌：一种细胞信号形式，细胞产生化学信号，通过与邻近细胞受体结合，对其产生作用。

吞噬作用：指细胞吞噬/吞食病原体或异常细胞，在细胞内部将其分解，使其失活的过程。

药物动力学：药理学的一个分支，用于研究生物体对用药的反应。

磷酸化作用：将磷酸基团添加进分子（通常为蛋白质）的过程。

移液管：一种实验工具，用于精确提取0.1—1000微升的液体。

血浆：血液中的液体成分，细胞悬浮其中，占人体总血量的

55%，能够溶解氧、葡萄糖和蛋白质等物质。

蛋白质：由氨基酸互相连接形成的一种结构复杂的高分子，是基因指令的最终产物。

受体：细胞表面或细胞核内的一种蛋白质，通过与配体结合，引发细胞内的信号活动。

（DNA、蛋白质）重组：非自然发生，通常指在体外经过基因工程处理的分子。

实体瘤疗效评价（RECIST）标准：衡量肿瘤在治疗期间发展状况的一组标准。

逆转录病毒：以RNA作为遗传物质的病毒，内含逆转录酶，可以通过RNA合成cDNA单链，cDNA单链通过受感染细胞变为双链，之后病毒基因表达便可以通过正常细胞机制进行。

核糖核酸（RNA）：RNA由核苷酸连接而成，核苷酸由一分子糖（核糖）、一分子磷酸和四种碱基之一（腺嘌呤、鸟嘌呤、胞嘧啶和尿嘧啶，尿嘧啶对应DNA中的胸腺嘧啶）组成。为进行基因表达，细胞核内的DNA信息转录为互补的RNA序列，RNA将编码传递至细胞质，在这里指示细胞合成蛋白质。

（DNA、氨基酸）序列：DNA或蛋白质构成要素（核苷酸碱基或氨基酸）的特定排列顺序。

干细胞：一种可以自我复制并分化成其他细胞类型的未分化细胞。

消减杂交：可识别并描述体内不同组织、处于不同生长阶段或药物治疗前后的细胞核酸序列区别的一种技术。

T细胞：淋巴细胞的一种。

辅助性T细胞：CD4+（即表达CD4）T细胞亚群，对于激活细胞毒性T细胞具有必要性。

T细胞受体（TCR）： T细胞上用于T细胞激活的一种受体。T细胞上的TCR与其他细胞上的MHC I类或II类分子绑定，启动T细胞内的信号活动。

Th17细胞： 辅助性T细胞的一个亚型，能够产生IL-17细胞因子。这种细胞参与适应性免疫应答。

胸腺选择： 发生在胸腺的一种选择过程，旨在消灭以自体细胞为标靶的T细胞。

Toll样受体（TLR）： 免疫细胞上的一种蛋白质，能够识别病原体分泌的保守结构分子。TLR对于激活固有免疫应答至关重要。

转录因子： 细胞核内的一种蛋白质，能够促进或抑制靶蛋白质的转录活动。

（临床）转译： 将实验室中的程序或技术应用到临床。

肿瘤微环境： 肿瘤周围的细胞环境，由多种细胞类型、基质、免疫细胞和血管组成。

肿瘤浸润淋巴细胞（TIL）： 从血液循环进入肿瘤组织的T细胞。

1型糖尿病： 一种代谢性疾病，造成人体无法产生足够的胰岛素来调节体内的葡萄糖水平。

I型干扰素： 白细胞在面对病毒感染时分泌的蛋白质。这种蛋白质可以强化自然杀伤细胞和巨噬细胞的激活，进而消灭感染细胞。

（病毒）载体： 病毒的DNA基础，可以作为运载工具，在移除有害的病毒部分后，将外来的遗传物质转移到细胞内。

V（D）J重组： 可变段（V）基因、多样段（D）基因和连接段（J）基因可以自由组合（即重组），形成不同的抗原受体。这一重组过程让B细胞和T细胞能够识别并对抗数量接近无限的抗原。

作者致谢

借用最近的政治风潮：本书不属于我个人。假如可以这样说的话，这是一本“我们的书”。

首先，我想感谢本书的直接参与者，这些科学家和医生穷尽一生，努力揭示与生命息息相关、千变万化的分子间的相互作用，利用这些发现去减轻人类的病痛。

多年钻研学习的耐心，日复一日工作的努力，在实验室度过周末和假期的寂寞，天才的灵感，坚定的意志，面对死亡、紧迫和未知的韧性，这些品质构成了他们的简历。

尽管心之所向，我却没有这样的品质。我想对他们中的每一位说：我向你们致敬。

话虽如此，我也要为自己辩护一下。很多实至名归的学者没有纳入书中，我要对他们脱帽致歉。我在书中已经阐明，一个人的视野毕竟有限，世上没有什么发现是凭一己之力实现的。科学是连续，是积累，是交响乐，即使某位独奏者成为焦点，他们也会很快回到团队的座位上。在此，我想对交响乐团的其他人说：我听到你们的声音，看到你们的演出，没有你们，就没有音乐。

此外还有无数默默无闻的人：患者。没有自愿参与临床试验的患者，就没有数据，没有突破，没有治愈的方法。如果没有那些自告奋勇接受人体试验的勇者，我们恐怕至今还在用水银粉治疗梅毒。

回到本书的直接贡献者，我想感谢纽约西奈山医院的约书亚·布罗迪，他为本书的科学性提供了保证。约书亚，我欠你一份人情。

其他以不同方式为本书做出重要贡献的人包括：加布·多尔斯腾、麦克斯·舒利卡、布里塔尼·科雷亚、科特尼·鲍威尔、玛丽亚·亚历山大、曼唐·劳厄、史蒂芬·雷戈、帕特里克·里弗斯、梅丽尔·霍顿、萨拉·魏斯布罗德、玛吉·普赛尔、丽贝卡·约翰和迈克尔·吉布拉尔特，以及冷泉港实验室的约翰·英格利斯、玛拉·马佐利、琳达·萨斯曼、丹妮斯·魏斯、凯瑟琳·布比奥、扬·阿尔真廷、伊内兹·西亚里阿诺、韦恩·马诺斯、罗伯·雷德蒙德。

从个人角度，我要感谢丹妮·乔伊·盖洛-布雷特，她的中间名说明了一切*。没有她的爱和无尽关怀，我可能早就选择离开这个世界了。

最后，我想感谢我的老板、鳟鱼集团的创始人乔纳森·法斯贝格。如果没有他的远见卓识、鼓励和资金支持，这本书不会问世。天知道，我本不想动笔。

写书不易，写一本关于前沿科学的书更难。将顶级科学家的访谈翻译为通俗易懂的语言，写成一本关于前沿科学的书更是难上加难，只能说，在近两年的写作期间，我的觉睡得少了，酒喝得多了。

---

* 乔伊（Joy）意为欢乐。——译注

从始至终，乔纳森给予了我坚定的支持。他预见了即将到来的医学革命，相信我们有必要让投资者、医生、患者和所有人知道。他希望每个人都了解这段历程，认识那些让理想化为现实的追梦者。他委托我，信任我，给予我极大的自由用自己的方式讲述这个故事。

这才成就了一切：我对乔纳森永远报以最诚挚的感谢，我倾注此生心血的文字如今也得以与读者见面。

译者致谢

我要感谢我在纪念斯隆-凯特琳癌症中心的第二位导师詹姆斯·艾利森教授。在我翻译此书的时候，他刚刚获得2018年诺贝尔奖。他不但邀请我前往瑞典斯德哥尔摩参加诺贝尔奖典礼，还在典礼后的酒会上为我的译稿初本签上了他的名字。他和我开玩笑说，这是成为诺贝尔奖得主之后的第一个签字。我现在想想，还真是意义非凡。

我要感谢我的朋友，也是这次翻译工作的总策划，张慧婷。在翻译工作中，她全程统筹各方人员，从出版社编辑，到参译者，到科学家。从起稿，到复稿，到三校三对，到定稿，到后记，处处可见她的辛勤付出。

感谢刘畅、陆子彦、朱墨、张慧婷，他们为全书的翻译做出了极大的努力和贡献，不仅维护了专业词语的准确性，还最大限度地反映了原著中和各位科学前驱轻松随意的对话内容。

我要感谢我两个好朋友帮我联系了出版社。我要感谢生活·读书·新知三联书店的唐明星老师以及孙琳洁女士，一路上耐心地给予我们指点和帮助。感谢原著作者尼尔·卡纳万和原著出版社的约翰·英格利斯和玛拉·马佐利，为我们带来了这样一本好书，让人们得以更加了解免疫学和它背后为之奉献一生的科学家们。

新知
文库

01《证据：历史上最具争议的法医学案例》[美] 科林·埃文斯 著 毕小青 译
02《香料传奇：一部由诱惑衍生的历史》[澳] 杰克·特纳 著 周子平 译
03《查理曼大帝的桌布：一部开胃的宴会史》[英] 尼科拉·弗莱彻 著 李响 译
04《改变西方世界的 26 个字母》[英] 约翰·曼 著 江正文 译
05《破解古埃及：一场激烈的智力竞争》[英] 莱斯利·罗伊·亚京斯 著 黄中宪 译
06《狗智慧：它们在想什么》[加] 斯坦利·科伦 著 江天帆、马云霏 译
07《狗故事：人类历史上狗的爪印》[加] 斯坦利·科伦 著 江天帆 译
08《血液的故事》[美] 比尔·海斯 著 郎可华 译 张铁梅 校
09《君主制的历史》[美] 布伦达·拉尔夫·刘易斯 著 荣予、方力维 译
10《人类基因的历史地图》[美] 史蒂夫·奥尔森 著 霍达文 译
11《隐疾：名人与人格障碍》[德] 博尔温·班德洛 著 麦湛雄 译
12《逼近的瘟疫》[美] 劳里·加勒特 著 杨岐鸣、杨宁 译
13《颜色的故事》[英] 维多利亚·芬利 著 姚芸竹 译
14《我不是杀人犯》[法] 弗雷德里克·肖索依 著 孟晖 译
15《说谎：揭穿商业、政治与婚姻中的骗局》[美] 保罗·埃克曼 著 邓伯宸 译 徐国强 校
16《蛛丝马迹：犯罪现场专家讲述的故事》[美] 康妮·弗莱彻 著 毕小青 译
17《战争的果实：军事冲突如何加速科技创新》[美] 迈克尔·怀特 著 卢欣渝 译
18《最早发现北美洲的中国移民》[加] 保罗·夏亚松 著 暴永宁 译
19《私密的神话：梦之解析》[英] 安东尼·史蒂文斯 著 薛绚 译
20《生物武器：从国家赞助的研制计划到当代生物恐怖活动》[美] 珍妮·吉耶曼 著 周子平 译
21《疯狂实验史》[瑞士] 雷托·U. 施奈德 著 许阳 译
22《智商测试：一段闪光的历史，一个失色的点子》[美] 斯蒂芬·默多克 著 卢欣渝 译
23《第三帝国的艺术博物馆：希特勒与“林茨特别任务”》[德] 哈恩斯 – 克里斯蒂安·罗尔 著 孙书柱、刘英兰 译
24《茶：嗜好、开拓与帝国》[英] 罗伊·莫克塞姆 著 毕小青 译
25《路西法效应：好人是如何变成恶魔的》[美] 菲利普·津巴多 著 孙佩妏、陈雅馨 译
26《阿司匹林传奇》[英] 迪尔米德·杰弗里斯 著 暴永宁、王惠 译

27《美味欺诈：食品造假与打假的历史》[英]比·威尔逊 著　周继岚 译
28《英国人的言行潜规则》[英]凯特·福克斯 著　姚芸竹 译
29《战争的文化》[以]马丁·范克勒韦尔德 著　李阳 译
30《大背叛：科学中的欺诈》[美]霍勒斯·弗里兰·贾德森 著　张铁梅、徐国强 译
31《多重宇宙：一个世界太少了？》[德]托比阿斯·胡阿特、马克斯·劳讷 著　车云 译
32《现代医学的偶然发现》[美]默顿·迈耶斯 著　周子平 译
33《咖啡机中的间谍：个人隐私的终结》[英]吉隆·奥哈拉、奈杰尔·沙德博尔特 著　毕小青 译
34《洞穴奇案》[美]彼得·萨伯 著　陈福勇、张世泰 译
35《权力的餐桌：从古希腊宴会到爱丽舍宫》[法]让－马克·阿尔贝 著　刘可有、刘惠杰 译
36《致命元素：毒药的历史》[英]约翰·埃姆斯利 著　毕小青 译
37《神祇、陵墓与学者：考古学传奇》[德]C. W. 策拉姆 著　张芸、孟薇 译
38《谋杀手段：用刑侦科学破解致命罪案》[德]马克·贝内克 著　李响 译
39《为什么不杀光？种族大屠杀的反思》[美]丹尼尔·希罗、克拉克·麦考利 著　薛绚 译
40《伊索尔德的魔汤：春药的文化史》[德]克劳迪娅·米勒－埃贝林、克里斯蒂安·拉奇 著　王泰智、沈惠珠 译
41《错引耶稣：〈圣经〉传抄、更改的内幕》[美]巴特·埃尔曼 著　黄恩邻 译
42《百变小红帽：一则童话中的性、道德及演变》[美]凯瑟琳·奥兰丝汀 著　杨淑智 译
43《穆斯林发现欧洲：天下大国的视野转换》[英]伯纳德·刘易斯 著　李中文 译
44《烟火撩人：香烟的历史》[法]迪迪埃·努里松 著　陈睿、李欣 译
45《菜单中的秘密：爱丽舍宫的飨宴》[日]西川惠 著　尤可欣 译
46《气候创造历史》[瑞士]许靖华 著　甘锡安 译
47《特权：哈佛与统治阶层的教育》[美]罗斯·格雷戈里·多塞特 著　珍栎 译
48《死亡晚餐派对：真实医学探案故事集》[美]乔纳森·埃德罗 著　江孟蓉 译
49《重返人类演化现场》[美]奇普·沃尔特 著　蔡承志 译
50《破窗效应：失序世界的关键影响力》[美]乔治·凯林、凯瑟琳·科尔斯 著　陈智文 译
51《违童之愿：冷战时期美国儿童医学实验秘史》[美]艾伦·M. 霍恩布鲁姆、朱迪斯·L. 纽曼、格雷戈里·J. 多贝尔 著　丁立松 译
52《活着有多久：关于死亡的科学和哲学》[加]理查德·贝利沃、丹尼斯·金格拉斯 著　白紫阳 译
53《疯狂实验史Ⅱ》[瑞士]雷托·U. 施奈德 著　郭鑫、姚敏多 译

54 《猿形毕露：从猩猩看人类的权力、暴力、爱与性》[美] 弗朗斯·德瓦尔 著　陈信宏 译

55 《正常的另一面：美貌、信任与养育的生物学》[美] 乔丹·斯莫勒 著　郑嬿 译

56 《奇妙的尘埃》[美] 汉娜·霍姆斯 著　陈芝仪 译

57 《卡路里与束身衣：跨越两千年的节食史》[英] 路易丝·福克斯克罗夫特 著　王以勤 译

58 《哈希的故事：世界上最具暴利的毒品业内幕》[英] 温斯利·克拉克森 著　珍栎 译

59 《黑色盛宴：嗜血动物的奇异生活》[美] 比尔·舒特 著　帕特里曼·J. 温 绘图　赵越 译

60 《城市的故事》[美] 约翰·里德 著　郝笑丛 译

61 《树荫的温柔：亘古人类激情之源》[法] 阿兰·科尔班 著　苜蓿 译

62 《水果猎人：关于自然、冒险、商业与痴迷的故事》[加] 亚当·李斯·格尔纳 著　于是 译

63 《囚徒、情人与间谍：古今隐形墨水的故事》[美] 克里斯蒂·马克拉奇斯 著　张哲、师小涵 译

64 《欧洲王室另类史》[美] 迈克尔·法夸尔 著　康怡 译

65 《致命药瘾：让人沉迷的食品和药物》[美] 辛西娅·库恩等 著　林慧珍、关莹 译

66 《拉丁文帝国》[法] 弗朗索瓦·瓦克 著　陈绮文 译

67 《欲望之石：权力、谎言与爱情交织的钻石梦》[美] 汤姆·佐尔纳 著　麦慧芬 译

68 《女人的起源》[英] 伊莲·摩根 著　刘筠 译

69 《蒙娜丽莎传奇：新发现破解终极谜团》[美] 让-皮埃尔·伊斯鲍茨、克里斯托弗·希斯·布朗 著　陈薇薇 译

70 《无人读过的书：哥白尼〈天体运行论〉追寻记》[美] 欧文·金格里奇 著　王今、徐国强 译

71 《人类时代：被我们改变的世界》[美] 黛安娜·阿克曼 著　伍秋玉、澄影、王丹 译

72 《大气：万物的起源》[英] 加布里埃尔·沃克 著　蔡承志 译

73 《碳时代：文明与毁灭》[美] 埃里克·罗斯顿 著　吴妍仪 译

74 《一念之差：关于风险的故事与数字》[英] 迈克尔·布拉斯兰德、戴维·施皮格哈尔特 著　威治 译

75 《脂肪：文化与物质性》[美] 克里斯托弗·E. 福思、艾莉森·利奇 编著　李黎、丁立松 译

76 《笑的科学：解开笑与幽默感背后的大脑谜团》[美] 斯科特·威姆斯 著　刘书维 译

77 《黑丝路：从里海到伦敦的石油溯源之旅》[英] 詹姆斯·马里奥特、米卡·米尼奥-帕卢埃洛 著　黄煜文 译

78 《通向世界尽头：跨西伯利亚大铁路的故事》[英] 克里斯蒂安·沃尔玛 著　李阳 译

79 《生命的关键决定：从医生做主到患者赋权》[美] 彼得·于贝尔 著　张琼懿 译

80 《艺术侦探：找寻失踪艺术瑰宝的故事》[英] 菲利普·莫尔德 著　李欣 译

81 《共病时代：动物疾病与人类健康的惊人联系》[美] 芭芭拉·纳特森－霍洛威茨、凯瑟琳·鲍尔斯 著 陈筱婉 译

82 《巴黎浪漫吗？——关于法国人的传闻与真相》[英] 皮乌·玛丽·伊特韦尔 著 李阳 译

83 《时尚与恋物主义：紧身褡、束腰术及其他体形塑造法》[美] 戴维·孔兹 著 珍栎 译

84 《上穷碧落：热气球的故事》[英] 理查德·霍姆斯 著 暴永宁 译

85 《贵族：历史与传承》[法] 埃里克·芒雄－里高 著 彭禄娴 译

86 《纸影寻踪：旷世发明的传奇之旅》[英] 亚历山大·门罗 著 史先涛 译

87 《吃的大冒险：烹饪猎人笔记》[美] 罗布·沃乐什 著 薛绚 译

88 《南极洲：一片神秘的大陆》[英] 加布里埃尔·沃克 著 蒋功艳、岳玉庆 译

89 《民间传说与日本人的心灵》[日] 河合隼雄 著 范作申 译

90 《象牙维京人：刘易斯棋中的北欧历史与神话》[美] 南希·玛丽·布朗 著 赵越 译

91 《食物的心机：过敏的历史》[英] 马修·史密斯 著 伊玉岩 译

92 《当世界又老又穷：全球老龄化大冲击》[美] 泰德·菲什曼 著 黄煜文 译

93 《神话与日本人的心灵》[日] 河合隼雄 著 王华 译

94 《度量世界：探索绝对度量衡体系的历史》[美] 罗伯特·P. 克里斯 著 卢欣渝 译

95 《绿色宝藏：英国皇家植物园史话》[英] 凯茜·威利斯、卡罗琳·弗里 著 珍栎 译

96 《牛顿与伪币制造者：科学巨匠鲜为人知的侦探生涯》[美] 托马斯·利文森 著 周子平 译

97 《音乐如何可能？》[法] 弗朗西斯·沃尔夫 著 白紫阳 译

98 《改变世界的七种花》[英] 詹妮弗·波特 著 赵丽洁、刘佳 译

99 《伦敦的崛起：五个人重塑一座城》[英] 利奥·霍利斯 著 宋美莹 译

100 《来自中国的礼物：大熊猫与人类相遇的一百年》[英] 亨利·尼科尔斯 著 黄建强 译

101 《筷子：饮食与文化》[美] 王晴佳 著 汪精玲 译

102 《天生恶魔？：纽伦堡审判与罗夏墨迹测验》[美] 乔尔·迪姆斯代尔 著 史先涛 译

103 《告别伊甸园：多偶制怎样改变了我们的生活》[美] 戴维·巴拉什 著 吴宝沛 译

104 《第一口：饮食习惯的真相》[英] 比·威尔逊 著 唐海娇 译

105 《蜂房：蜜蜂与人类的故事》[英] 比·威尔逊 著 暴永宁 译

106 《过敏大流行：微生物的消失与免疫系统的永恒之战》[美] 莫伊塞斯·贝拉斯克斯－曼诺夫 著 李黎、丁立松 译

107 《饭局的起源：我们为什么喜欢分享食物》[英] 马丁·琼斯 著 陈雪香 译 方辉 审校

108 《金钱的智慧》[法] 帕斯卡尔·布吕克内 著 张叶 陈雪乔 译 张新木 校

109 《杀人执照：情报机构的暗杀行动》[德] 埃格蒙特·科赫 著 张芸、孔令逊 译

110《圣安布罗焦的修女们：一个真实的故事》[德] 胡贝特·沃尔夫 著　徐逸群 译
111《细菌》[德] 汉诺·夏里修斯 里夏德·弗里贝 著　许嫚红 译
112《千丝万缕：头发的隐秘生活》[英] 爱玛·塔罗 著　郑嬿 译
113《香水史诗》[法] 伊丽莎白·德·费多 著　彭禄娴 译
114《微生物改变命运：人类超级有机体的健康革命》[美] 罗德尼·迪塔特 著　李秦川 译
115《离开荒野：狗猫牛马的驯养史》[美] 加文·艾林格 著　赵越 译
116《不生不熟：发酵食物的文明史》[法] 玛丽-克莱尔·弗雷德里克 著　冷碧莹 译
117《好奇年代：英国科学浪漫史》[英] 理查德·霍姆斯 著　暴永宁 译
118《极度深寒：地球最冷地域的极限冒险》[英] 雷纳夫·法恩斯 著　蒋功艳、岳玉庆 译
119《时尚的精髓：法国路易十四时代的优雅品位及奢侈生活》[美] 琼·德让 著　杨冀 译
120《地狱与良伴：西班牙内战及其造就的世界》[美] 理查德·罗兹 著　李阳 译
121《骗局：历史上的骗子、赝品和诡计》[美] 迈克尔·法夸尔 著　康怡 译
122《丛林：澳大利亚内陆文明之旅》[澳] 唐·沃森 著　李景艳 译
123《书的大历史：六千年的演化与变迁》[英] 基思·休斯敦 著　伊玉岩、邵慧敏 译
124《战疫：传染病能否根除？》[美] 南希·丽思·斯特潘 著　郭骏、赵谊 译
125《伦敦的石头：十二座建筑塑名城》[英] 利奥·霍利斯 著　罗隽、何晓昕、鲍捷 译
126《自愈之路：开创癌症免疫疗法的科学家们》[美] 尼尔·卡纳万 著　贾颋 译